Electrocardiografía
Interpretación gráfica del ECG

Electrocardiografía

Interpretación gráfica del ECG

2.ª edición

Directores

Fernando Cabrera Bueno

Jefe de Imagen Cardíaca, Servicio de Cardiología, Hospital Clínico Universitario Virgen de la Victoria, Málaga.
Presidente de la Comisión de Docencia, Jefe de Estudios y Tutor de Residentes de Cardiología, Hospital Clínico Universitario Virgen de la Victoria, Málaga.
Director del Área Clínica de Cardiología, Hospital Vithas Xanit Internacional, Málaga.

Juan José Gómez Doblas

Jefe de Sección, Área Corazón, Servicio de Cardiología, Hospital Universitario Virgen de la Victoria, Málaga.
Profesor Asociado, Departamento de Medicina y Farmacología, Facultad de Medicina, Universidad de Málaga.

Colaborador

Germán Alegre García

Facultativo Especialista de Área, Servicio de Cardiología, Hospital Clínico Universitario Virgen de la Victoria, Málaga.
Colaborador Docente, Departamento de Medicina y Farmacología, Facultad de Medicina, Universidad de Málaga.

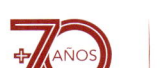 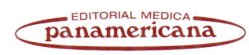

Desde 1953 formando Profesionales de la Salud

Buenos Aires - Bogotá - Madrid - México
www.medicapanamericana.com

1.ª edición, 2015
2.ª edición, abril 2025

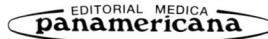

EDITORIAL MÉDICA
panamericana

Visite nuestra página web:
http://www.medicapanamericana.com

ARGENTINA
Maipú 1300, piso 3 (C1006ACT)
Ciudad Autónoma de Buenos Aires, Argentina
Tel.: (54-11) 5031-6919
e-mail: cinfo@medicapanamericana.com

COLOMBIA
Carrera 7a A. N.º 69-19 - Bogotá DC - Colombia
Tel.: (57-1) 235-4068
e-mail: infomp@medicapanamericana.com.co

ESPAÑA
Sauceda, 10 - 5ª planta - 28050 Madrid, España
Tel.: (34-91) 131-78-00
e-mail: info@medicapanamericana.es

MÉXICO
Av. Miguel de Cervantes Saavedra, n.º 233, piso 8,
oficina 801, Col. Granada, Alcaldía Miguel Hidalgo
CP 11520 Ciudad de México, México
Tel.: (52-55) 5250-0664
e-mail: infomp@medicapanamericana.com.mx

ISBN: 978-84-1106-381-4 (Versión impresa + Versión digital)
ISBN: 978-84-1106-382-1 (Versión digital)

© 2025, EDITORIAL MÉDICA PANAMERICANA, S.A.
Sauceda, 10 - 5ª planta - 28050 Madrid - España
Depósito legal: M-7920-2025
Impreso en España

Prefacio

La electrocardiografía es una herramienta básica en el diagnóstico y manejo de pacientes con enfermedades cardiovasculares. Se enseña en la facultad, se revisa en cursos y congresos, y es usada a diario en consultas y en urgencias. Sin embargo, interpretar un electrocardiograma sigue siendo un reto para muchos profesionales.

Existen numerosos manuales sobre electrocardiografía, pero pocos logran convertirse en una guía que en el momento clave ofrezca respuestas de manera clara y rápida. Ese es uno de los objetivos de esta obra.

Electrocardiografía. Interpretación práctica del ECG está diseñada para ser esa herramienta accesible y útil en la práctica diaria. Su formato permite revisar casos reales, enfrentarse a un trazado, interpretarlo y, solo después, comprobar la respuesta. Es un método de aprendizaje dinámico, similar a la toma de decisiones en la vida real.

El contenido se organiza en seis secciones. La primera recuerda, en un abordaje inicial, la lectura sistemática y los patrones normales del electrocardiograma. La segunda sección integra la aplicación del electrocardiograma en el dolor torácico. La tercera está dedicada a las arritmias, abordando todas sus formas de presentación. La cuarta está dedicada al electrocardiograma en portadores de marcapasos. La quinta repasa alteraciones electrocardiográficas frecuentes en la clínica diaria. Y, finalmente, la sexta sección incluye los patrones electrocardiográficos proarrítmicos.

Sin pretender ser un tratado exhaustivo, sino una guía de consulta rápida, práctica y enfocada en la realidad clínica, este manual es un recurso diseñado para aquellos médicos que, en su actividad cotidiana, frente a un paciente y con un electrocardiograma en la mano, necesitan respuestas claras y precisas.

Con esta estructura y contenido, la obra, como manual de consulta, es completa e incluye capítulos habituales de cualquier otra dedicada a la electrocardiografía, pero con un claro objetivo: que el electrocardiograma deje de ser un desafío y se convierta en un aliado en la toma de decisiones.

Fernando Cabrera Bueno

Índice

Interpretación del electrocardiograma normal

I

Introducción

1

GENERACIÓN DEL ELECTROCARDIOGRAMA. BASES FISIOPATOLÓGICAS

Las células cardíacas se caracterizan, entre otras cosas, por el automatismo o capacidad para que, a través de la membrana, se produzcan espontáneamente desplazamientos iónicos que crean desequilibrios de cargas eléctricas dentro y fuera de la célula. Los iones en los que nos centramos son el sodio (Na+), el potasio (K+) y el calcio (Ca++). El movimiento de estos iones hacia dentro y a través de la membrana celular produce el flujo eléctrico que genera las señales del electrocardiograma (ECG). Al iniciarse un impulso eléctrico, el interior de la célula cardíaca se vuelve rápidamente positivo respecto al exterior de la célula. El impulso eléctrico que genera este estado de excitación y cambio de polaridad se llama **despolarización**, y el retorno de la célula cardíaca estimulada a su estado de reposo se denomina **repolarización**. En esta fase de recuperación, el interior de la membrana celular recupera su negatividad normal. La repolarización comienza por el extremo que se despolarizó en último término. El estado de reposo se mantendrá hasta la llegada de una nueva ola de despolarización.

Potencial de acción transmembrana

Los cambios iónicos que de forma espontánea se producen en la membrana de las células miocárdicas se conocen con el término de **potencial de acción transmembrana (PAT)**. Su representación gráfica en forma de curva (**Fig. 1-1**) es consecuencia de cambios iónicos producidos en ditintas fases:

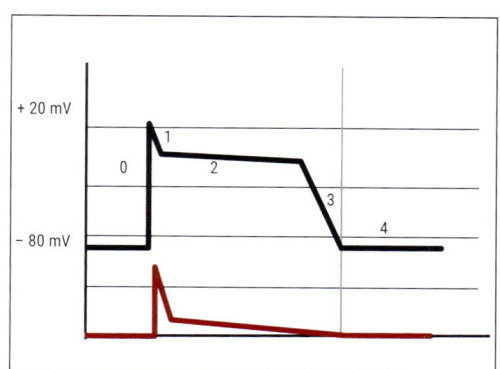

Figura 1-1. Potencial de acción transmembrana. El potencial de acción se divide en cinco fases (0-4), caracterizado por los diferentes flujos iónicos. La línea roja representa el nivel de sodio intracelular a lo largo del ciclo.

A. Despolarización rápida o «activación». Fase 0.
- En esta fase, se produce una entrada de sodio y calcio al interior de la célula a través de los canales rápidos de sodio y calcio.

B. La repolarización o «recuperación» incluye cuatro fases:
- **Fase 1 e inicio de la fase 2**, de repolarización lenta, en la que persiste la entrada de iones calcio y sodio a través de canales lentos, y se inicia la salida de potasio al exterior de la célula.
- **Fase 2 (final) y 3**, con la salida máxima de potasio, iniciándose el restablecimiento del equilibrio iónico previo.
- **Fase 4 o de potencial de reposo o diastólico**, en la que, mediante trasporte activo mediado por la bomba de sodio y calcio, se restablece el equilibrio iónico inicial, en el que el interior de la célula es negativo respecto al medio extracelular.

Dentro de las células cardíacas se pueden diferenciar dos tipos, con sus correspondientes curvas de PAT:

- Las del nodo sinusal (NS) y nódulo auriculoventricular (NAV), con mayor automatismo y más fácil despolarización. De hecho, en estas células existe una despolarización diastólica espontánea, lo que hace que conformen el marcapasos principal (en el caso de las células del NS) y el marcapasos secundario (células del NAV).
- Las fibras miocárdicas, en las que predomina la capacidad contráctil sobre el automatismo, con menor capacidad de despolarización.

> **!** El ECG de superficie resultaría de la «suma» de los PAT de ambos tipos de células. El ECG se definirá como la representación gráfica de los cambios eléctricos, en forma de vectores eléctricos, que se producen en el miocardio durante el ciclo cardíaco.

Períodos refractarios

Durante el potencial de acción, hay fases en las que las células miocárdicas no son excitables (períodos o fases refractarias). Se distinguen tres períodos refractarios:

- **Período refractario absoluto**, en el que no es posible lograr la excitación miocárdica, que corresponde a las fases 1 y 2 y al comienzo de la fase 3 del PAT (voltaje: de −50 mV a 0 mV).
- **Período refractario efectivo**, en el que las respuestas a estímulos son potenciales de acción pequeños y planos (−50 y −60 mV).
- **Período refractario relativo**, en el que las respuestas a los estímulos son potenciales efectivos, con ascenso más lento y menor (voltaje de −60 mV hasta el potencial trasmembrana de reposo).

Posteriormente, tras el período refractario, se puede disparar un potencial de acción de configuración normal.

 Los períodos refractarios serán de importancia en el estudio de otros conceptos abordados en capítulos posteriores, como en la estimulación por marcapasos, etc.

SISTEMA ESPECÍFICO DE CONDUCCIÓN

El estímulo eléctrico se inicia en el NS, situado en la aurícula derecha, cercano a la desembocadura de la vena cava superior. Desde el NS y a través de las vías de conducción interauriculares e internodales, el impulso es trasmitido a ambas aurículas, hasta alcanzar el NAV, situado en la zona derecha de la unión de los tabiques interauricular e interventricular. En el NAV, se produce un retraso que coincide con la sístole auricular, continuando el impulso, posteriormente, a través del haz de His y sus ramas derecha e izquierda (esta con dos fascículos, uno anterior y otro posterior), hasta alcanzar, a través de la red de Purkinge, las fibras musculares de los ventrículos (**Fig. 1-2**). Esta activación eléctrica permite una contracción secuencial de ambas aurículas y ventrículos.

En resumen:

- El NS, localizado en la pared superior de la aurícula derecha, origina el impulso cardíaco.
- Las vías internodales propagan el impulso cardíaco, desde el NS a las aurículas, para que se despolaricen y se contraigan.
- El NAV, localizado en el lado derecho del tabique auricular, demora la despolarización 0,10 segundos hasta llegar al haz de His.
- En el haz de His, el impulso se propaga al delgado manojo de fibras que conecta el NAV con las ramas del haz de His, localizado en el lado derecho del tabique interauricular, inmediatamente por encima de los ventrículos.
- La rama derecha del haz de His es un fascículo delgado a lo largo del lado derecho del tabique ventricular y suministra impulsos eléctricos al miocardio del ventrículo derecho.

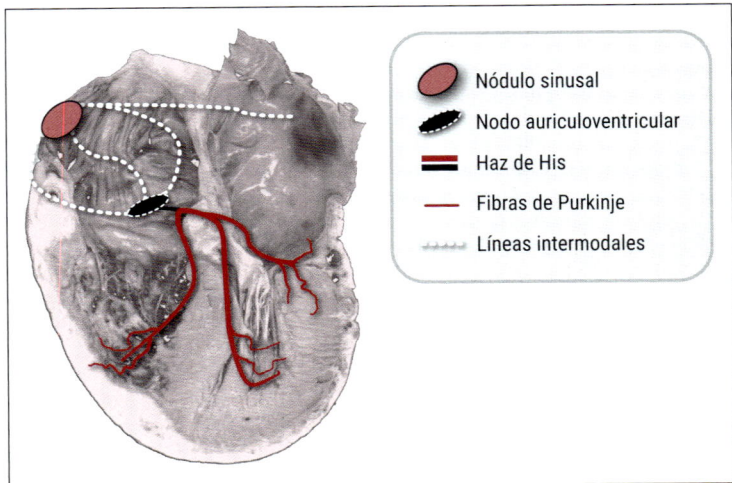

Figura 1-2. Sistema eléctrico de conducción. En la figura se representa esquemáticamente el sistema de conducción, en el que el impulso eléctrico se inicia en el nódulo sinusal, propagado a través de las aurículas por las vías intermodales. La onda de despolarización llega al nodo AV, donde se demora 0,10 s hasta el haz de His. El impulso cardíaco se propaga a los ventrículos a través de las ramas derecha e izquierda (esta mediante dos fascículos: anterior y posterior) del haz de His y las fibras de Purkinje.

- La rama izquierda del haz de His conduce los impulsos eléctricos al ventrículo izquierdo, a lo largo del lado izquierdo del tabique ventricular, y se bifurca, casi inmediatamente, en una división anterior o fascículo anterior, que propaga los impulsos a las porciones anterior y superior del ventrículo izquierdo, y el fascículo posterior, que propaga los impulsos a las porciones posterior e inferior del ventrículo izquierdo.
- Las fibras de Purkinje son una red de fibras en donde terminan las ramas del haz de His y se localizan en las paredes de ambos ventrículos, causando la despolarización y contracción de los ventrículos.

Cada uno de los eventos eléctricos que tienen lugar en el corazón, por todas estas estructuras, se relacionan con señales y configuraciones características que se reflejan en el trazado electrocardiográfico.

> ! La representación gráfica de la activación eléctrica del miocardio a través del sistema de conducción define al ECG, caracterizado por ondas de activación auricular (ondas P), ondas de activación ventricular (complejos QRS) y ondas de recuperación ventricular (ondas T), así como por sus correspondencias con el ciclo cardíaco, con intervalos y segmentos característicos (intervalos PR, QT, etc.), lo que será ampliamente abordado en el **capítulo 2**.

PREPARACIÓN Y ROTULACIÓN DEL REGISTRO ELECTROCARDIOGRÁFICO

Es muy importante, para lograr la obtención de un registro electrocardiográfico de calidad, y evitar así errores derivados de los artefactos secundarios a los temblores y contracciones musculares, que el paciente esté tranquilo y en una posición relajada. Es evidente que existen situaciones clínicas en las que prima la realización del registro, asumiendo estos posibles artefactos (situaciones críticas). Asimismo, es importante identificar al paciente que corresponde con el registro para evitar confusiones, así como señalar la fecha y hora en la que se realiza.

Para minimizar la resistencia por contacto y evitar superposiciones de corriente alterna, los electrodos deben colocarse sobre piel humedecida, y hay que activar los filtros que mejoran la calidad del ECG.

REGISTRO ELECTROCARDIOGRÁFICO. DERIVACIONES

Para un correcto registro electrocardiográfico es imprescindible conocer el concepto de amplitud y velocidad, así como las conexiones eléctricas, llamadas *derivaciones*.

Concepto de amplitud y velocidad

La amplitud del impulso define la altura de la onda del ECG que corresponde a un voltaje de 1 mV. Antes de cada una de las derivaciones, debe marcarse la amplitud, y las amplitudes de todas las derivaciones deben tener la misma medida. En el voltaje de 1 mV dado por el aparato, la amplitud del impulso suele ser, por definición, de 10 mm, aunque puede ser modificada de forma voluntaria en situaciones muy concretas.

La velocidad de registro es la velocidad con la que progresa el papel (o soporte equivalente) durante el examen electrocardiográfico, que habitualmente es de 25 mm/s, aunque velocidades de 50 o 100 mm/s son ocasionalmente utilizadas para lograr unas mediciones más precisas de los períodos o intervalos. En un avance de 25 mm/s, 1 mm corresponde a 40 ms (0,004 s).

Derivaciones

Conforman las conexiones eléctricas necesarias para registrar el ECG. Convencionalmente, se utilizan 12 derivaciones estándar, que corresponden a seis bipolares y monopolares de miembros, y seis derivaciones precordiales.

C. Bipolares de las extremidades (Einthoven)
Registran la diferencia de potencial entre dos puntos y se colocan en los miembros o extremidades (**Fig. 1-3**).

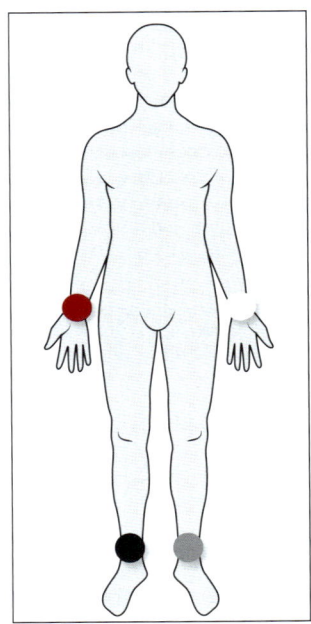

Figura 1-3. Colocación clásica de los electrodos para las derivaciones de las extremidades. El electrodo del pie derecho (negro) es el cable a tierra.

- DI, entre brazo izquierdo y derecho.
- DII, entre pierna izquierda y brazo derecho.
- DIII, entre pierna y brazo izquierdo.

D. Monopolares de los miembros (Goldberger)

En el ECG, las derivaciones monopolares de las extremidades registran la diferencia de potencial entre un punto teórico en el centro del triángulo de Einthoven, con valor de 0, y el electrodo de cada extremidad, permitiendo conocer el potencial absoluto en dicho electrodo. Se denominan *aVR*, *aVL* y *aVF*, según se coloque el electrodo positivo en el brazo derecho, el brazo izquierdo o la pierna izquierda, respectivamente.

E. Derivaciones precordiales (de Wilson)

En estas, el electrodo explorador se coloca en (**Fig. 1-4**):

- V1, en el 4º espacio intercostal derecho, a nivel de la línea paraesternal derecha.
- V2, en el 4º espacio intercostal izquierdo, a nivel de la línea paraesternal izquierda.
- V3, a nivel simétrico entre V2 y V4.
- V4, en el 5º espacio intercostal izquierdo, a nivel de la línea medioclavicular.
- V5, en el mismo nivel horizontal de V4, pero en la línea axilar anterior.
- V6, en el mismo nivel horizontal de V4, pero en la línea axilar media.

En determinadas circunstancias, puede ser necesario o de utilidad el uso de derivaciones no convencionales, como son las derivaciones precordiales derechas

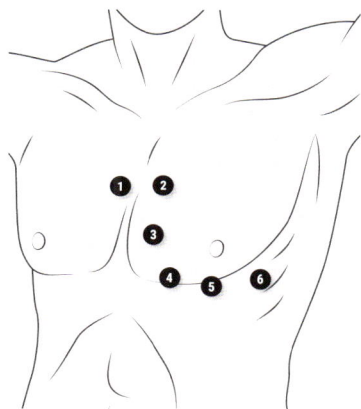

Figura 1-4. Colocación de los electrodos en las derivaciones precordiales.

(r3 y r4) y de pared torácica posterior (V7-V9), que se abordarán en los correspondientes capítulos posteriores (**Fig. 1-5**).

> **!** Es esencial la correcta colocación de los electrodos de miembros y precordiales, ya que una mala colocación puede ocasionar confusiones y errores diagnósticos.

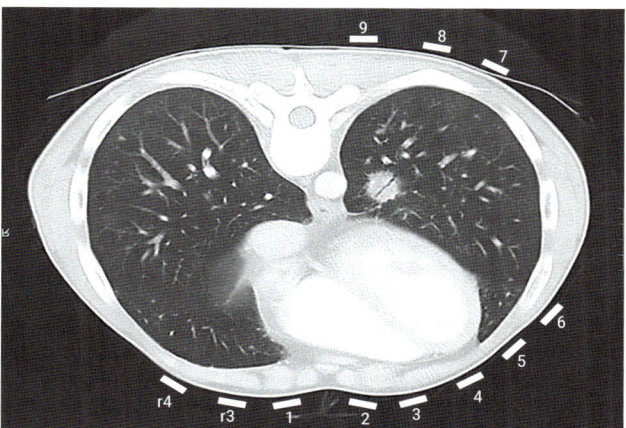

Figura 1-5. Distribución trasversal de las derivaciones precordiales. Corte trasversal del tórax por tomografía computarizada, mostrando la distribución de las derivaciones precordiales. Además de las precordiales estándar (V1 a V6), se muestran las de la pared torácica posterior (V7 a V9, a la altura de las derivaciones V4 a V6) y las precordiales derechas (r3 y r4, al mismo nivel que V3 y V4 en el hemitórax derecho).

De forma estandarizada, los electrodos de miembros se colocan en las distintas extremidades, asociándolos a un color: rojo, en el brazo derecho; amarillo, en el brazo izquierdo; negro, en la pierna derecha; y verde, en la pierna izquierda.

EJE ELÉCTRICO

En los siguientes apartados se aborda la definición del eje eléctrico y su determinación.

Definición y significado

La posición del corazón determina el eje eléctrico del corazón, es decir, la dirección del vector principal en el plano frontal, en el momento de la despolarización ventricular.

> **!** Aunque académicamente pueden calcularse cada uno de los ejes correspondientes a la activación auricular, ventricular y repolarización ventricular, en la práctica clínica diaria se suele hacer referencia al eje de despolarización ventricular (eje del QRS).

Clínicamente, solo son importantes las desviaciones de la posición y las posiciones atípicas, aunque no debe olvidarse que la posición depende, entre otras, de la edad y forma del tórax.

Determinación

La determinación del eje puede realizarse de forma sencilla, mediante dos métodos: usando el complejo QRS de mayor voltaje o usando el QRS isodifásico o equifásico (onda positiva y negativa del QRS con el mismo voltaje).

Cálculo del eje usando el QRS de mayor voltaje

El eje eléctrico en el plano frontal se calcula proyectando, sobre las derivaciones que forman el triángulo de Einthoven, los valores absolutos de amplitud del QRS en las derivaciones I, II y III. El punto de cruce de estas proyecciones define la dirección y magnitud del eje eléctrico (**Fig. 1-6**). Para ello, se debe recordar que cuando un vector se dirige hacia el electrodo correspondiente a una derivación, produce una deflexión positiva y viceversa.

La determinación simplificada del eje cardíaco para el uso clínico es sencilla, ya que, teniendo en cuenta el círculo de Cabrera (**Fig. 1-7**), se obtiene identificando el complejo QRS positivo con mayor amplitud y superficie en I, II o III, ya que la excitación se dirige a la derivación con el complejo más grande y, como contraprueba, se identifica la derivación con la menor amplitud y menor superficie de QRS, cuyo eje eléctrico trascurrirá aproximadamente 90° en relación con esta derivación, en la misma dirección de la derivación con la mayor amplitud y superficie positiva del QRS.

Cálculo del eje usando el QRS equifásico

Arbitrariamente, se considera que el eje de la derivación I determina el 0 y 180°, respectivamente, en su localización derecha e izquierda con respecto al punto medio, y que, de forma esquemática, por tanto, puede asumirse que el eje eléctrico es perpendicular a la derivación que muestra el complejo isodifásico o, en su ausencia, será perpendicular a la zona de transición equidistante entre dos derivaciones de miembros (monopolares o bipolares) con complejos difásicos o equifásicos.

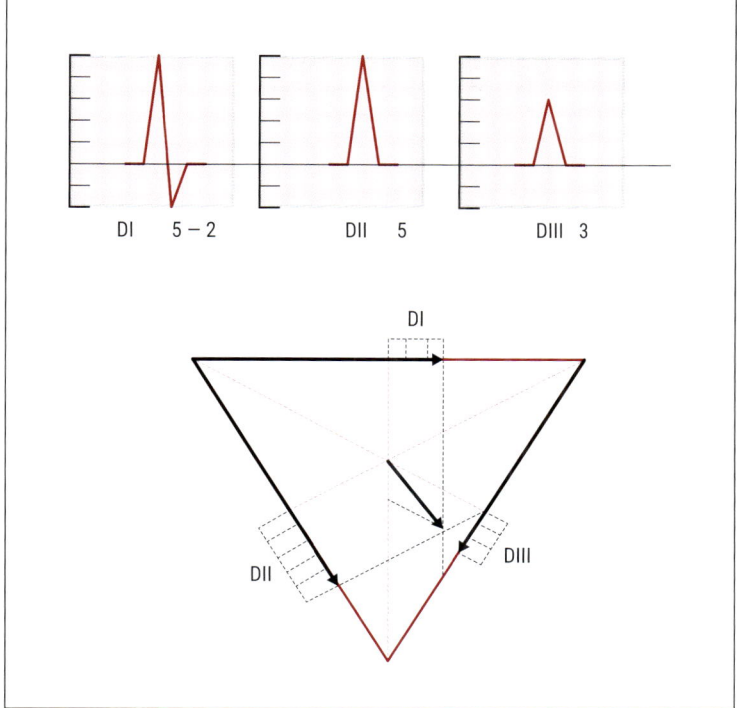

Figura 1-6. Cálculo del eje eléctrico: usando los valores absolutos de la amplitud del QRS en las derivaciones I, II y III de Einthoven, en las que el punto de cruce de las proyecciones define la dirección y magnitud del eje eléctrico.

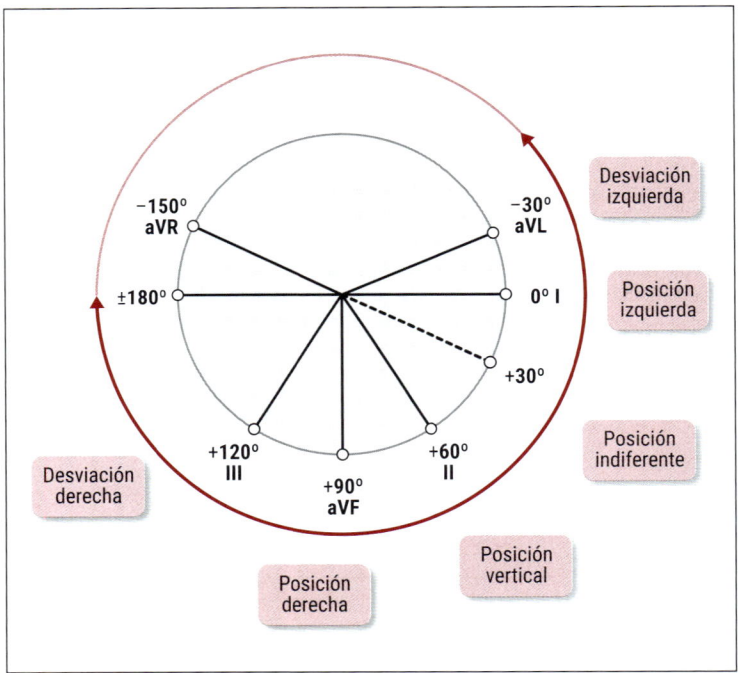

Figura 1-7. Círculo de Cabrera y las posiciones cardíacas correspondientes. Posición izquierda: -30° hasta +30°; posición indiferente: +30° hasta +60°; posición vertical: +60° hasta +90°; posición derecha: +90° hasta 120°; desviación derecha > +120°; y desviación izquierda < 30°.

PUNTOS CLAVE

- El ECG de superficie es la interpretación gráfica de la actividad eléctrica del miocardio, desencadenada por el potencial de accion y vehiculizada por el sistema específico de la conducción.
- La existencia de períodos refractarios durante el potencial eléctrico de las células cardíacas es importante para entender la ausencia de excitabilidad durante parte del mismo.
- En situación ideal deben registrarse 12 derivaciones, y es de gran importancia la adecuada colocación de los distintos electrodos. Existen derivaciones no habituales que se utilizan en situaciones concretas (y se verán en capítulos posteriores). El cálculo del eje eléctrico se realiza mediante las derivaciones frontales o de miembros, siendo fácil a partir de las derivaciones de Einthoven y el círculo de Cabrera.
- Es importante identificar el registro electrocardiográfico con los datos del paciente, fecha y hora de realización del mismo.

BIBLIOGRAFÍA

Beasley BM. Understanding EKGs. A Practical Approach. 4th ed. New Jersey: Pearson; 2013.

Bennett DH. Bennett's. Cardiac Arrhythmias. Practical Notes on Interpretation and Treatment. 8th ed. Oxford: Wiley-Blackwell; 2013.

Cabrera Bueno F, Gómez Doblas JJ. Electrocardiografía: Interpretación práctica del ECG. Madrid: Editorial Médica Panamericana; 2021.

Davis D. Interpretación del ECG. Su dominio rápido y exacto. 4ª ed. Buenos Aires: Editorial Médica Panamericana; 2007.

Ebert H. ECG Fácil. Interpretacion. Diagnóstico diferencial. Barcelona: J&C Ediciones Médicas; 2005.

Hamm CW, Willems S. El Electrocardiograma. Su interpretación práctica. 3ª ed. Madrid: Editorial Médica Panamericana; 2010.

El electrocardiograma sano

2

DEFINICIÓN Y CARACTERÍSTICAS

El registro electrocardiográfico está compuesto por diferentes desviaciones u ondas. Estas ondas permiten, además, determinar segmentos e intervalos (**Fig. 2-1**) de gran utilidad clínica.

De forma estandarizada, sobre el eje vertical del registro electrocardiográfico se mide el voltaje en forma de altura en milímetros. Cada cuadrado pequeño del registro estándar tiene 1 mm de alto y cada cuadrado grande, 5 mm de alto.

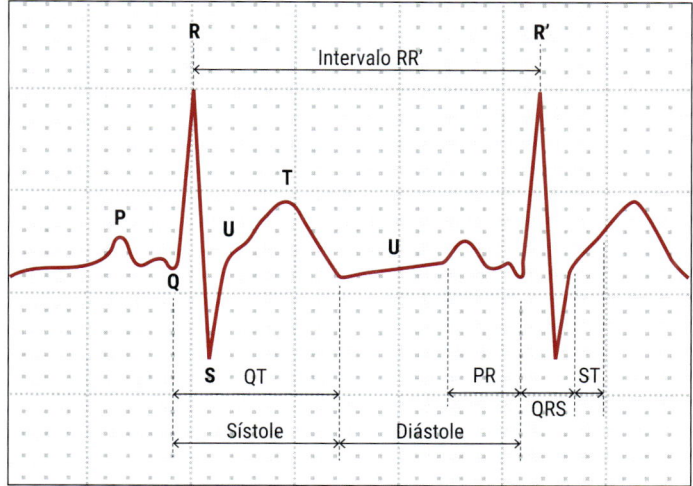

Figura 2-1. Descripción gráfica de las ondas, segmentos e intervalos correspondientes al ciclo cardíaco.

Sobre el eje horizontal, se mide el tiempo en segundos. De forma estandarizada, la velocidad de registro habitual sería a 25 mm/s, correspondiendo cada milímetro a 0,04 s, y la amplitud calibrada para que 10 mm correspondan a 1 mV (**Fig. 2-2**). No obstante, es frecuente usar otras velocidades, como 50 o 100 mm/s para casos concretos.

Ritmo y frecuencia

El ritmo cardíaco normal se caracteriza por ser sinusal (véase más adelante su definición), regular (referido a la regularidad de los intervalos RR) y con una frecuencia de entre 60 y 100 latidos/minuto (lpm). La taquicardia es un aumento de la frecuencia cardíaca ≥ 100 lpm. En la bradicardia, la frecuencia cardíaca es inferior a 60 lpm.

Aunque los electrocardiógrafos actuales suelen indicar la frecuencia cardíaca, es importante saber medirla, ya que los algoritmos usados tienen limitaciones. La **frecuencia cardíaca** es estimable por diferentes métodos; los más utilizados son:

- **Tiempo entre ondas R:** tiempo en segundos entre dos ciclos (dos ondas R), dividido por 60 (ejercicio/actividad). Habrá que tener en cuenta la velocidad del registro electrocardiográfico (habitual a 25 mm/s; por lo que, en estos casos, 1 mm son 0,04 s).
- **Método de cajas:** más fácil y rápido. Se basa en el uso de una onda R que se encuentre sobre una línea gruesa del papel; la primera a la derecha determinaría 300 lpm; la segunda, 150; la tercera, 100 lpm y, sucesivamente, 75, 60 y 50 lpm.

> ! En ambos casos, tanto para la estimación por tiempo entre ondas R como para el método de cajas, será imprescindible que el ritmo sea sinusal o al menos regular (para el cálculo de frecuencia en otros ritmos). En ritmos irregulares habrá que recurrir a tiras largas de electrocardiograma (ECG) y calcular la frecuencia a partir del número de QRS existentes en 10 s y multiplicar por 6, por ejemplo, para ser más exactos.

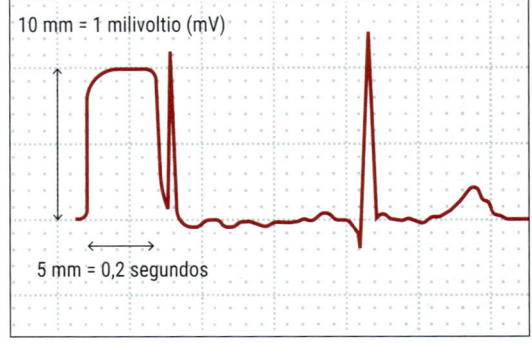

10 mm = 1 milivoltio (mV)

5 mm = 0,2 segundos

Figura 2-2. Representación gráfica de la calibración del registro electrocardiográfico, a velocidad de 25 mm/s, correspondiendo 5 mm a 0,2 s y voltaje de 1 mV ajustado a 10 mm.

Onda P

La onda P expresa la propagación de la excitación eléctrica de las dos aurículas (primero aurícula derecha y, después, aurícula izquierda), lo que significa que la onda P es una «curva sumatoria» (**Fig. 2-3**).

 La onda P de activación auricular es característicamente positiva en derivaciones inferiores (DII, DIII y aVF), puesto que el vector de despolarización es craneocaudal, con un voltaje menor de 0,25 mV (< 2,5 mm) y con una duración inferior a < 0,10 s.

Aunque, hoy en día, es el ecocardiograma el que determina el tamaño de las aurículas, clásicamente, el aumento o crecimiento de la aurícula derecha se caracteriza por una altura de la onda P ≥ 0,25 Mv y el aumento o crecimiento de la aurícula izquierda, por una duración de la onda P ≥ 100 ms. De forma más precisa (v. **Fig. 2-3**), se puede apuntar hacia:

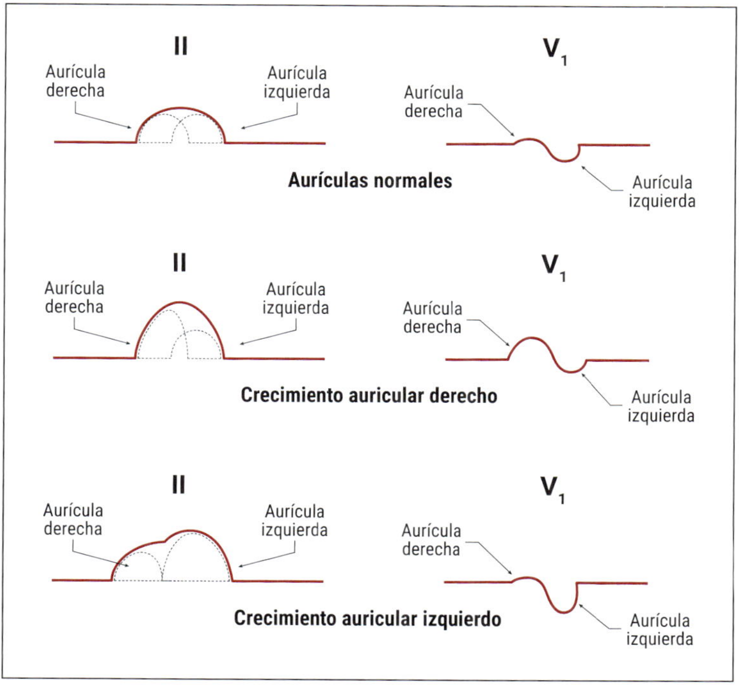

II   **V₁**

Aurícula derecha   Aurícula izquierda   Aurícula derecha   Aurícula izquierda

Aurículas normales

II   **V₁**

Aurícula derecha   Aurícula izquierda   Aurícula derecha   Aurícula izquierda

Crecimiento auricular derecho

II   **V₁**

Aurícula derecha   Aurícula izquierda   Aurícula derecha   Aurícula izquierda

Crecimiento auricular izquierdo

Figura 2-3. Representación esquemática de la onda P normal y el crecimiento de las diferentes aurículas.

- Crecimiento de la aurícula derecha, ante un aumento del voltaje de la onda P ≥ 0,25 mV en derivaciones II, III, aVF y V1.
- Crecimiento de la aurícula izquierda, ante una duración de la onda P ≥ 100 ms en I y II, bigeminada.
- Crecimiento biauricular, ante una duración de P en I y II > 100 ms y una altura de P en V1 > 0,15 mV, y una profundidad en V1 de P > 0,15 mV.

En ocasiones, el ritmo auricular se genera en una zona auricular basal, no en el nódulo sinusal, lo que se caracteriza por presentar ondas P negativas en aquellas derivaciones en las que normalmente son positivas: II, III y aVF. A este ritmo, se le denomina **ritmo auricular bajo**.

Intervalo PR

El intervalo PR representa el tiempo invertido por el estímulo entre el nódulo sinusal y el inicio de la despolarización ventricular, que es isoeléctrico y de una duración que oscila entre los 0,12 y los 0,20 s. Es el tiempo de despolarización de las aurículas y propagación de la onda de despolarización hasta el nodo auriculoventricular (AV), con despolarización de este.

> **!** Si la velocidad de conducción del impulso sinusal a través del nodo AV es más rápida de 0,12 s, se usa el término de *conducción acelerada*. Si la velocidad de conducción del impulso del seno a través del nodo AV es más lenta de 0,2 s, existe un «bloqueo AV de primer grado».

Las entidades relacionadas con las alteraciones en el intervalo PR serán abordadas en los capítulos correspondientes.

Complejo QRS

El complejo QRS de despolarización ventricular, cuya duración es < 0,10 s o 100 ms, se compone de desviaciones con nomenclatura concreta: **onda Q**, que es la primera deflexión negativa antes de la onda R; **onda R**, o primera deflexión positiva tras una primera onda Q; **onda S** o primera deflexión negativa tras una onda R.

La nomenclatura en el complejo QRS puede presentar distinciones, usándose letras mayúsculas o minúsculas en función del voltaje (inferior o superior a 5 mm, en calibración estándar), dando lugar a los diferentes términos presentados en la **figura 2-4**. Más aún, en caso de que un QRS presente dos deflexiones positivas, la segunda será denotada con el símbolo «prima» (r o R').

El eje eléctrico del QRS se sitúa entre 0° y 90° en condiciones normales, aunque variaciones de este pueden ser fisiológicas, relacionadas con la edad o la estructura corporal.

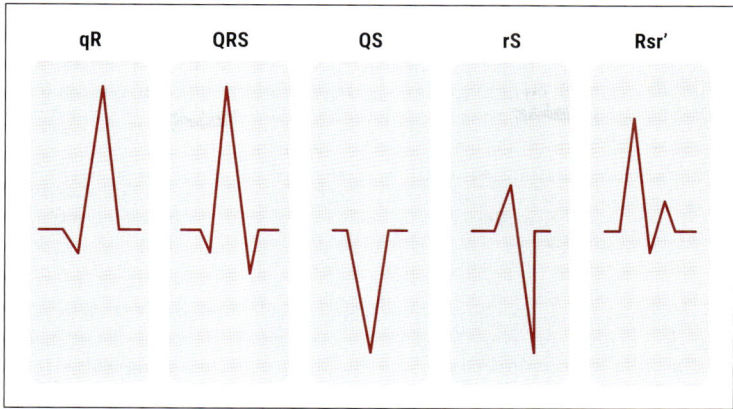

Figura 2-4. Representación gráfica con la nomenclatura correspondiente en el complejo QRS.

Duración

Un complejo QRS de más de 0,10 s o 100 ms constituye un signo de bloqueo de rama o presencia de preexcitación (por ejemplo, el síndrome de Wolff-Parkinson-White).

Amplitud

Las amplitudes pueden ser variables, aunque se deben tener en cuenta varias situaciones:

- **Disminución de la amplitud del QRS:** un voltaje ≤ 0,5 mV en derivación de DI, DII y DIII o ≤ 0 mV en precordiales suele asociarse a situaciones patológicas (derrame pericárdico, enfisema pulmonar, etc.).
- **Aumento de la amplitud del QRS:** aunque puede ser fisiológico en individuos con hábito asténico o con aumento del tono simpático, debe considerarse la existencia de hipertrofia ventricular.
- **Amplitud cambiante (QRS alternante):** las amplitudes cambiantes del QRS se producen por trastornos alternados en la propagación de la excitación (generalmente a causa de la presencia de derrame pericárdico, entre otras razones).

Intervalo QT

Indica la duración total de la sístole eléctrica ventricular, desde el principio del complejo QRS hasta el fin de la onda T, representando la despolarización y repolarización ventriculares.

Aunque tiene valores cercanos a los 0,38 segundos, es más útil utilizar el intervalo QT corregido (QTc), calculado mediante la fórmula de Bazett (QTc = QT/√RR), para frecuencia cardíaca específica del registro y que es fácilmente obtenible mediante reglas disponibles para este fin. Esto se debe a que el intervalo QT es dependiente de la frecuencia cardíaca.

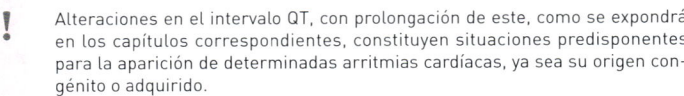

> Alteraciones en el intervalo QT, con prolongación de este, como se expondrá en los capítulos correspondientes, constituyen situaciones predisponentes para la aparición de determinadas arritmias cardíacas, ya sea su origen congénito o adquirido.

Así mismo, algunas situaciones podrán generar un intervalo QT corto, tales como la hipercalcemia, como también se verá en temas posteriores, determinados tratamientos y la situación del tono simpático (por ejemplo, fiebre e hipertiroidismo).

Segmento ST

El segmento ST, o distancia entre el complejo QRS y el inicio de la onda T, es generalmente isoeléctrico (horizontal) en condiciones normales o ligeramente ascendente en frecuencias cardíacas elevadas. El punto donde el complejo QRS se fusiona al segmento ST es denominado comúnmente como *punto J*.

La infradesnivelación horizontal o descendente es patológica, como se describirá en el **capítulo 3** de una forma gráfica, y atenderá a situaciones etiológicas diversas, abordadas a lo largo del curso. Así mismo, la supradesnivelación podrá corresponder a patrones normales en individuos jóvenes sanos o a diversas entidades, como el síndrome coronario agudo, la miocarditis, etc., que se desarrollarán detalladamente en posteriores secciones.

Onda T

La onda T representa la repolarización ventricular, originándose del segmento ST como una oscilación concordante con el complejo QRS (positiva o negativa), y termina en la transición con la línea isoeléctrica. Generalmente es asimétrica en sus pendientes y puede tratarse de:

- **Ondas T planas**, en individuos no entrenados o de forma secundaria a tratamientos farmacológicos, entre otros.
- **Ondas T positivas en derivaciones I, II, aVL, aVF y V2-V6**, de forma fisiológica, acompañando la predominante positividad del QRS precedente.
- **Onda T negativa en DIII**, sobre todo en desviación izquierda del corazón y en V1 en adultos, acompañando la predominante negatividad absoluta del QRS o precedente en esa derivación.

En capítulos posteriores, se explicarán las causas de aparición de ondas T no fisiológicas, picudas, planas, negativas discordantes, etc.

Onda U

Es una oscilación de origen desconocido, que se produce a continuación de la onda T. Se cree que se relaciona con la repolarización tardía de los ventrículos, y debe tener la misma dirección que la onda T.

LECTURA BÁSICA Y SISTEMÁTICA DEL ELECTROCARDIOGRAMA

A pesar de que, en la práctica médica habitual, un sanitario esté habituado a la interpretación de trazados electrocardiográficos, es esencial no olvidar que la lectura sistemática, lejos de retrasar nuestro diagnóstico, permite evitar caer en errores frecuentes y actuaciones no adecuadas.

Los parámetros a valorar, en seis pasos, de forma ordenada y recomendable, en relación con el trazado son:

- **Ritmicidad y frecuencia.** Establecer si el trazado es o no rítmico y determinar la frecuencia cardíaca.
- **Presencia de actividad auricular organizada.** Presencia de actividad sinusal (ondas P) o no (ondas auriculares no sinusales, ondas f de fibrilación auricular u ondas F de aleteo o *flutter*) y su relación con los complejos QRS (precede siempre o no a un complejo QRS). Se debe determinar si las ondas P son regulares y preceden siempre a un complejo QRS.
- **Intervalo PR.** Valorar si es normal (0,12-0,20 s o 120-200 ms) o, en su defecto, si es corto o largo.
- **Valoración del QRS.** Comprobar una normal duración (o aberrancia si duración > 100-120 ms), voltaje (o bajo o aumentado) y la presencia o no de ondas Q patológicas. Algunos complejos QRS normales pueden iniciarse con una onda q (nunca en V1-V2), generalmente en relación con la posición del corazón. En general, la duración de la onda es ≤ 30 ms y su profundidad ≤ 0,30 mV y un cuarto de la amplitud máxima de la onda R.
- **Valoración de la repolarización.** Normalidad del segmento ST (o descendido/ascendido) y de las ondas T (o bien picudas, o invertidas simétricas o invertidas asimétricas).
- **Intervalo QT.** Valorar si es normal o, en su defecto, largo o corto.

RECOMENDACIONES GENERALES PARA LA PRÁCTICA CLÍNICA

A continuación, se explicarán las recomendaciones generales para la práctica clínica en los distintos casos que se pueden presentar.

Recomendaciones en el dolor torácico/síndrome coronario

Sin olvidar la lectura sistemática, deben valorarse una serie de premisas ante los casos de dolor torácico, que podrán orientar ante cada caso concreto, como se verá a continuación.

Presencia de elevación o depresión del segmento ST

Las alteraciones del segmento ST, en el contexto del síndrome coronario agudo, excepcionalmente afectan a todas las derivaciones (**Fig. 2-5**). En tales casos, cabe pensar en otras causas con una afectación más difusa, tales como pericarditis, miocarditis, trastornos iónicos, etc. Por otro lado, ante la sospecha de síndrome coronario agudo, a efectos prácticos tienen prioridad las elevaciones, ya que su manejo es muy concreto y sistematizado. Además, es importante valorar la persistencia de las alteraciones.

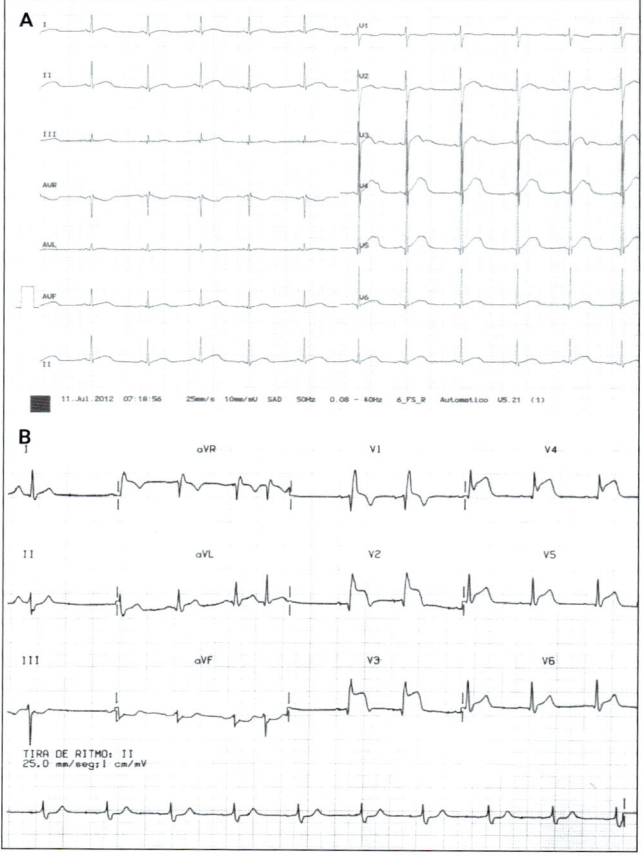

Figura 2-5. Registros electrocardiográficos que muestran distintas alteraciones en los segmentos ST. **A)** Se observa una alteración generalizada en todas las derivaciones. **B)** Las alteraciones son localizadas.

Presencia de ondas T positivas picudas o negativas simétricas

Al igual que las alteraciones en el segmento ST, en el contexto del dolor torácico sugestivo de origen isquémico, las alteraciones nunca afectan a todas las derivaciones, debiendo pensarse, como se ha comentado anteriormente, en trastornos que afectan de forma difusa.

Presencia de ondas Q

Debe tenerse muy en cuenta que las ondas patológicas no son únicas y suelen corresponder al mismo territorio o a uno contiguo (**Fig. 2-6**). Por otro lado, en general (aunque estrictamente varían en función de la derivación analizada),

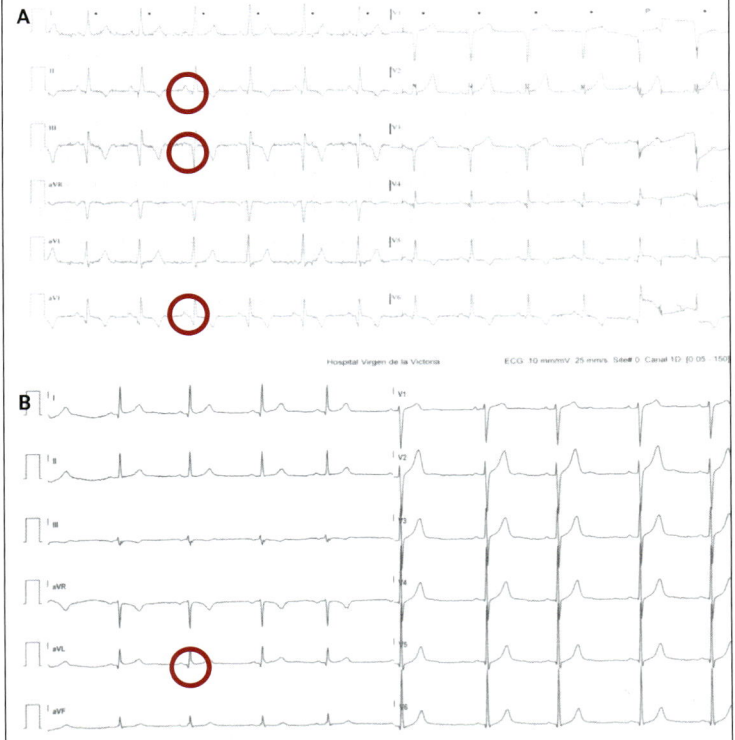

Figura 2-6. Registros que muestran ondas Q. **A)** Se observan ondas Q en derivaciones correspondientes a territorios contiguos con carácter patológico. **B)** Se observa una onda q aislada sin interés o trascendencia patológica.

representan aproximadamente el 30 % del voltaje del QRS y tienen una duración de, al menos, 40 ms.

Recomendaciones en los ritmos rápidos

Los ritmos rápidos (**Fig. 2-7**) se deben diferenciar, inicialmente, en regulares o irregulares, ya que estos últimos, independientemente de la morfología o anchura del QRS, en la gran mayoría de los casos se tratará de una fibrilación auricular con respuesta ventricular rápida (se abordará en el **capítulo 5**).

! En el caso de los ritmos rápidos regulares, habrá que diferenciar la anchura del QRS, ya que permite un diagnóstico diferencial y un abordaje inicial.

- En caso de que el QRS sea estrecho, se estará a efectos prácticos, casi con toda probabilidad, ante una taquicardia supraventricular o un *flutter* auricular con conducción rápida fija.
- En caso de QRS ancho, habrá que diferenciar si se trata de una taquicardia ventricular o supraventricular aberrada, lo que se abordará en el capítulo correspondiente.

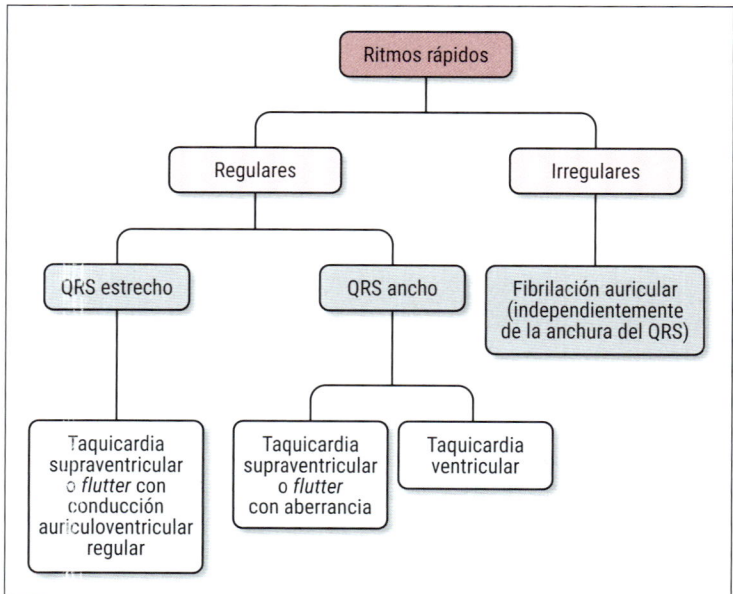

Figura 2-7. Algoritmo básico para clasificar los ritmos rápidos en el ECG.

Recomendaciones en los ritmos lentos y bloqueos

Es de especial importancia la lectura sistemática en los ritmos lentos, para evitar errores diagnósticos que conduzcan a actitudes erróneas.

Básicamente, corresponderán a trastornos en la despolarización del nódulo sinusal y de la conducción AV.

- Las alteraciones en la conducción del nodo sinusal pueden deberse tanto a la alteración de la automaticidad como de la conducción de los impulsos, desde el mismo nodo sinusal hasta las aurículas. Como se verá en el capítulo correspondiente, estos trastornos se traducirán en bradicardia sinusal, bloqueo sinoauricular y paro sinusal.
- Los bloqueos AV se clasifican en primero, segundo o tercer grado, dependiendo de si la conducción de los impulsos auriculares está retrasada, bloqueada de forma intermitente o completamente bloqueada.

Recomendaciones ante ritmos de marcapasos

La estimulación cardíaca mediante marcapasos es compleja, debido a los distintos dispositivos (monocamerales, bicamerales y tricamerales) y las distintas formas de estimulación posible, así como la identificación de los posibles fallos en su funcionamiento.

La programación y revisión de estos dispositivos suelen ser realizadas por facultativos con conocimientos avanzados. No obstante, es de especial interés entender algunos conceptos básicos que permiten comprobar, en la mayor parte de los casos, el normal funcionamiento o identificar la disfunción de un marcapasos.

> **!** Como adelanto, hay dos conceptos en los que se insistirá, ya que permiten generalmente la interpretación del registro electrocardiográfico en pacientes con marcapasos. Estos son la «captura» o capacidad de producir una despolarización del miocardio, mediante el estímulo eléctrico del marcapasos (las espículas se continuarán de una onda de despolarización), y la «detección» o capacidad del marcapasos para percibir actividad eléctrica propia del miocardio e inhibir su estímulo (no habrá espículas durante la actividad intrínseca normal). Estos y otros conceptos, como la histéresis o alteraciones, o como la taquicardia mediada por marcapasos, serán ampliamente descritos en los capítulos correspondientes.

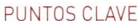

PUNTOS CLAVE

- La frecuencia cardíaca se puede calcular mediante métodos sencillos, siempre y cuando el registro se encuentre en ritmo regular.
- El trazado normal consta de ondas características, que definen segmentos e intervalos, sobre una línea isoeléctrica basal.
- La comprobación sistemática del ritmo, frecuencia, intervalos, y la meticulosa valoración del QRS y repolarización son esenciales para evitar errores diagnósticos y, por tanto, deben realizarse inevitablemente.
- Las alteraciones del segmento ST y de la onda T no son difusas en el síndrome coronario agudo, debiéndose descartar orígenes que afectan de forma difusa al corazón. Las ondas Q patológicas no son aisladas y requieren reunir unos criterios de voltaje y duración, y así evitar el sobrediagnóstico de infarto.
- Los ritmos rápidos irregulares, independientemente de la anchura o morfología del QRS, casi siempre corresponden a una fibrilación auricular con respuesta ventricular rápida. Los ritmos rápidos regulares con QRS estrecho generalmente corresponden a taquicardias supraventriculares y, en ocasiones, a *flutter* con conducción AV rápida no variable. Los ritmos rápidos regulares con QRS ancho requieren realizar el diagnóstico diferencial entre taquicardia ventricular y supraventricular aberrada.
- Los ritmos lentos pueden obedecer tanto a alteraciones en la automaticidad y/o conducción a partir del nodo sinusal como de la conducción a nivel del nodo AV.
- Los conceptos de captura y detección en el análisis del trazado electrocardiográfico, en pacientes con marcapasos, permiten la identificación de los principales fallos de funcionamiento de los mismos.

BIBLIOGRAFÍA

Beasley BM. Undertaking EKGs. A Practical Approach. 4th ed.New Jersey: Pearson; 2013.

Bennett DH. Bennett's. Cardiac Arrhythmias. Practical Notes on Interpretation and Treatment. 8th ed. Oxford: Wiley-Blackwell; 2013.

Cabrera F, Gómez Doblas JJ. Electrocardiografía. Interpretación práctica del ECG. Madrid: Editorial Médica Panamericana; 2015.

Davis D. Interpretación del ECG. Su dominio rápido y exacto. 4ª ed. Buenos Aires: Editorial Médica Panamericana; 2008.

Ebert H. ECG Fácil. Interpretación. Diagnóstico diferencial. Barcelona: J&C Ediciones Médicas; 2005.

Hamm CW, Willems S. El Electrocardiograma. Su interpretación práctica. 3ª ed. Madrid: Editorial Médica Panamericana; 2010.

El electrocardiograma en el niño

3

OBJETIVOS

- Saber que los principios básicos de interpretación del electrocardiograma en niños son idénticos a los de los adultos, pero los cambios anatómicos y fisiológicos progresivos que tienen lugar entre el nacimiento y la adolescencia dan como resultado algunas características que difieren significativamente del patrón normal del adulto y varían según la edad de los niños.
- Conocer al detalle los cambios dependientes de la edad porque es de vital importancia para evitar errores.
- Adquirir habilidades y conocimientos para conocer los patrones electrocardiográficos fisiológicos de la infancia.
- Diferenciar las características del electrocardiograma infantil que en el adulto podrían ser consideradas patológicas.

PATRÓN ELECTROCARDIOGRÁFICO EN LA INFANCIA

El electrocariograma (ECG) normal de referencia se suele corresponder al de un individuo sano de edad media. Pero aun en personas sanas el ECG va a presentar características diferenciales en función de la edad.

El ECG desempeña un papel importante en la detección y diagnóstico de alteraciones cardíacas en niños y adolescentes. Se emplea frecuentemente para investigar cardiopatías congénitas potenciales, arritmias o en el estudio del dolor torácico y del síncope.

Además de los artefactos que se pueden encontrar en un ECG realizado a un niño muy pequeño, que pueden dificultar la interpretación, existen hallazgos en el ECG que son normales y dependen de la edad, debido a cambios fisiológicos y anatómicos en el crecimiento.

> **!** En el ECG de neonatos y lactantes, debido al predominio del ventrículo derecho en la circulación fetal, el dominio del ventrículo derecho es más marcado en el recién nacido, y se sustituye progresivamente por un dominio del ventrículo izquierdo propio de la infancia tardía y de la vida adulta.

Colocación de derivaciones del electrocardiograma pediátrico

Se debe comenzar siempre con una evaluación de la calidad técnica del ECG. El médico debe ser capaz de obtener un ECG preciso y de buena calidad, y reconocer cuándo ha habido desviaciones de la práctica habitual en la estandarización o la velocidad del papel. De lo contrario, se producirán diagnósticos y tratamientos erróneos.

Como en el adulto, debe identificarse el registro con los datos y la edad del niño.

En los niños pequeños, el ventrículo derecho normalmente se extiende hacia el lado derecho del esternón. Para mostrar correctamente los potenciales del ventrículo derecho, los ECG para niños menores de cinco años deben incluir una derivación alternativa (V4R) en el lado derecho del tórax, en un punto análogo al V4 del lado izquierdo.

Las derivaciones precordiales se colocarán preferentemente en:

- V1: cuarto espacio intercostal, borde esternal derecho.
- V2: cuarto espacio intercostal, borde esternal izquierdo.
- V3: a mitad de camino entre V2 y la colocación de V4 en adultos (quinto espacio intercostal, línea medioclavicular izquierda).
- V4R: quinto espacio intercostal, línea medioclavicular derecha. Utilizar este cable para V4R, que debe etiquetarse como tal en el ECG.
- V5: línea axilar anterior, mismo plano horizontal que V4.
- V6: línea axilar media, misma línea horizontal que V4.

Se puede registrar una derivación posterior adicional o V7, con un electrodo ubicado en la línea axilar posterior y horizontal a la posición del electrodo V4.

En relación con las **derivaciones de las extremidades**, los electrodos se deben colocar en la parte superior del brazo o de la pierna (menos interferencia muscular).

Para minimizar errores, en los niños se debe tener en cuenta especialmente:

- La velocidad del papel, generalmente a 25 mm/s, que frecuentemente se ha de pasar a 50 mm/s para analizar mejor las ondas en frecuencias cardíacas altas.
- El voltaje, estandarizado a 10 mm/mV, como en el adulto.
- Se deben utilizar filtros para reducir la pérdida de información por interferencias.
- Es importante reconocer los artefactos por temblor, especialmente en neonatos.

Principales diferencias entre los electrocardiogramas de niños y adultos

Alrededor de los 3 o 4 años de edad, los ECG pediátricos son similares a los de los adultos. En la **figura 3-1** se representan el ECG de un recién nacido y el de un adulto. El ECG pediátrico presenta las siguientes características:

- Las frecuencias cardíacas son más altas en los recién nacidos y lactantes y disminuyen con la edad. Cuanto más pequeño es el niño, mayor es la tasa metabólica y menor el tono vagal.
- Los intervalos y períodos característicos del ECG, como el intervalo PR y la duración del complejo QRS, son más cortos que en el adulto. La duración de estos intervalos, períodos y complejos aumenta progresivamente con la edad.
- El predominio del ventrículo derecho, secuela de la circulación fetal con la resistencia vascular pulmonar elevada presente dentro del útero, se refleja en el ECG de los neonatos y lactantes hasta los 6 meses aproximadamente (aunque puede persistir hasta los 3 años), por lo siguiente:
  - La desviación del eje del QRS hacia la derecha.
  - Las fuerzas derechas se encuentran aumentadas, traduciéndose en ondas P

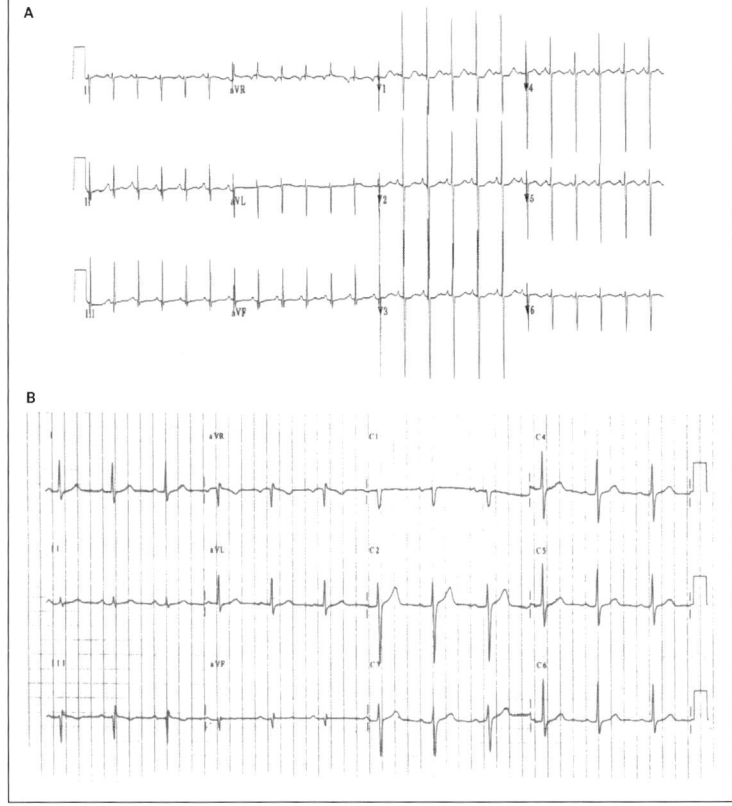

Figura 3-1. Registros de un lactante **(A)** y de un adulto **(B)**.

elevadas en aVR y en las derivaciones precordiales derechas (V1-V2) y ondas S profundas en la derivación DI y en las derivaciones precordiales izquierdas.

– La relación de la amplitud del voltaje de las ondas R/S en las derivaciones precordiales derechas es elevada respecto a la del adulto y las de las derivaciones precordiales izquierdas (V5-V6) es pequeña.

– En lactantes y en niños pequeños, la onda T es negativa en V1, a diferencia de en el adulto, excepto en los primeros días de vida, en los que suele ser positiva.

El médico debe ser consciente de los efectos que los cambios fisiológicos normales tendrán en el ECG y utilizar rangos de referencia apropiados para la edad al interpretar un ECG pediátrico.

INTERPRETACIÓN DEL ELECTROCARDIOGRAMA EN EL NIÑO

La lectura del registro electrocardiográfico en el niño ha de seguir pasos similares a los del adulto. Es decir, el examen y la interpretación deben estructurarse en la secuencia que a continuación se detalla.

Ritmo

Las ondas P, que representan la despolarización auricular, se suelen revisar mejor en las derivaciones II o V1. Si el ritmo cardíaco se origina en el nodo sinusal, el vector esperado de despolarización será de derecha a izquierda y en dirección superior a inferior. Cualquier otra manifestación de la orientación de la onda P sugiere un sitio de ritmo auricular no sinusal. La morfología de la onda P también es importante para evaluar el tamaño de las aurículas derecha e izquierda.

Cada onda P debe preceder a un complejo QRS con un intervalo PR regular y el eje debe estar entre 0° y +90°, lo que se traduce en el registro electrocardiográfico en la presencia de ondas P positivas en las derivaciones DI, DII y aVF. Esto es importante para determinar si el ritmo es o no sinusal. La presencia de ondas P negativas en dichas derivaciones traduce que el origen del ritmo auricular no es sinusal, sino auricular bajo.

La amplitud de la onda P normalmente es inferior a 3 mm (3 mV) y la duración, menor de 0,09 s (0,07 s en lactantes). La presencia de ondas P > 3 mm sugiere un crecimiento de la aurícula derecha.

Frecuencia cardíaca

Para el cálculo sirven las mismas reglas expuestas en el capítulo anterior referido a adultos, aunque debemos considerar dos aspectos:

• Los rangos de normalidad de la frecuencia cardíaca en reposo son diferentes según la edad y superiores a los del adulto (**Tabla 3-1**), alcanzando los 120 a 180 latidos por minuto en el período perinatal, para disminuir gra-

Tabla 3-1. Rangos de normalidad de la frecuencia cardíaca en reposo	
Edad	Pulsaciones/minuto
Recién nacidos	110-150
2 años	85-125
4 años	75-115
Más de 6 años	60-100

dualmente, con frecuencias normales en adolescentes de 65 a 120 latidos por minuto en reposo. Además, hay que tener en cuenta que en los niños la frecuencia cardíaca varía según el momento del registro (dormido, despierto, llorando, etc.).

• Es frecuente encontrar una irregularidad en los intervalos RR en los registros electrocardiográficos durante la infancia, relacionada con el ciclo respiratorio, que es fisiológica, denominada *arritmia sinusal fisiológica respiratoria* (**Fig. 3-2**). En estos casos habrá que recurrir a multiplicar el número de QRS en 6 o 10 s y multiplicar por 10 o 6, respectivamente.

Eje del QRS

El eje del QRS se determina del mismo modo que para el ECG normal del adulto (v. **Cap. 2**). Sin embargo, al igual que la frecuencia cardíaca, el eje del QRS varía según la edad del niño (**Tabla 3-2**). El eje del QRS suele ser normal o similar al del adulto a partir del primer año de vida.

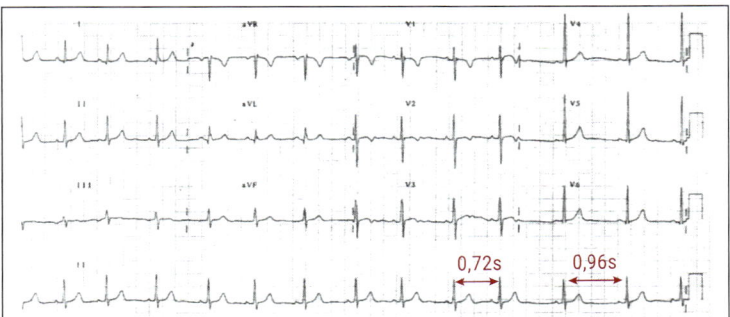

Figura 3-2. Arritmia fisiológica respiratoria. Es frecuente encontrar una irregularidad en los intervalos RR' en los registros electrocardiográficos durante la infancia, relacionada con el ciclo respiratorio.

Tabla 3-2. Duración del QRS: media (y límite superior) en función de la edad							
	0-1 mes	1-6 meses	6 meses-1 año	1-3 años	3-8 años	8-12 años	12-16 años	Adulto
Segundos	0,05 (0,07)	0,05 (0,07)	0,05 (0,07)	0,06 (0,07)	0,07 (0,08)	0,07 (0,09)	0,07 (0,10)	0,08 (0,10)

Intervalos

El corazón de los niños es pequeño comparado con el de los adultos y tiene menos células miocárdicas que se despolarizan y repolarizan. Esto explica que en el ECG los intervalos (intervalo PR, duración de QRS, intervalo QTc, etc.) sean significativamente menores en la infancia. Con el crecimiento del corazón estos intervalos aumentan.

- **Intervalo PR.** La conducción auriculoventricular (AV) se evalúa a través del intervalo PR. Este intervalo se mide desde el inicio de la onda P hasta el comienzo del complejo QRS. Varía con la edad y la frecuencia cardíaca, de modo que a más edad y menor frecuencia cardíaca (cambio o evolución fisiológica), el intervalo PR será más largo. En los lactantes y niños pequeños el intervalo PR es de aproximadamente 100 ms y se alarga durante la infancia hasta el valor normal en adultos de 150 ms.
  Las anomalías de la conducción AV se observan con frecuencia en el estado postoperatorio, después de la reparación de una cardiopatía congénita. El hallazgo de un bloqueo cardíaco de tercer grado, particularmente en lactantes, debe impulsar una investigación de lupus neonatal y anticuerpos contra Ro y La adquiridos por vía transplacentaria.
- **Intervalo QT.** Este intervalo varía, al igual que en los adultos, con la frecuencia cardíaca, por lo que se utiliza la ya mencionada fórmula de Bazett (v. **Cap. 2**) para calcular el intervalo QT corregido para la frecuencia cardíaca (QTc = QT / $\sqrt{}$ intervalo RR). Un intervalo QTc normal no suele superar los 0,44 s, salvo en lactantes, en los cuales un QTc superior a 0,49 s puede ser normal (durante los primeros 6 meses de edad). Determinadas situaciones clínicas como la hipocalcemia, la miocarditis, enfermedades miocárdicas difusas, el síndrome de QT largo y diversos fármacos pueden alargar el intervalo QT. Además, el QT alargado puede formar parte de los síndromes de QT largo congénitos. Por el contrario, un intervalo QT corto puede ser signo de hipercalcemia o tratamiento con digital. Estas situaciones serán abordadas en los capítulos correspondientes.

Complejo QRS

El complejo QRS representa la despolarización ventricular que se registra en los electrodos V1 a V6. La duración y la amplitud del QRS también varían con la edad. La duración aumenta progresivamente (v. **Tabla 3-2**), ya que depende de la masa cardíaca. En cuanto a la amplitud, es claramente distinta a la del adulto, destacando los marcados cambios que se producen en la relación entre las ondas R/S. Esta relación es elevada en las derivaciones precordiales derechas, debido a la presencia de ondas R elevadas, y pequeña en las derivaciones precordiales izquierdas, debido a la presencia de ondas S profundas (**Fig. 3-3**).

La denominación de las deflexiones es la misma que en los adultos. Las ondas Q normales o no patológicas son estrechas (0,02 s) y de baja profundidad, habitualmente de menos de 5 mm en derivaciones precordiales izquierdas y en aVF. No obstante, pueden llegar a 8 mm en DIII en niños menores de 3 años y generalmente no aparecen en derivaciones precordiales derechas. Estas ondas Q representan la despolarización del septo interventricular.

Las situaciones en las que se puede encontrar una prolongación patológica del QRS incluyen los bloqueos de rama y los síndromes de preexcitación ventricular.

Segmento ST y ondas T

El segmento ST normal es isoeléctrico. Sin embargo, en lactantes y niños, puede ser normal una elevación o una depresión del segmento ST de hasta 1 mm en las derivaciones de las extremidades y de hasta 2 mm en las derivaciones precordiales izquierdas.

Una variante normal en adolescentes sanos es el patrón de repolarización precoz, que consiste en una elevación del segmento ST < 4 mm en las derivaciones laterales (V4-V6) e inferiores (II, III, aVF) acompañado de ondas T altas.

> ❗ La depresión del punto J es un cambio no patológico en el segmento ST, en el que la unión entre el QRS y el segmento ST desciende sin una depresión sostenida en el segmento ST (**Fig. 3-4A**). Un cambio anómalo en el segmento ST consiste en un descenso de dicho segmento, seguido de una onda T bifásica invertida o un segmento horizontal sostenido (**Figs. 3-4B** y **3-4C**).

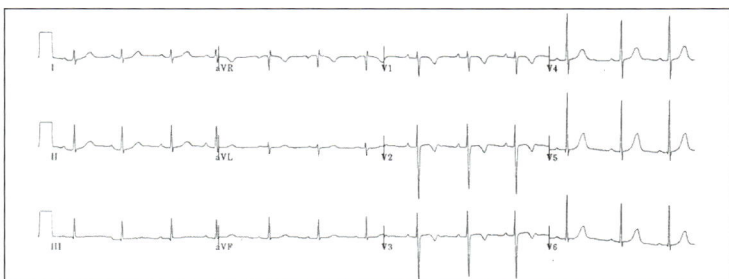

Figura 3-3. Patrón electrocardiográfico típico de la infancia. Registro en ritmo sinusal a 75 latidos/minuto, normal entre los 8 y 16 años, con intervalos y períodos normales, eje de QRS normal a 60°, con progresión de la onda R septal similar a la del adulto, con discreta elevación del punto J de forma generalizada y ondas T negativas no patológicas en V1-V4.

Las ondas T suelen acompañar al QRS; sin embargo, se denomina *patrón de repolarización infantil* a la presencia de ondas T negativas y habitualmente asimétricas en V1-V2, con T ± o en giba en V3-V4. Este patrón tan solo persiste en el 5-10 % de los niños por encima de los 8 años. Ciertas características de este tipo de repolarización pueden persistir hasta los 15-20 años, preferentemente en mujeres (**Fig. 3-5**).

> El ECG es una prueba no invasiva de bajo costo que brinda mucha información sobre la sospecha de patología cardíaca, tanto en niños como en adultos. En lactantes y niños, la apreciación de los parámetros que cambian rápidamente dentro del ECG ayudará al médico a formular el diagnóstico correcto.

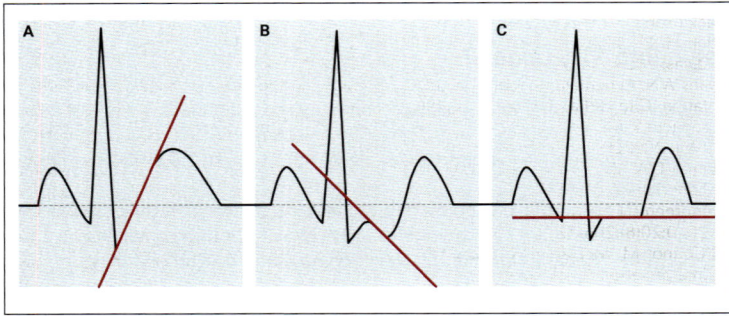

Figura 3-4. Cambios en el segmento ST y en la onda T no patológicos (**A**) y patológicos (**B** y **C**). En **A** se observa una alteración característica denominada *depresión del punto J*. En **B** existe una pendiente del segmento ST hacia abajo. En **C**, la horizontalidad del segmento descendido se mantiene.

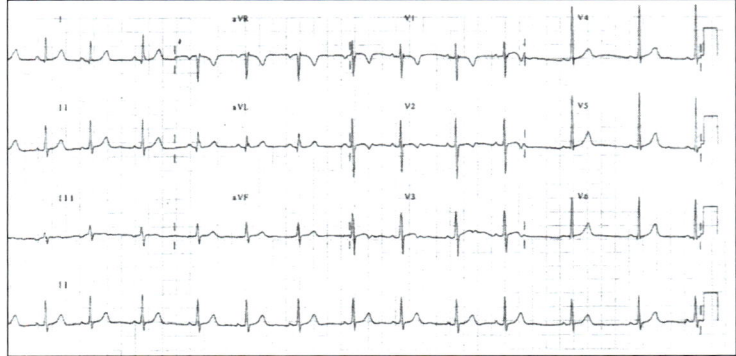

Figura 3-5. Patrón de repolarización infantil.

PUNTOS CLAVE

- La taquicardia sinusal es frecuente. La frecuencia cardíaca va disminuyendo con la edad.
- La presencia de arritmia sinusal marcada es frecuente.
- El eje del QRS suele estar desplazado a la derecha y, en general, es normal a partir de primer año de vida.
- El PR se incrementa con la edad, así como otras ondas e intervalos.
- La onda R es mayor que la S en V1 en el recién nacido y en la infancia.

BIBLIOGRAFÍA

Davis D. Interpretación del ECG. Su dominio rápido y exacto. 4ª ed. Buenos Aires: Editorial Médica Panamericana; 2008; p. 492.

Dickinson DF. The normal ECG in childhood and adolescence. Heart. 2005;91(12):1626-30.

Ebert H. ECG Fácil. Interpretación. Diagnóstico diferencial. Barcelona: J&C Ediciones Médicas; 2005.

Evans WN, Acherman RJ, Mayman GA, et al. Simplified pediatric electrocardiogram interpretation. Clin Pediatr (Phila). 2010;49(4):363-72.

Goodacre S, McLeod K. ABC of clinical electrocardiography: Paediatric electrocardiography. BMJ. 2002;324(7350):1382-5.

Hamm CW, Willems S. El Electrocardiograma. Su interpretación práctica. 3ª ed. Madrid: Editorial Médica Panamericana; 2010.

Lambrechts L, Fourie B. How to interpret an electrocardiogram in children. BJA Educ. 2020;20(8):266-77.

O'Connor M, McDaniel N, Brady WJ. The pediatric electrocardiogram. Part I: Age-related interpretation. Am J Emerg Med. 2008;26(2):221-8.

Park MK. Cardiología Pediátrica. 2ª ed. Madrid: Harcourt Brace; 1999.

Saarel EV, Granger S, Kaltman JR, et al. Electrocardiograms in Healthy North American Children in the Digital Age. Circ Arrhythm Electrophysiol. 2018;11(7):e005808.

El electrocardiograma en el anciano

4

CAMBIOS FISIOPATOLÓGICOS

Conforme aumenta la edad del individuo, tiene lugar una pérdida de células y e infiltración de colágeno en la zona que ocupa el nódulo sinusal, toda la aurícula, el cuerpo fibroso central y el citoesqueleto cardíaco.

En condiciones normales, la activación auricular se inicia con el impulso en el complejo de células marcapasos situadas en la aurícula derecha o nodo sinoauricular (NSA). La frecuencia de descarga del NSA y, por lo tanto, la frecuencia cardíaca dependen del estado de equilibrio simpático y parasimpático, de las propiedades intrínsecas del nodo, de factores extrínsecos como la distensión mecánica y de diversos efectos farmacológicos.

La activación se inicia en la parte superior del NSA y se propaga simultáneamente hacia la aurícula izquierda y al nodo auriculoventricular (AV), dando origen a la onda P del electrocardiograma (ECG), cuya duración es menor de 120 ms.

Toda la alteración auricular se traduce en cambios de la onda P, ya sea en sus dimensiones, morfología, actividad eléctrica, proporción numérica con respecto al complejo ventricular y a su presencia o ausencia. Estas anomalías generalmente implican un aumento de la masa auricular izquierda, de la derecha o de ambas, según la morfología, con una sensibilidad limitada, pero con una gran especificidad. Por otro lado, se relacionan con el tamaño de la cavidad auricular y con los retrasos en la conducción intraauricular.

Activación auricular (onda P)

Estos cambios son marcados en la zona del nódulo sinusal, con una destrucción de hasta el 90 % a los 75 años. No obstante, la función sinusal se conserva en la mayor parte de los casos, sin modificarse la frecuencia cardíaca en reposo de forma significativa. Sin embargo, la frecuencia cardíaca máxima y la variabilidad latido a latido de la frecuencia cardíaca disminuyen con la edad, debido a una menor capacidad de respuesta a la estimulación adrenérgica y parasimpática.

! Marcadores del **envejecimiento fisiológico**:

- Disminución de la frecuencia cardíaca, que llega a la bradicardia sinusal.
- Atenuación de la arritmia sinusal respiratoria fisiológica.
- Disminución de la variabilidad de la frecuencia cardíaca.
- Incremento de la frecuencia cardíaca, sobre todo por encima de los 85 latidos por minuto, asociado a la aterosclerosis, el endurecimiento arterial y el desequilibrio autonómico.
- Presencia de fibrilación auricular sin cardiopatía valvular demostrable.

Conducción por el nodo auriculoventricular (segmento PR)

El segmento PR es la región isoeléctrica que comienza al final de la onda P y termina con el inicio del complejo QRS. Forma parte del intervalo PR, que va desde el comienzo de la onda P hasta el del complejo QRS. El segmento es la transición temporal entre las activaciones auricular y ventricular. Durante este período se activan el nodo AV, el haz de His, las ramas fasciculares y el sistema especializado de conducción intraventricular. Coincide también con la repolarización auricular, cuyos potenciales no suelen detectarse en el ECG superficial debido a su escasa amplitud; dos tercios de su longitud tienen un origen auricular y un tercio, ventricular, de lo que se infiere que sus afectaciones reflejan lesiones tanto auriculares como ventriculares. Su longitud fluctúa entre los 120 y los 200 ms, y es más corto en recién nacidos y niños en la primera infancia.

El envejecimiento del nódulo AV y la infiltración en los haces originan un aumento del intervalo PR en el ECG de superficie.

! Marcadores del **envejecimiento fisiológico**:

- Prolongación del segmento PR mayor de 200 ms (bloqueo AV de primer grado), así como los bloqueos de segundo y tercer grado, que se presentan en relación con cardioesclerosis (enfermedad de Lenegre), calcificación valvular aórtica y mitral e hipervagotonía.
- Las alteraciones del PR pueden estar relacionadas con fármacos de uso frecuente en esta etapa de la vida como digitálicos, betabloqueadores, anticálcicos o algún otro antiarrítmico, cuyos efectos se potencian por el propio envejecimiento de las células del sistema de conducción.

Activación ventricular (complejo QRS)

La excitación ventricular es el resultado de dos funciones que se solapan temporalmente, la activación endocárdica y la activación transmural. Su traducción electrocardiográfica genera tres ondas de curso rápido, que representan la despolarización del miocardio ventricular. En el análisis de su lectura son de gran importancia la duración, el voltaje y la morfología, que sugieren el eje eléctrico del corazón y la traducción de un grupo de trastornos potencialmente presentes en pacientes de edad avanzada.

!   Marcadores del **envejecimiento fisiológico**:

- Pérdida de las ondas Q septales como signo de fibrosis, aunque también, según el contexto, se asocia a infarto septal.
- Presencia de microvoltaje (la suma de la onda R en las derivaciones estándar no rebasa los 15 mm y ninguna es mayor de 7 mm; también se considera que los complejos QRS tienen un voltaje reducido cuando la amplitud total de estos es de 0,5 mV o menos en cada una de las seis derivaciones de las extremidades, o de 1,0 mV o menos en las derivaciones V1-V6).
- Trastornos en la conducción intraventricular.
- Son frecuentes las contracciones supraventriculares prematuras y las contracciones ventriculares prematuras.

Recuperación ventricular (onda ST-T)

La onda ST-T normal es una onda de escasa amplitud que cambia lentamente (segmento ST) para transformarse gradualmente en una onda de mayor tamaño, la onda T. El comienzo corresponde al punto de unión a nivel de la línea isoeléctrica del ECG (punto J). Traduce la repolarización ventricular.

La onda ST-T tiene la misma polaridad que la polaridad neta del complejo QRS precedente; por lo tanto, es negativa en aVR y variable en DIII, V1-V3. Su voltaje tiene poco valor semiológico, lo importante es su orientación.

La onda T puede ir seguida de una onda adicional de poca amplitud, la onda U. Tiene normalmente la misma amplitud que la onda T precedente y alcanza su máximo tamaño en las derivaciones precordiales y a frecuencias cardíacas bajas.

Intervalo QT

Corresponde a la duración del potencial de acción ventricular. Se mide desde el comienzo del QRS hasta el final de la onda T, en la derivación con el intervalo máximo y sin ondas U prominentes. Se define por su duración, en milisegundos. Es dependiente de la frecuencia cardíaca, por lo que se calcula el QT corregido (QTc).

En la repolarización ventricular hay cambios con diferencias entre sexos en el ECG del anciano. Estos cambios suelen ser predictores de riesgo cardiovascular sobre todo en la población femenina; el QT en la anciana es más largo (10-20 ms superior al del hombre).

El intervalo QT se prolonga por el efecto de diversos fármacos, lo que es más frecuente en edades avanzadas y se ve favorecido por la polifarmacia, frecuente en edades avanzadas.

HALLAZGOS ELECTROCARDIOGRÁFICOS

Además de lo ya deducido por los cambios fisiopatológicos expuestos, como son la menor taquicardización y frecuencia máxima, la prolongación del intervalo PR, la reducción de las ondas R, S y T (**Fig. 4-1**), así como la desviación del eje del QRS a la izquierda, se pueden registrar otros hallazgos, en muchas ocasiones indicadores de una patología subyacente.

Activación auricular

Los hallazgos en el ECG relacionados con una anomalía auricular izquierda se asocian a una disfunción ventricular izquierda más grave en los pacientes con cardiopatía isquémica y a una lesión de mayor gravedad en los pacientes con valvulopatía mitral o aórtica, además de a una incidencia mayor de taquiarritmias auriculares paroxísticas. El patrón electrocardiográfico de anomalía auricular derecha en pacientes con enfermedad pulmonar obstructiva crónica (EPOC) se asocia a una disfunción pulmonar más grave, así como a una supervivencia significativamente menor.

Activación ventricular

Las variaciones no fisiológicas del complejo QRS, generalmente asociadas a cambios en el segmento ST y la onda T, se asocian a crecimientos ventriculares, que pueden verse en edades avanzadas, lo cual permite identificar a un subgrupo con un riesgo significativamente mayor de morbimortalidad cardiovascular. En

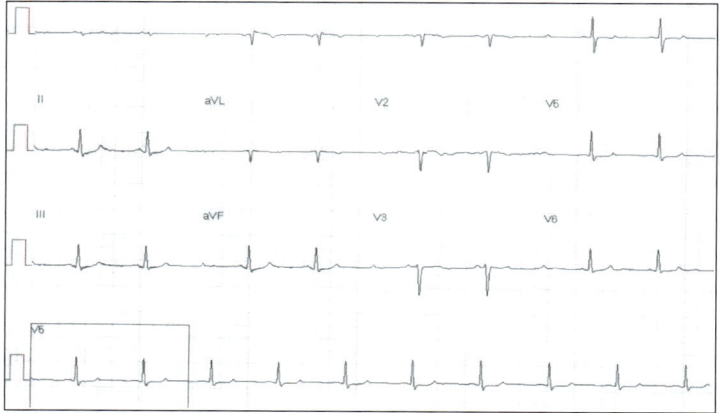

Figura 4-1. Registro de un varón de 78 años, en el que se observa un aplanamiento de las ondas T, así como una reducción de las ondas R, fundamentalmente en precordiales derechas.

ancianos con cardiopatías, los hallazgos electrocardiográficos de hipertrofia del ventrículo izquierdo suelen asociarse con un cuadro clínico más grave, con una presión arterial superior en los pacientes hipertensos y mayor disfunción ventricular en las coronariopatías y también en los estados hipertensivos.

En relación con el ventrículo derecho, al ser más pequeño, genera fuerzas eléctricas que quedan ocultas en gran parte por las producidas por el ventrículo izquierdo. Sin embargo, algunas alteraciones que pueden verse con frecuencia en edades avanzadas están relacionadas con la EPOC, que induce cambios debido a la hipertrofia del ventrículo derecho, modificaciones en la posición del corazón en el tórax y la hiperinsuflación pulmonar. Los cambios anatómicos derivados de esta hiperinsuflación pulmonar reducen la amplitud del QRS, desvían el eje a la derecha en el plano frontal y retrasan la transición en las derivaciones precordiales, debido probablemente a una variación vertical y caudal en la posición del corazón a causa de la hiperinsuflación y el descenso del diafragma.

La activación ventricular también puede verse afectada por los retrasos en la conducción, lo cual genera una secuencia anormal que da lugar a patrones electrocardiográficos específicos, que incluyen los **bloqueos fasciculares y de ramas**:

- En el adulto mayor, su presencia puede responder a procesos degenerativos que afectan a la conducción eléctrica; tal es el caso de los bloqueos fasciculares, con más frecuencia el del fascículo izquierdo, debido a la delicadeza de su estructura. El retraso del fascículo posterior es menos frecuente, ya que es una estructura más gruesa y ocupa una posición más protegida cerca de la entrada al ventrículo izquierdo.
- La aparición de **bloqueo de rama derecha** (**Fig. 4-2**) es un hallazgo frecuente en la población general, sin estar asociado a cardiopatía estructural, y llega a ser del 20 % en individuos centenarios sin cardiopatía y muy superior en

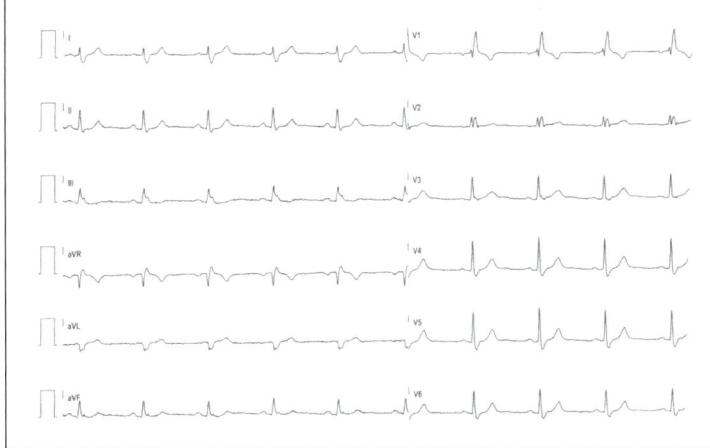

Figura 4-2. Registro de un anciano sano con bloqueo de rama derecha.

aquellos con cardiopatía, aunque no hay asociación o aumento de morbilidad o mortalidad cardíaca.

- La presencia de **bloqueo de rama izquierda** (**Fig. 4-3**) aumenta con la edad y se asocia más a menudo con cardiopatía subyacente, arteriopatía más avanzada, disfunción ventricular izquierda más acusada y reducción significativa de la supervivencia a largo plazo.
- De manera similar, los **retrasos inespecíficos de la conducción intraventricular** (ensanchamientos del QRS sin llegar a ser bloqueos de rama) se tornan más frecuentes conforme aumenta la edad y suelen relacionarse con una alteración miocárdica de base.

Repolarización ventricular

Los **tiempos de repolarización aumentan** con la edad en todo el miocardio, al igual que los intervalos QT en el ECG de superficie.

En el anciano pueden presentarse desplazamientos positivos del ST y de aspecto cóncavo asociados a vagotonía o negativos vinculados al efecto digitálico.

Sobre el segmento ST y la onda T también pueden incurrir una gran variedad de procesos por vía refleja que, por tratarse de trastornos frecuentes en edades avanzadas, se deben señalar: los accidentes cerebrovasculares, sobre todo la hemorragia subaracnoidea, la vagotonía truncal, la disección cervical radical y la endarterectomía carotídea bilateral, y enfermedades abdominales como la pancreatitis, la úlcera péptica, la afección de las vías biliares, la distensión gastroesofágica y las lesiones peritoneales. Los patrones suelen ser difusos, con un trazado muy extendido, asociado con frecuencia a una prolongación marcada del QT.

Los cambios en la onda T primarios se deben a alteraciones en los potenciales de acción ventriculares, sin que varíe la secuencia de activación.

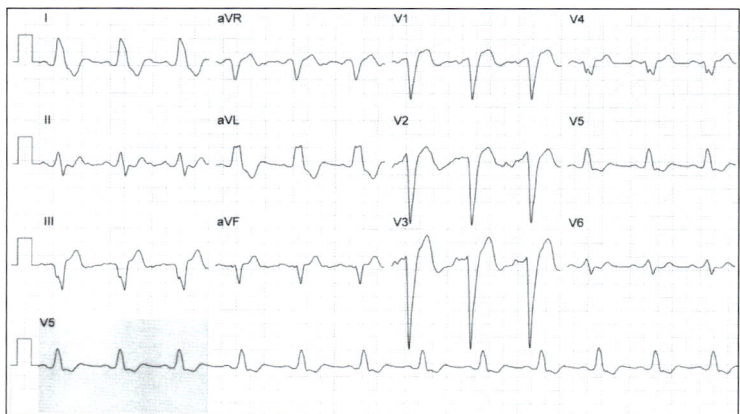

Figura 4-3. Registro de una mujer de 75 años con bloqueo de rama izquierda y cardiopatía conocida.

El intervalo QT se prolonga por el efecto de diversos fármacos, lo que es más frecuente en edades avanzadas y es favorecido por la polifarmacia frecuente en las edades avanzadas. Se considera que un fármaco ha prolongado el QT cuando supera los 30 ms con respecto a un ECG previo basal.

Numerosas alteraciones metabólicas sistémicas pueden alterar el segmento ST, la onda T y el intervalo QT, como las anomalías electrolíticas, los trastornos ácido-básicos y la hipotermia sistémica (onda de Osborn).

DISFUNCIONES FRECUENTES

En los siguientes apartados se describen las disfunciones que se pueden encontrar con más frecuencia.

Disfunción del nódulo sinusal

La bradicardia debida a la disfunción del nódulo sinusal y/o una alteración de la conducción auriculoventricular es más frecuente conforme aumenta la edad. La indicación más frecuente de implante de marcapasos en el anciano es la disfunción sinusal.

Alteración de la conducción auriculoventricular

El bloqueo AV de primer grado (intervalo PR prolongado > 200 ms) se diagnostica en el 6-9 % de los ancianos sanos (**Fig. 4-4**), y grados mayores de bloqueo son menos frecuentes. Los bloqueos de grados avanzados representan una enferme-

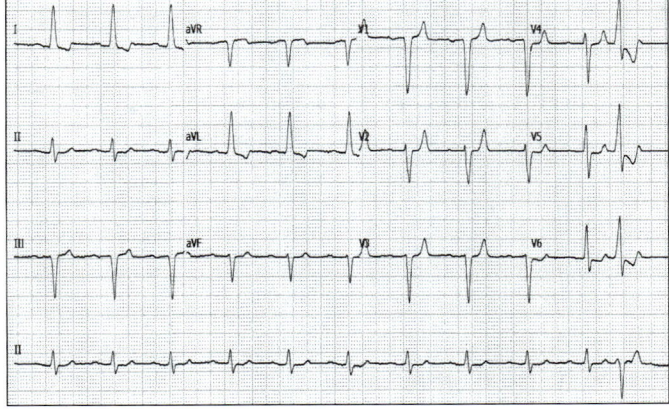

Figura 4-4. Registro electrocardiográfico que evidencia un bloqueo AV de primer grado, con un intervalo PR de 240 ms.

dad avanzada del sistema de conducción que obliga a implantar un marcapasos, siendo de gran importancia la precaución en el uso de fármacos que reducen la conducción en distintos puntos del sistema de conducción, para evitar bloqueos yatrogénicos.

Arritmias más frecuentes

La fibrilación auricular aparece en los registros ambulatorios de 24 horas del 10 % de los sujetos mayores (**Fig. 4-5**). Su incidencia se duplica cada década a partir de los 60 años, de modo que a los 80-89 años se estima una incidencia del 8 al 10 %.

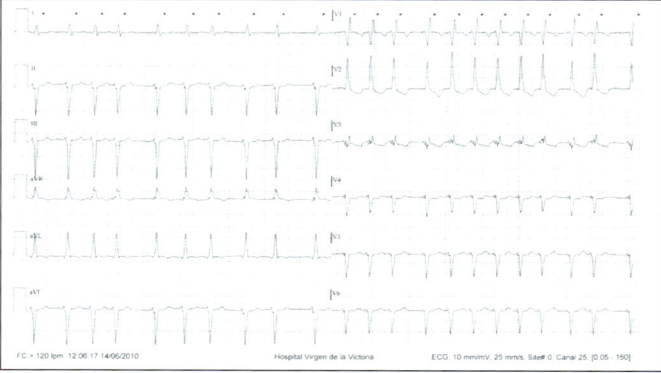

Figura 4-5. Registro de un anciano con fibrilación auricular.

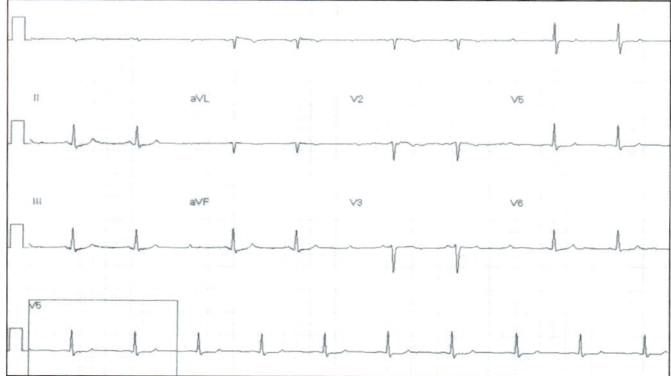

Figura 4-6. Registro de un anciano sano, en el que la reducción marcada de la amplitud de las ondas R en V1 y V2 puede generar dudas sobre la existencia de una necrosis septal.

Se han descrito **extrasistolia o ectopia auricular** en los ECG de hasta el 10 % de los ancianos, sin cardiopatía conocida, y hasta en un 80 % de los registros ambulatorios de 24 horas, sin significación patológica.

Igualmente, la prevalencia y la frecuencia de los **complejos ventriculares prematuros** se incrementan con la edad, pero, si no coexisten con una cardiopatía asociada, estos complejos no se correlacionan con eventos cardiovasculares.

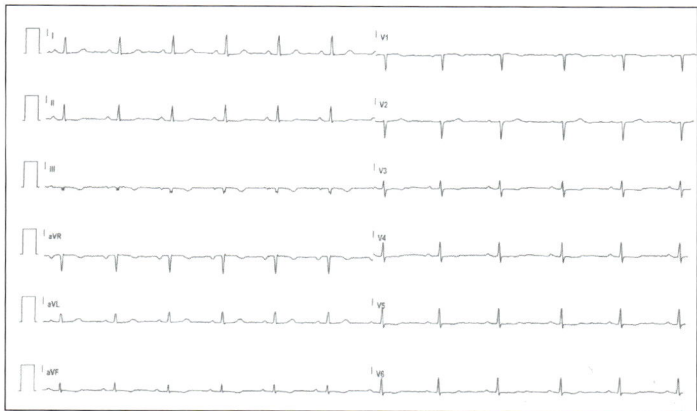

Figura 4-7. Registro electrocardiográfico de un anciano en el que se evidencia un trastorno difuso de la repolarización.

PUNTOS CLAVE

- Con la edad, la degeneración fisiológica del sistema de conducción da lugar a su enlentecimiento, apareciendo con frecuencia una menor capacidad de taquicardización, prolongación de intervalos PR y QT, aplanamiento de las ondas R, S y T, y la aparición de ciertas disfunciones de los nodos sinusal y ventriculoauricular, o arritmias como la extrasistolia y la fibrilación auricular.
- La disminución en amplitud de las ondas de forma generalizada (a veces aumento de R en V4-V6) y la mala progresión de la onda R en V1 y V2 han de tenerse en cuenta para evitar el falso diagnóstico de infarto septal (**Fig. 4-6**).
- Hasta un 7 % de ancianos sin cardiopatía presentan infradesnivelación generalizada del segmento ST, sin implicación clínica alguna (**Fig. 4-7**), aunque en ocasiones se relaciona con el tratamiento farmacológico recibido por una patología no cardíaca.
- Algunos datos para no olvidar en el ECG del adulto mayor son:
  – QRS de bajo voltaje.
  – QRS ancho y mellado por defectos de conducción intraventricular.
  – Poco crecimiento de las R en precordiales.
  – Ondas QS en V1 y V2 por fibrosis septal.
  – Desviación del eje frontal a la izquierda por horizontalización del corazón e HTA.

(Continúa)

PUNTOS CLAVE (*Cont.*)

- – Aplanamiento de las ondas T.
- – Alteraciones inespecíficas de la repolarización.
- – FA de causa senil.
- – Tendencia a la bradicardia y bloqueos por fibrosis del sistema de conducción. Enfermedad de Lev (fibrosis del haz de His) y enfermedad de Lenegre (fibrosis del sistema periférico de conducción). También estos bloqueos son debidos a la calcificación senil de los anillos valvulares aórtico y mitral.
- – PR largo: alteraciones que serían patológicas en el joven, siendo asintomáticas, no tienen significado en el anciano. Se debe revisar siempre la polifarmacia que se da en este grupo de edad como causa de alteraciones en el ECG. Nunca se debe perder de vista que el ECG es solo una prueba complementaria en el diagnóstico, que siempre se basará en una buena historia clínica.
- – Es muy importante disponer de ECG previos.
- – Hay que disponer siempre de una analítica básica, por la frecuencia de alteraciones electrolíticas en este grupo de edad, elevación fisiológica de la creatinina sérica, deshidratación, intolerancia a los hidratos de carbono e hipotiroidismo subclínico.
- • Lo que puede ser anormal para la población de mediana edad, que es la que con mayor frecuencia se incluye en ensayos e investigaciones clínicas, puede no serlo para la de edad avanzada y viceversa. El incremento de la población longeva exige estudios que la incluyan con análisis separados para obtener conclusiones más específicas sobre este grupo de edad.

BIBLIOGRAFÍA

Beasley BM. Understaking EKGs: a Practical Approach. 4th ed.Boston: Pearson; 2014.

Braunwald. Tratado de Cardiología. Texto de Medicina Cardiovascular. Barcelona: Elsevier Saunders; 8ª ed. 2009.

Davis D. Interpretación del ECG. Su dominio rápido y exacto. Buenos Aires: Editorial Médica Panamericana; 4ª ed. 2008.

Ebert H. ECG Fácil. Interpretación. Diagnóstico diferencial. Barcelona: Thieme J&C Ediciones Médicas; 2005.

Hamm CW, Willems S. El Electrocardiograma. Su interpretación práctica. 3a ed.Madrid: Editorial Médica Panamericana; 2010.

James S, Nelson K. ECG Interpretation. London: JP Medical Ltd.; 2011.

Electrocardiograma en dolor torácico y/o disnea

Síndrome coronario agudo con elevación del segmento ST

5

FISIOPATOLOGÍA Y CLASIFICACIÓN DEL SÍNDROME CORONARIO AGUDO. PAPEL DEL ELECTROCARDIOGRAMA

El término *síndrome coronario agudo* (SCA) se refiere a aquellos síntomas clínicos compatibles con isquemia miocárdica aguda; comprende la angina inestable y el infarto agudo de miocardio (IAM). Es una causa reconocida de un elevado número de consultas en los servicios de urgencias y en atención primaria.

A pesar de los notables avances en las técnicas bioquímicas (por ejemplo, nuevos marcadores de lesión miocárdica) y de imagen (ecocardiografía, medicina nuclear, etc.), el electrocardiograma (ECG) sigue siendo una de las herramientas fundamentales en el diagnóstico y tratamiento de los pacientes con SCA.

En la actualidad, el SCA se clasifica en función de las características electrocardiográficas de su presentación (**Fig. 5-1**).

La importancia de esta clasificación, basada en la presentación clínica y en los hallazgos electrocardiográficos, es que permite tomar decisiones terapéuticas precoces que se relacionan con una mejora del pronóstico de los pacientes.

En la práctica, se clasifican en dos grupos de pacientes:

- SCA con elevación del ST (SCACEST): pacientes en quienes se sospecha un SCA, con dolor torácico en el momento de la consulta y elevación persistente del segmento ST o bloqueo de rama izquierda reciente. La elevación del segmento ST generalmente refleja una oclusión coronaria aguda total. El objetivo terapéutico es la recanalización rápida, completa y sostenida mediante tratamiento fibrinolítico o de angioplastia primaria.
- SCA sin elevación del ST: pacientes que consultan por dolor torácico y anormalidades en el ECG que sugieren isquemia miocárdica aguda. No tienen elevación persistente del segmento ST, pero pueden presentar depresión del

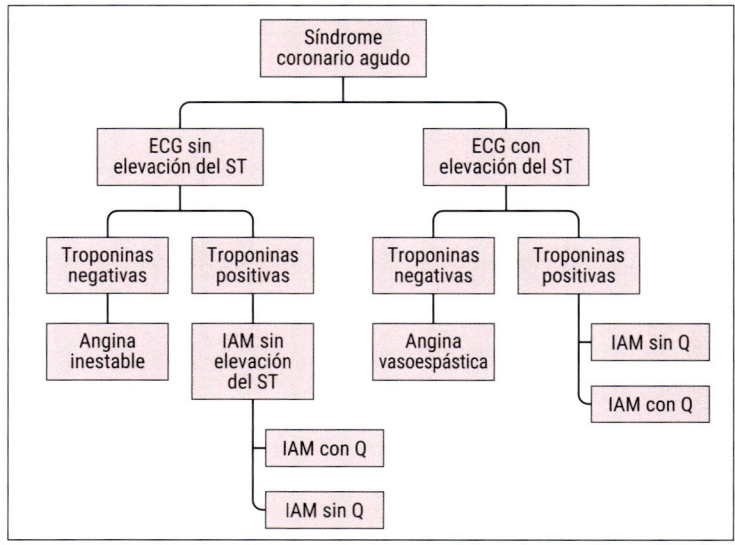

Figura 5-1. Clasificación del síndrome coronario agudo. ECG: electrocardiograma; IAM: infarto agudo de miocardio.

mismo, persistente o transitoria, inversión de la onda T, aplanamiento de las ondas T o cambios electrocardiográficos no específicos; incluso pueden tener un ECG normal. La estrategia en estos casos es mejorar la isquemia y sus síntomas, observar al paciente, tomar ECG seriados, medir repetidamente marcadores de necrosis cardíaca (troponinas) e iniciar el tratamiento adecuado si se confirma el diagnóstico. El tratamiento se basa en la administración de antitrombóticos (aspirina, clopidogrel, heparina, inhibidores de la glucoproteína IIb/IIIa), ya que el tratamiento trombolítico es ineficaz e incluso puede empeorar el pronóstico.

La mayoría de los casos de dolor torácico con elevación del segmento ST tienen su origen en la oclusión de una arteria coronaria importante. Las oclusiones coronarias y la reducción del flujo coronario suelen producirse por una alteración física de una placa aterosclerótica, con la consiguiente formación de un trombo oclusivo. Un diagnóstico rápido y la estratificación temprana del riesgo en pacientes que se presentan con dolor torácico agudo son importantes para identificar a los pacientes en los que una intervención temprana puede mejorar los resultados. Por otra parte, cuando se descarte el diagnóstico de SCACEST, la atención puede centrarse en la detección de otras causas cardíacas o no cardíacas de los síntomas, como la disección aórtica, el embolismo pulmonar y la pericarditis.

La antigua clasificación de los infartos de miocardio que agrupaba a los pacientes en infartos transmurales y no transmurales no es correcta. En primer lugar, las nuevas técnicas de imagen, como la cardiorresonancia, han demostrado que los infartos subendocárdicos exclusivos no existen. Existen infartos con afectación de gran parte de la pared, pero con predominio en el subendocardio, los cuales pueden cursar con o sin onda Q. Por otra parte, hay infartos completamente transmurales (por ejemplo, los posteriores) que pueden cursar sin onda Q.

El tratamiento intensivo del infarto de miocardio con angioplastia coronaria transluminal percutánea primaria puede conseguir que un paciente con SCA y elevación del segmento ST no llegue a presentar un infarto (infartos abortados), o que este sea pequeño, con escasa o nula repercusión electrocardiográfica (diagnosticados únicamente por una discreta elevación de los marcadores de necrosis miocárdica). Por último, la simple clasificación de los infartos en aquellos con o sin onda Q no permite diferenciar entre infartos extensos o pequeños. En los dos grupos pueden encontrarse distintos grados de extensión del infarto y gravedad.

Por otro lado, hay que reconocer las limitaciones del ECG en la evaluación del paciente con dolor torácico. El ECG normal o inespecífico define un grupo de bajo riesgo, pero no descarta la isquemia miocárdica. La elevación o el descenso transitorios o mantenidos del ST sugieren una mayor probabilidad de isquemia y, por tanto, mayor riesgo. En cambio, las alteraciones de la onda T tienen menor significado clínico.

> **!** La primera regla es que para el diagnóstico correcto de la isquemia miocárdica hay que tener dos ECG: uno con dolor y otro sin él. Comparando ambos, cualquier alteración del ECG que se encuentre debe sugerir isquemia hasta que no se demuestre lo contrario.

Cualquier evaluación del ECG debe realizarse dentro del contexto clínico del paciente. Puede haber pacientes que tienen síntomas clínicos muy sugerentes de un SCA con un ECG completamente normal, lo cual no descarta dicho diagnóstico. Además, existen múltiples situaciones clínicas de origen cardiológico o no que producen alteraciones electrocardiográficas sugestivas de isquemia sin serlo.

En la evaluación del paciente con dolor torácico sospechoso de SCA, el ECG es útil por múltiples razones, recogidas en la **tabla 5-1**.

Tabla 5-1. Utilidad del ECG en el síndrome coronario agudo

Diagnóstico del síndrome coronario agudo

Localización de la zona miocárdica en riesgo. Estimación de la probable arteria responsable

Estratificación del riesgo en fase aguda

Indicación del tratamiento a seguir (por ejemplo, trombólisis con ACTP primaria frente a antiagregación plaquetaria)

Valoración de la eficacia del tratamiento

Detección de complicaciones

Pronóstico tras el síndrome coronario agudo

ACTP: angioplastia coronaria transluminal percutánea.

El ECG de 12 derivaciones es, por tanto, una prueba sencilla, rápida y rentable para el diagnóstico de los pacientes con dolor torácico, ya que permite identificar a aquellos con un posible SCA que se beneficiarán de la reperfusión temprana. Además, proporciona información pronóstica que puede modificar la toma de decisiones clínicas en el contexto del dolor torácico. Por tanto, existe un consenso total respecto a la obligatoriedad de practicar un ECG a todo paciente con dolor torácico no traumático en los primeros 10 minutos desde que llega a un servicio de urgencias.

DEFINICIÓN DE NECROSIS, LESIÓN E ISQUEMIA

Tradicionalmente se reconocen los siguientes tipos de anomalías electrocardiográficas en el seno de la cardiopatía isquémica:

- **Isquemia.** Este término hace aquí referencia a la isquemia transitoria que no produce consecuencias permanentes. La isquemia produce un alargamiento de la repolarización de la zona afectada. La isquemia puede afectar al endocardio o al epicardio. El subendocardio es la región más sensible a la isquemia, por lo que es la primera en sufrir el déficit de oxígeno. Cuando la zona isquémica está situada en el subendocardio, el retraso en la repolarización de esa zona va a hacer que esta comience en el epicardio. Esto va a producir una onda T alta y positiva en las derivaciones que recogen la zona isquémica. La isquemia subendocárdica suele observarse en los primeros minutos del IAM. Cuando la zona isquémica afecta a todo el miocardio y alcanza al subepicardio, el retraso en la repolarización de esta zona hace que se invierta el sentido de esta, que se dirigirá de endocardio a epicardio, produciendo un vector de sentido contrario al de la despolarización. Por tanto, en situaciones de isquemia subepicárdica, la onda T se hace negativa en las derivaciones que exploran la zona isquémica. Esto es lo contrario de lo que ocurre normalmente y, por tanto, se traduce en una T negativa en las derivaciones que exploran la zona isquémica (isquemia subepicárdica) (**Fig. 5-2**).
  Existen otras situaciones que pueden producir negativización de las ondas T, como la pericarditis, ciertos fármacos, alteraciones electrolíticas, etc. Por ello es interesante conocer los criterios que orientan a que una onda T negativa sea de origen isquémico:
  – Ondas T simétricas.
  – Localización en las derivaciones contiguas que reflejan la isquemia.
  – Carácter transitorio, es decir, aparecen durante la crisis de dolor anginoso y se normalizan después.
- **Lesión.** La lesión electrocardiográfica representa un grado más avanzado de daño isquémico y, por lo general, refleja una interrupción importante del flujo coronario en dicha zona. En estas circunstancias la célula cardíaca, a pesar de ser capaz de despolarizarse y repolarizarse, lo hace de forma incompleta. Al final de la despolarización, el espacio extracelular que corresponde a la zona lesionada será menos negativo que el espacio que rodea al miocardio normal, lo cual da lugar a la producción de vectores eléctricos en un momento del ciclo cardíaco en el que, en condiciones normales, no se detecta actividad

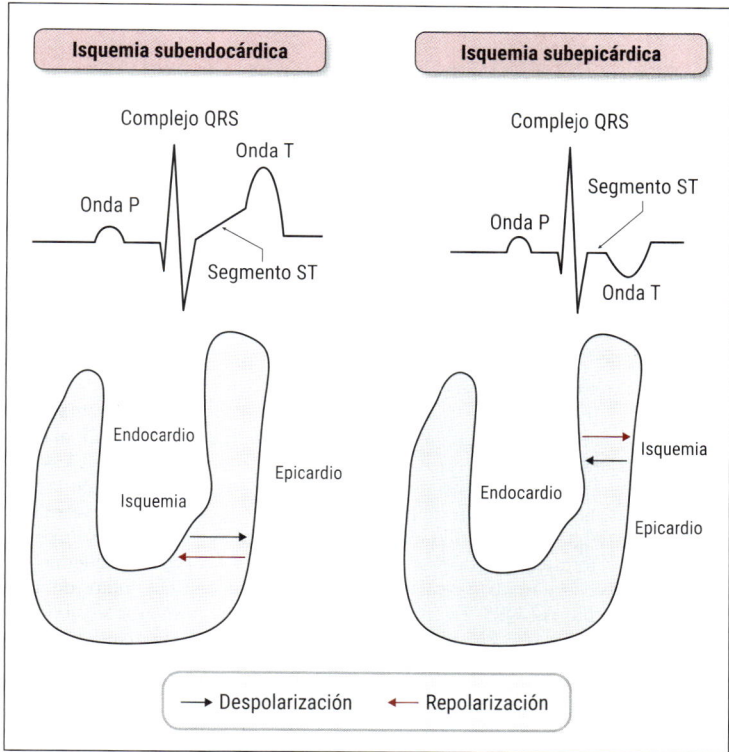

Figura 5-2. Isquemia subendocárdica y subepicárdica.

eléctrica y que en el ECG corresponde al **segmento ST**. Por lo tanto, la lesión miocárdica se traduce en un desnivel del segmento ST, hacia abajo (infradesnivel) en el caso de la lesión subendocárdica o hacia arriba (supradesnivel) en el caso de la lesión subepicárdica (**Fig. 5-3**). La primera representa un grado más leve que la segunda, que habitualmente corresponde a una obstrucción total del flujo coronario. Nuevamente, estas alteraciones pueden obedecer a otras causas (pericarditis, fármacos o variantes de la normalidad); sin embargo, la clínica será muy diferente, por eso siempre debe primar la clínica a la hora de interpretar un ECG. En cuanto a las características que deben hacer sospechar un origen isquémico de las alteraciones del ST, están incluidas las siguientes:

– Alteraciones concordantes en varias **derivaciones contiguas** que se corresponden con un territorio de irrigación coronaria.
– El ST supradesnivelado suele ser **convexo** hacia arriba.
– El ST infradesnivelado suele ser **descendente**, no horizontal ni ascendente.

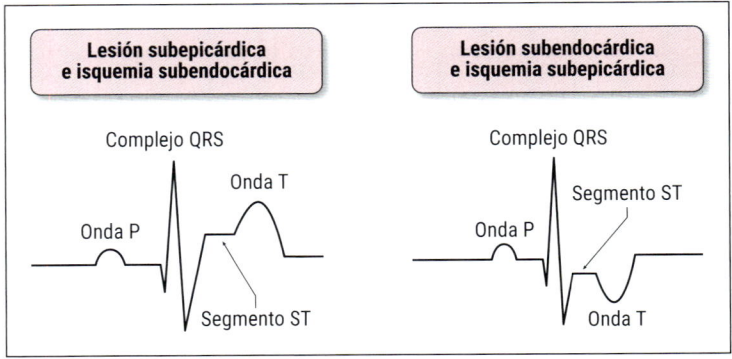

Figura 5-3. Lesión subepicárdica y lesión subendocárdica en el ECG.

- **Necrosis.** Si el déficit coronario es intenso y mantenido en el tiempo, el miocardio isquémico se necrosa. La necrosis es una situación irreversible en la que los miocitos muertos son incapaces de despolarizarse y de repolarizarse, es decir, no generan ninguna actividad eléctrica. En las necrosis que afectan a todo el espesor del miocardio, el electrodo situado sobre ellas tan solo recogerá los vectores generados en el resto del endocardio sano, los cuales se alejan de la zona infartada y producen, por tanto, una deflexión negativa (onda Q) al principio del QRS. En términos generales, la necrosis se traduce en la presencia de ondas Q cuando afecta a todo el espesor del miocardio (infarto transmural) (**Fig. 5-4**); si únicamente se confina al subendocardio pueden faltar las ondas Q (no transmural). Para considerar que las ondas Q son secundarias a necrosis, estas deben:
  - Corresponder a las derivaciones que informan sobre un territorio de irrigación coronaria.

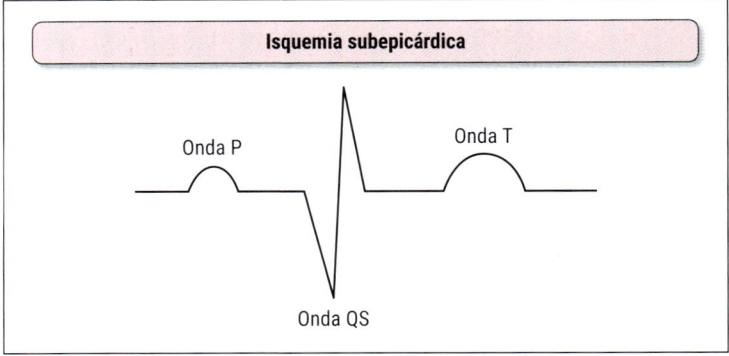

Figura 5-4. Necrosis miocárdica.

- Ser anchas, de más de 0,04 s.
- Ser profundas, al menos un 25 % de la R subsiguiente.

Todas estas imágenes de isquemia, lesión y necrosis permiten, además, localizar la zona afectada según las derivaciones donde se aprecien dichos cambios, aunque únicamente la elevación del ST se corresponde de forma fidedigna con la arteria coronaria implicada en el IAM (**Tabla 5-2**).

> **!** Ante un dolor torácico con elevación persistente del ST hay que realizar un cateterismo urgente. Se debe tener especial atención a los descensos del ST: mirar siempre las derivaciones especulares, pues puede haber una elevación del ST menos evidente que el descenso del ST.

CAMBIOS EVOLUTIVOS

En el SCACEST existen una serie de cambios evolutivos en el ECG con un patrón consolidado. Inicialmente se observan unas ondas T altas y picudas (isquemia subendocárdica ya descrita previamente), rara vez registradas debido a su precocidad (**Fig. 5-5**). A continuación se produce la elevación del ST (lesión subepicárdica), cambio fundamental que permite su diagnóstico y confirmación, así como la elección del tratamiento (**Fig. 5-6**). Posteriormente, si no existe reperfusión precoz, aparecen las ondas Q patológicas (necrosis), la normalización del segmento ST y las ondas T negativas y simétricas (isquemia subepicárdica) (**Fig. 5-7**). En la **figura 5-8** se aprecia la evolución típica desde la situación normal hasta un año después del IAM.

Tabla 5-2. Localización de las anomalías electrocardiográficas según el área afectada en la cardiopatía isquémica aguda, así como la probable arteria coronaria responsable

Localización de la zona afectada	Derivaciones con ascenso del ST	Arteria responsable
Inferior	II,III y aVF	Coronaria derecha o circunfleja si es dominante
Septal	V1, V2	Descendente anterior
Anterior	V3, V4	Descendente anterior
Lateral alto	I, aVL	Circunfleja o rama diagonal de la descendente anterior
Lateral bajo	V5, V6	Circunfleja o rama diagonal de la descendente anterior
Posterior	V7, V8, V9 (imagen especular con descenso del ST en V1, V2)	Coronaria derecha o circunfleja
Ventrículo derecho	V3R, V4R	Coronaria derecha

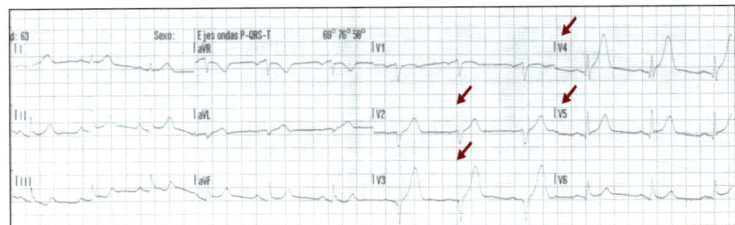

Figura 5-5. Registro electrocardiográfico de 12 derivaciones muy precoz de un SCACEST de localización anterior, que muestra la fase hiperaguda. Se observan ondas T altas y picudas e isquemia subendocárdica (flechas) en la cara anterior.

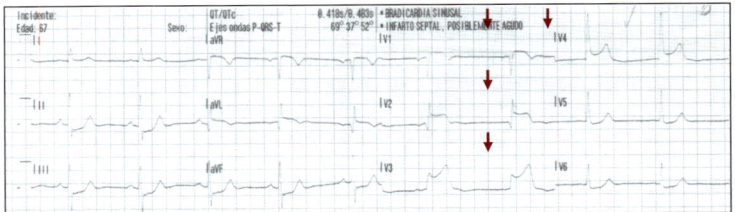

Figura 5-6. Registro electrocardiográfico de 12 derivaciones del mismo paciente que en la **figura 5-5**, cronológicamente posterior, en que se observa la elevación del segmento ST o lesión subepicárdica (flechas) en la cara anterior y lateral.

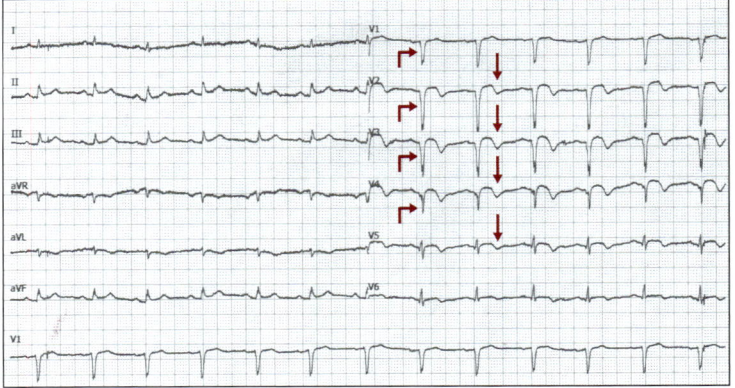

Figura 5-7. Registro electrocardiográfico de 12 derivaciones del mismo paciente que en la **figura 5-6**, cronológicamente posterior, con infarto anterior establecido, que muestra ondas Q patológicas o necrosis (flechas curvas), la normalización parcial del ST y las ondas T negativas y simétricas o isquemia subepicárdica (flechas verticales).

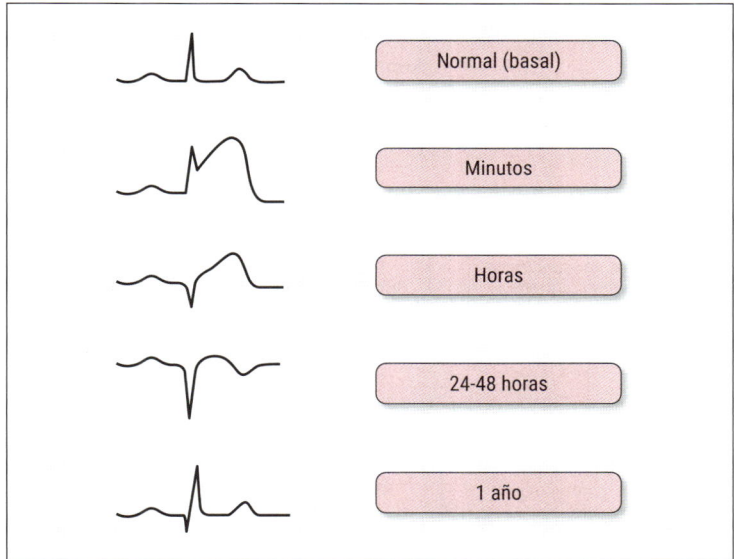

Figura 5-8. Cambios en el ECG de un paciente con un IAM sin tratamiento desde la situación normal hasta un año post-IAM.

DIAGNÓSTICO

El diagnóstico de SCACEST se suele basar en antecedentes de dolor torácico de 20 minutos de duración o más, que no responde a la nitroglicerina. Algunas claves importantes son los antecedentes de cardiopatía isquémica previa y la irradiación del dolor hacia el cuello, la mandíbula o el brazo izquierdo. El dolor puede no ser agudo, y algunos pacientes presentan síntomas menos típicos como náuseas o vómitos, disnea, fatiga, palpitaciones o síncope. Estos síntomas suelen presentarse más tarde, y con más frecuencia se trata de mujeres, diabéticos o ancianos.

> ❗ Los registros muestran que hasta un 30 % de los pacientes con SCACEST presentan un cuadro clínico con síntomas atípicos.

Incluso en una fase temprana, el ECG raramente es normal. En el IAM se debe encontrar, de forma característica, una elevación del segmento ST medido en el punto J en dos derivaciones contiguas, y debe ser ≥ 0,1 mV en todas las derivaciones salvo en V2-V3, donde los puntos de corte son: ≥ 0,2 mV en hombres > 40 años; ≥ 0,25 mV en hombres < 40 años y ≥ 0,15 mV en mujeres, en ausencia de hpertrofia del ventrículo izquierdo o bloqueo de rama (**Fig. 5-9**).

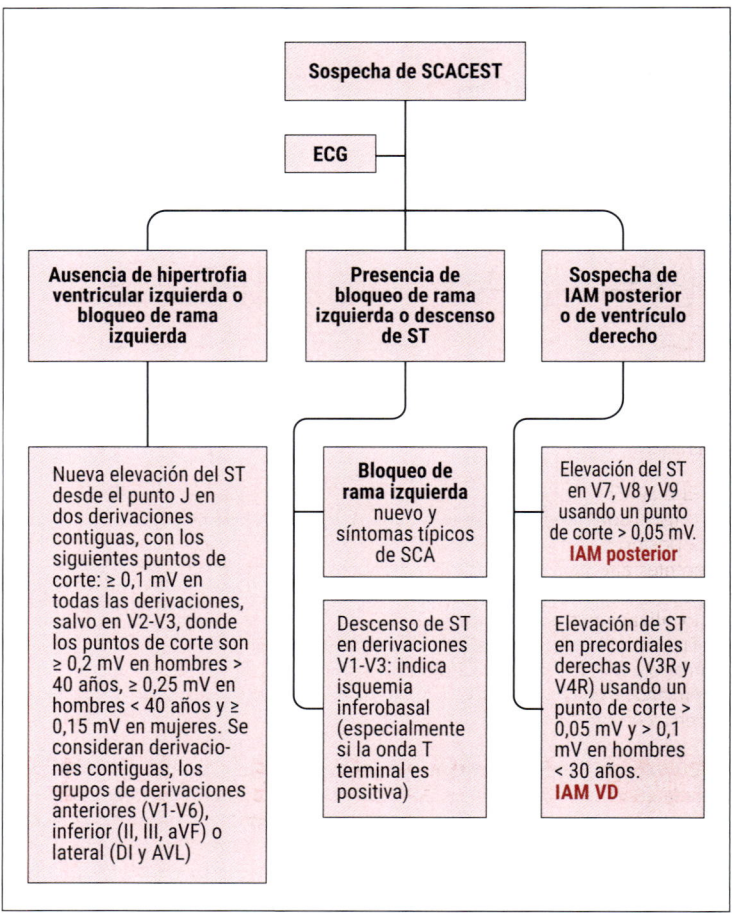

Figura 5-9. Diagnóstico de SCACEST en ausencia de alteraciones electrocardiográficas previas versus localizaciones no convencionales o alteraciones previas del ST. ECG: electrocardiograma; IAM: infarto agudo de miocardio; SCA: síndrome coronario agudo; SCACEST: síndrome coronario agudo con elevación del segmento ST; VD: ventrículo derecho.

Con el objeto de ayudar en el diagnóstico diferencial con otras causas de elevación del segmento ST, clásicamente se ha descrito dicha elevación como convexa hacia arriba (**Fig. 5-10**).

En la fase aguda se realiza de forma rutinaria la extracción de sangre para marcadores séricos. La troponina (T o I) es el biomarcador de elección, debido a su alta sensibilidad y especificidad para la necrosis miocárdica.

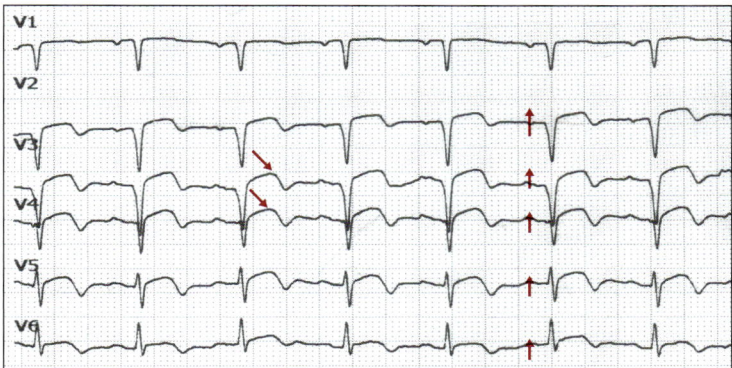

Figura 5-10. Registro electrocardiográfico, con derivaciones precordiales (V1 a V6), diagnóstico de SCACEST anterior, con elevación persistente del punto J en dos derivaciones contiguas (flechas oblicuas) siendo la elevación del SST convexa hacia arriba (flechas verticales).

El diagnóstico de SCACEST se basa en la clínica sugerente de dolor torácico de origen isquémico y en la elevación del ST de forma concordante. Como se verá posteriormente, en ocasiones este diagnóstico es difícil en presencia de diferentes alteraciones electrocardiográficas basales como el bloqueo de rama izquierda, el ritmo de marcapasos, el síndrome de Wolff-Parkinson-White o bien en localizaciones no convencionales (IAM de ventrículo derecho o posterior).

En la mayoría de las ocasiones el SCACEST se acompañará de la elevación de los marcadores de necrosis miocárdica y, por lo tanto, será posible realizar el diagnóstico final de IAM. El diagnóstico diferencial de pacientes con elevación del ST debe hacerse con otras patologías que pueden producir estas alteraciones (**Tabla 5-3**).

Tabla 5-3. Diagnostico diferencial de ECG con elevación del ST
Diagnóstico diferencial de la elevación del segmento ST
Aneurisma del ventrículo izquierdo
Bloqueo de rama izquierda
Síndrome de Wolff-Parkinson-White
Hipertrofia del ventrículo izquierdo
Miocardiopatía hipertrófica
Patrón de repolarización precoz
Pericarditis aguda
Daño neurológico agudo (accidente cerebrovascular o hemorragia subaracnoidea)
Tromboembolismo pulmonar
Hiperpotasemia

LOCALIZACIÓN

En función de en qué derivaciones se encuentre elevado el segmento ST se puede inferir la localización del infarto o de la isquemia y deducir la arteria responsable.

En el SCA, la oclusión aguda de una arteria coronaria produce una isquemia miocárdica que se traduce en una elevación del segmento ST en las derivaciones a las que se enfrenta en su polo positivo, así como un descenso, denominado especular, cuando se enfrenta a su polo negativo.

La localización y extensión del infarto puede evaluarse por las derivaciones del ECG afectadas:

- **Infarto anterior** (v. **Fig. 5-10**). Elevación del ST en derivaciones precordiales (habitualmente de V1-V4), con descenso especular del ST en III y aVF. La arteria ocluida suele ser la descendente anterior. Si también se eleva el ST en I, aVL y V5-V6, se considera un infarto anterolateral.
- **Infarto inferior (Fig. 5-11**). Elevación del ST en II, III y aVF, con descenso especular en I y aVL. Si también se eleva el ST en V5-V6 hablamos de *infarto infe-rolateral*. Con frecuencia se asocian cambios del ST en V1, V2 y V3. Si existe descenso del ST (sobre todo en V2 y V3), hay que sospechar que el infarto se ha extendido al territorio posterior, asumiendo, además, que cuantas más precordiales estén afectadas, peor pronóstico, pues se tratará de infartos más extensos. En las derivaciones posteriores (V7 a V9), se registrará una elevación del ST. En otras ocasiones se puede asociar una elevación del ST, sobre todo en V1 y V2. En este caso habrá que sospechar infarto de ventrículo derecho asociado, y, en consecuencia, se deben solicitar precordiales derechas para confirmarlo (V3R y V4R). El infarto inferior generalmente se debe a la oclusión de la arteria coronaria derecha. Pero cuando, además de la elevación del ST en II, III y aVF, el ST está elevado en derivaciones que registran la cara lateral (I, aVL, V5 y V6), esto suele deberse a un infarto inferolateral por oclusión de la arteria circunfleja.

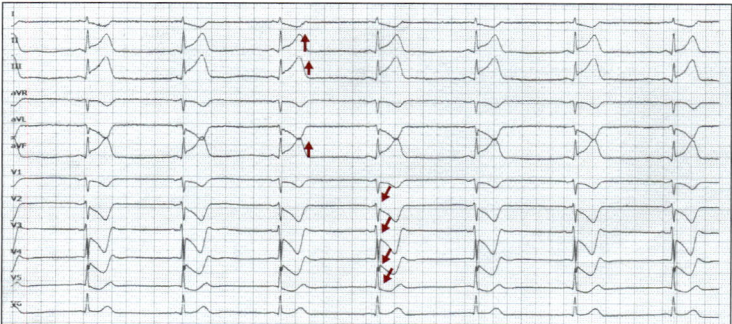

Figura 5-11. Registro electrocardiográfico de 12 derivaciones que muestra elevación de ST en II, III y aVF, es decir, en la cara inferior (flechas verticales), y cambios especulares en la cara anterior (flechas oblicuas).

- **Infarto lateral (Fig. 5-12)**. Elevación del ST en I, aVL, V5 y V6. La arteria ocluida suele ser la circunfleja.
- **Infarto septal (Fig. 5-13)**. Elevación del ST en V1-V2. Se produce por oclusión de la rama septal de la arteria coronaria descendente anterior.
- **Infarto posterior estricto (Fig. 5-14)**. Elevación del ST de V7-V9 con descenso especular del ST de V1-V3. Puesto que en este tipo de infartos el ECG de 12 derivaciones convencional puede no mostrar ascensos del ST, se recomienda colocar V7-V9 (derivaciones posteriores) cuando en un paciente con dolor sugerente de isquemia se observa un descenso del ST en V1-V3.
- **Infarto de ventrículo derecho (Fig. 5-15)**. Elevación del ST en V3R y V4R (precordiales derechas). Cuando existe un IAM inferior y el ST está también elevado en V1, se recomienda realizar precordiales derechas. Sin embargo, en muchos infartos inferiores con afectación del ventrículo derecho, el ST de V1 a V3 no está

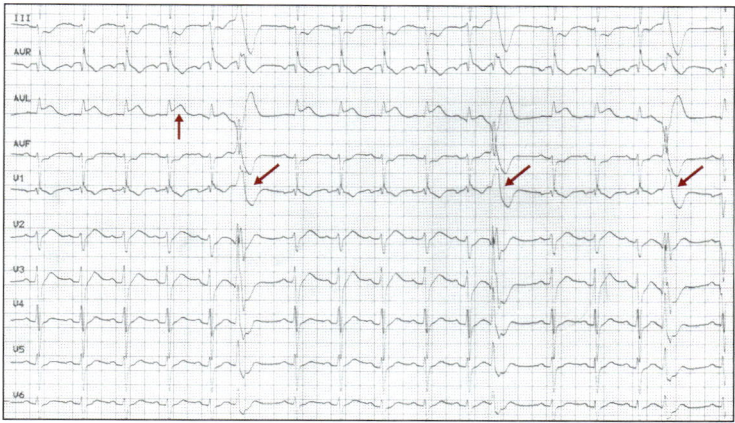

Figura 5-12. Registro electrocardiográfico de 12 derivaciones que muestra elevación de ST en I y aVL (flecha vertical), que corresponden a la cara lateral alta. También se observan latidos ventriculares prematuros o extrasístoles ventriculares (flechas oblicuas).

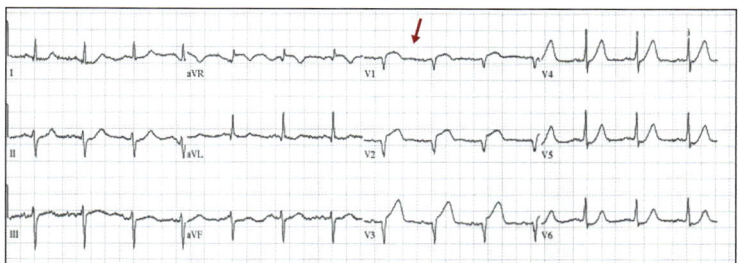

Figura 5-13. Registro electrocardiográfico de 12 derivaciones que muestra elevación del ST en V1, V2 y V3, que corresponden a la cara septal.

elevado e incluso puede estar descendido, porque también se asocia un infarto posterior con su correspondiente descenso especular en dichas derivaciones. Por ello, ante un paciente con infarto inferior se deben realizar derivaciones derechas, si se sospecha afectación del ventrículo derecho, independientemente de cómo esté el ST de V1 a V3. La asociación de infarto de ventrículo derecho tiene importantes repercusiones pronósticas, con una elevada mortalidad (*shock* cardiogénico por fallo de ventrículo derecho) y morbilidad (alto riesgo de bloqueo

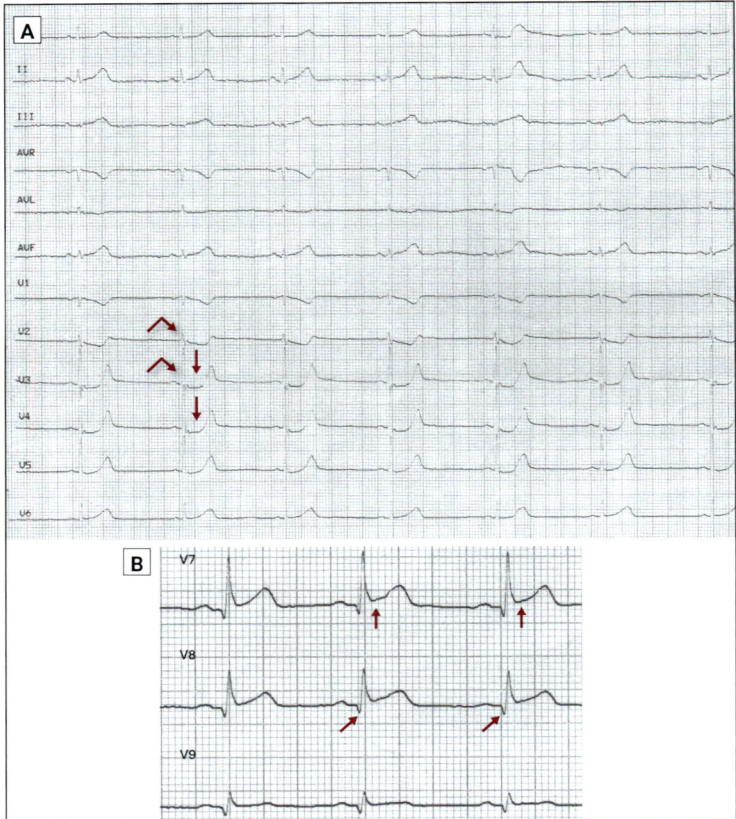

Figura 5-14. A) Registro electrocardiográfico de 12 derivaciones que muestra un descenso de ST en V2, V3 y V4 (flechas verticales), acompañado de una R > S en V2-V3 (flechas curvas), lo cual hace sospechar de un SCACEST posterior (donde el descenso de ST equivale a un ascenso especular y el R > S, a una onda Q), lo que obliga a realizar un ECG con las derivaciones posteriores V7, V8 y V9. **B)** Registro de ECG de las derivaciones accesorias V7, V8 y V9 que muestra la presencia de una onda Q (flechas oblicuas) y la elevación del ST ≥ 0,05 mV que confirma el SCACEST posterior (flechas verticales).

auriculoventricular [AV] completo). Los principales criterios electrocardiográficos de infarto de ventrículo derecho son el ascenso del segmento ST > 1 mm en V4R y el ascenso del segmento ST en V1 (en el contexto de un infarto inferior).

> En algunos casos la elevación del segmento ST no se debe a un trombo, sino que es debida a una isquemia secundaria a un espasmo coronario grave, que revierte con nitroglicerina. Por este motivo, a los pacientes que están sufriendo isquemia se les suele administrar nitroglicerina sublingual si la situación hemodinámica lo permite.

Los pacientes con onda Q y elevación del ST con diagnóstico de IAM con elevación del segmento ST en un territorio presentan con frecuencia un descenso del segmento ST en otros territorios. Estas anomalías adicionales en el segmento ST están causadas por isquemia en un territorio distinto a la zona del infarto, lo que se denomina *isquemia a distancia*, o por fenómenos eléctricos recíprocos.

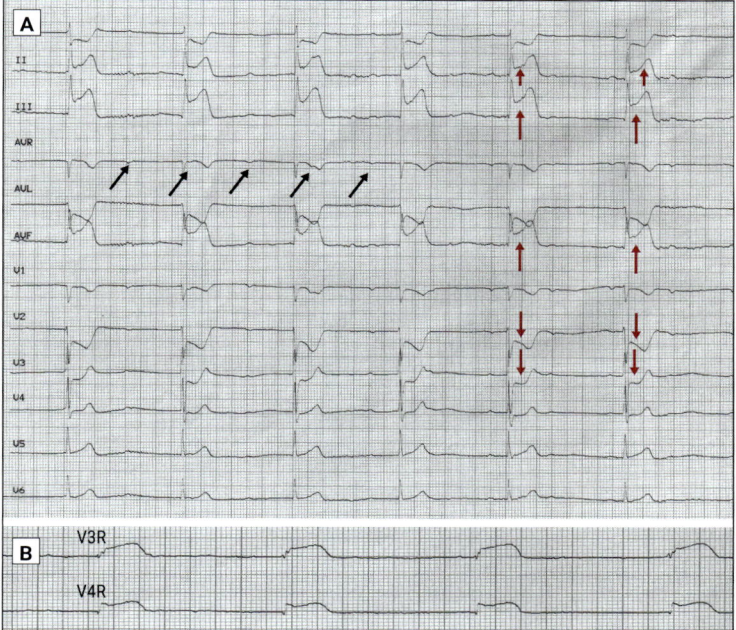

Figura 5-15. A) Registro electrocardiográfico de 12 derivaciones que muestra elevación de ST en II, III y aVF (cara inferior, flechas verticales ascendentes), con descenso de ST en V2-V3 sugerente de SCACEST posterior (flechas verticales descendentes), así como bloqueo AV completo (flechas negras, v. también **figura 5-11**). **B)** Registro electrocardiográfico con las derivaciones accesorias V3R y V4R que muestra elevación de ST, lo que confirma la presencia de un SCACEST de ventrículo derecho asociado.

El descenso del segmento ST en las derivaciones anteriores en presencia de un IAM inferior agudo con elevación del segmento ST puede estar causado por una isquemia anterior concurrente, un infarto de la pared inferolateral o por cambios recíprocos verdaderos.

Aunque el descenso del segmento ST en derivaciones precordiales se asocia con más frecuencia a un infarto extenso de los segmentos septales, lateral o inferior que con isquemia subendocárdica de la pared anterior, algunas pruebas de imagen como la ecocardiografía pueden evaluar la presencia de una anomalía en el movimiento de la pared anterior.

SÍNDROME CORONARIO AGUDO CON ELEVACIÓN DEL ST EN PACIENTES CON QRS ANCHO Y OTROS PATRONES ELECTROCARDIOGRÁFICOS DE CONFUSIÓN (BLOQUEOS DE RAMA, MARCAPASOS, SÍNDROME DE WOLFF-PARKINSON-WHITE)

La presencia de bloqueo de rama izquierda y otras alteraciones electrocardiográficas que conllevan alteraciones de la repolarización dificulta la aplicación de los criterios clásicos para el diagnóstico del SCACEST.

Síndrome coronario agudo con elevación del ST y bloqueo de rama izquierda

La presencia de bloqueo de rama izquierda puede enmascarar la aparición de ondas Q en I, aVL y de V4 a V6, así como las alteraciones del ST en derivaciones precordiales, especialmente de V1 a V4. El 6 % de los pacientes con bloqueo de rama izquierda presentan una elevación de al menos 5 mm en V1-V3 en ausencia de infarto.

Se han sugerido numerosos criterios diagnósticos de IAM en presencia de bloqueo de rama izquierda, pero con resultados discrepantes, posiblemente debidos en parte a los diferentes criterios empleados para la confirmación del infarto. Estos criterios, si bien son muy específicos, continúan siendo poco sensibles, por lo que una práctica comúnmente recomendada es la de considerar que, en presencia de síntomas altamente sugerentes de IAM en presencia de un bloqueo de rama izquierda no conocido previamente, el manejo debe de ser como el de un IAM extenso, en cuanto a la estrategia de tratamiento. En caso de duda, puede emplearse el algoritmo diagnóstico recomendado por Sgarbossa *et al.*, que se basa en la presencia de los criterios recogidos en la **tabla 5-4**, con la asignación de una puntuación para cada criterio. Para lograr una especificidad del 90 % se requiere una puntuación de al menos tres puntos. Los pacientes con elevación de ST ≥ 5 mm discordante con el QRS precisarán más pruebas diagnósticas. La reducida sensibilidad de estos criterios aumenta de manera considerable (67 %) cuando los cambios eléctricos son dinámicos en relación con los episodios de dolor.

En la **figura 5-16** se aprecia un ejemplo del criterio de elevación del segmento ST > 1 mm concordante con complejo QRS en V5. En la **figura 5-17** se aprecia un registro con elevación de ST > 5 mm en V1, V2 y V3 y elevación de ST > 1 mm en V5 y V6.

Tabla 5-4. Criterios electrocardiográficos de IAM cuando hay bloqueo completo de rama izquierda

Criterio	Puntuación
Elevación del segmento ST > 1 mm concordante con complejo QRS	5
Depresión del segmento ST > 1 mm en derivaciones V1, V2 o V3	3
Elevación del segmento ST > 5 mm discordante con complejo QRS	2

IAM: infarto agudo de miocardio

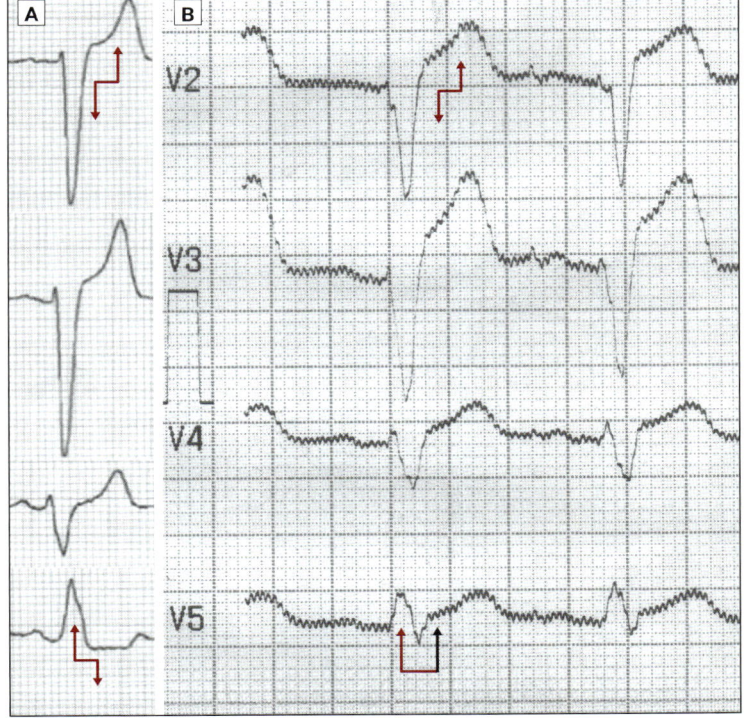

Figura 5-16. A) Registro de V2 a V5 en un paciente con bloqueo completo de rama derecha sin SCACEST. Se observa un QRS >120 ms, con alteraciones secundarias en la repolarización en sentido contrario a la polaridad del QRS (flechas granates). Es decir, donde el QRS es positivo, el ST-T es negativo (V5) y donde el QRS es negativo, el ST-T es positivo (V2-V4). **B)** Registro electrocardiográfico de V2 a V5 en un paciente con bloqueo completo de rama izquierda y SCACEST. Aunque también se observa un QRS >120 ms, el patrón de alteración en la repolarización se altera presentando en V5 una elevación del ST (al contrario de lo esperable en presencia de un bloqueo completo de rama izquierda) (flecha negra).

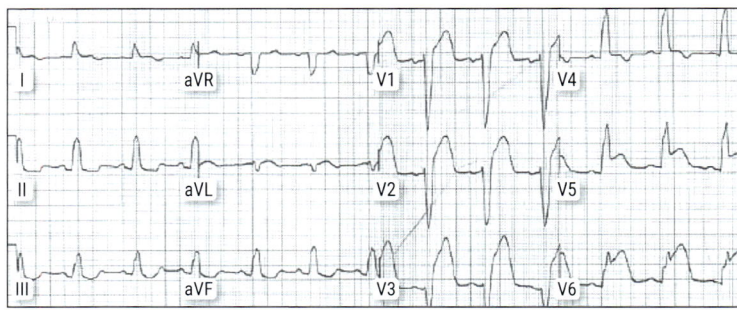

Figura 5-17. Registro electrocardiográfico de 12 derivaciones que muestra una elevación de ST > 5 mm en V1, V2 y V3, y elevación ST > 1 mm en V5 y V6, en presencia de un bloqueo de rama izquierda, lo cual suma una puntuación de Sgarbossa de 7, lo que es diagnóstico de IAM con elevación de ST.

En un intento de mejorar la precisión, Smith *et al.* crearon los criterios modificados de Sgarbossa, en los cuales el tercer criterio de discordancia excesiva de la elevación del ST es remplazado por una proporción entre la elevación del ST y la profundidad de la onda S menor o igual de –0,25 (elevación del ST ≥ 25 % de la profundidad de la onda S). La relación ST/S está definida por la relación de la elevación del segmento ST, medida en el punto J, dividido entre la amplitud de la onda S.

En las derivaciones con complejo QRS predominantemente positivo, este criterio también es válido para la proporción entre la depresión del ST y la altura de la onda R.

Los criterios 1 y 2 se preservaron en su estado original. Si uno de ellos es positivo se debe considerar que el paciente está sufriendo un IAM con elevación del segmento ST. Los autores de este estudio reportaron una mejora de la sensibilidad del 52 % al 91 % en la identificación de un IAM angiográficamente probado, pero con una reducción de la especificidad (del 98 al 90 %).

Síndrome coronario agudo con elevación del ST y bloqueo de rama derecha o hemibloqueos

El bloqueo completo de rama derecha, el hemibloqueo anterior de rama izquierda, el hemibloqueo posterior de rama izquierda y sus combinaciones pueden presentarse en el contexto de un SCA o encontrarse previamente, sin dificultar su diagnóstico (**Fig. 5-18**).

Síndrome coronario agudo con elevación del ST y marcapasos

En la mayoría de los pacientes portadores de marcapasos definitivo con estimulación endocavitaria sobre el ventrículo derecho, se genera en el ECG de

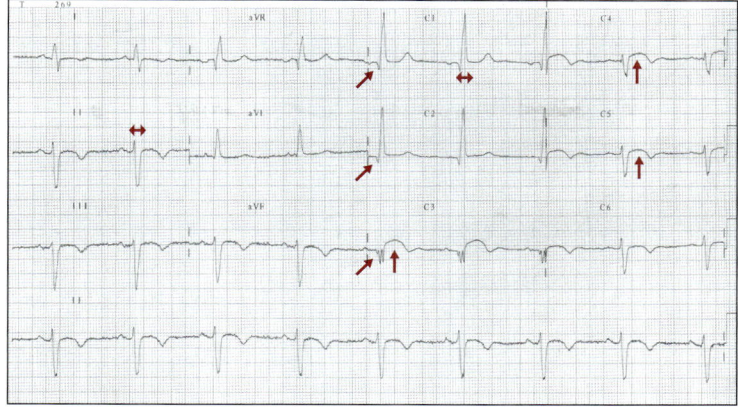

Figura 5-18. Registro electrocardiográfico de 12 derivaciones que muestra una elevación de ST de V3 a V5 (flechas verticales) compatible con SCACEST anterior, así como un ensanchamiento de QRS de > 120 ms (flechas de doble cabeza) con morfología de bloqueo completo de rama derecha (QRS positivo en V1 con S ancha en V6) y hemibloqueo anterior de rama izquierda (desviación del eje QRS a la izquierda con morfología de rS inferior), que se ve alterada por la presencia de una onda Q (flechas) que «amputa» la R inicial del RSR´ en precordiales derechas.

superficie un patrón de bloqueo de rama izquierda que dificulta la identificación de trazados eléctricos que indiquen isquemia y lesión miocárdica de evolución aguda. Por lo tanto, todo lo dicho para el paciente con SCACEST y bloqueo de rama izquierda es aplicable a los pacientes con estimulación permanente con marcapasos, con la peculiaridad de que lo que se ve es un ritmo estimulado. En la **figura 5-19** se aprecia un ejemplo de un paciente con marcapasos con estimulación en ventrículo derecho, apreciándose una espícula de estimulación con marcapasos con morfología de QRS de bloqueo de rama izquierda. En este caso se aprecia una depresión del segmento ST > 1 mm en derivaciones V1, V2 o V3 con elevación del segmento ST > 1 mm y concordante con el complejo QRS en V5 y V6.

En la fase crónica puede ser un signo de utilidad (muy específico, pero poco sensible) la presencia de morfología qR siguiendo a la espícula del marcapasos, en V5-V6.

Síndrome coronario agudo con elevación del ST y síndrome de Wolff-Parkinson- White

En la fase aguda, el diagnóstico de IAM se basa en la presencia de ascensos o descensos del ST; en cambio, en la fase crónica es muy difícil, incluso a veces imposible, asegurar que una onda Q se debe a necrosis miocárdica cuando la preexcitación es fija (**Fig. 5-20**), y únicamente lo puede sugerir la presencia de alteraciones de la repolarización (ondas T negativas y simétricas).

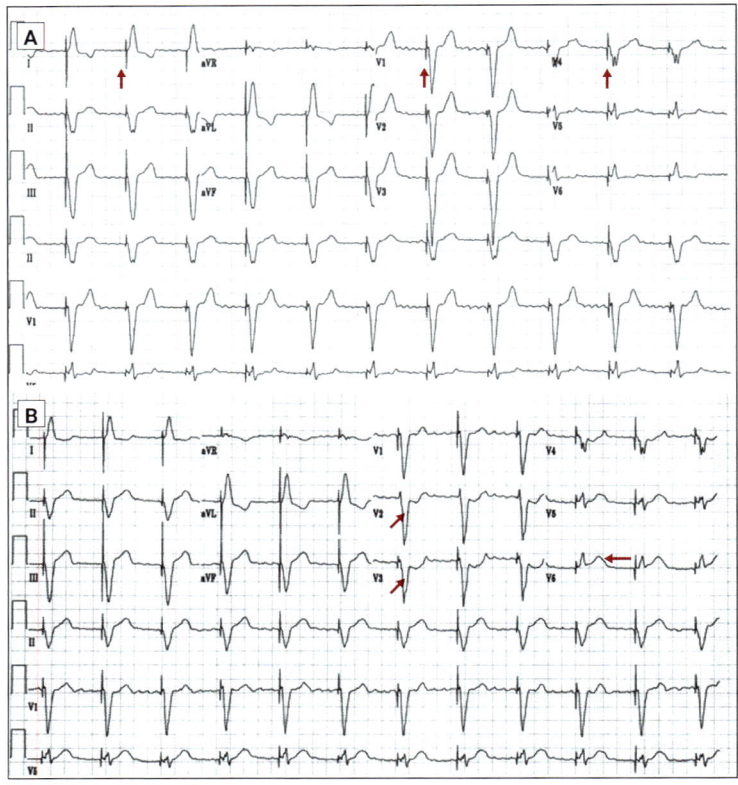

Figura 5-19. A) Registro electrocardiográfico de 12 derivaciones de un paciente con marcapasos con estimulación en el ventrículo derecho, en el que se aprecia una espícula de estimulación (flechas verticales) con marcapasos, con morfología de QRS de bloqueo de rama izquierda asintomático. **B)** En el segundo registro, con dolor torácico típico de angina, se aprecia una depresión del segmento ST > 1 mm en derivaciones V1, V2 o V3 (flechas oblicuas), con elevación del segmento ST > 1 mm (flecha horizontal) y concordante con el complejo QRS en V5 y V6.

En general, el enmascaramiento de la necrosis miocárdica por un IAM en un paciente con Wolff-Parkinson-White depende del tipo de vía aberrante que cause el síndrome.

Lo más frecuente es el fenómeno contrario, es decir, que un síndrome de Wolff-Parkinson-White produzca una onda Q, sin verdadera necrosis miocárdica, por la presencia de una onda delta negativa (**Fig. 5-21**).

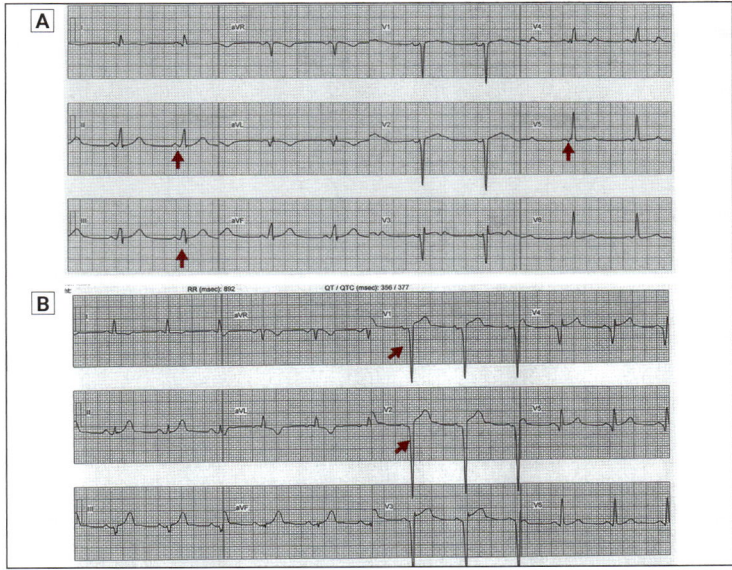

Figura 5-20. A) Registro electrocardiográfico de 12 derivaciones de un paciente que sufre una parada cardíaca extrahospitalaria con fibrilación ventricular recuperada. Se aprecia una onda delta con PR corto y QRS ancho sugerente de síndrome de Wolff-Parkinson-White. **B)** En el segundo registro, tras realizarse una ablación de la vía accesoria, desaparece el patrón de PR corto, onda delta y QRS ancho, apreciándose de V1 a V4 una onda Q sugerente de necrosis miocárdica, lo que sugiere que la causa de la fibrilación ventricular fue un IAM. En la coronariografía se apreció una lesión oclusiva del 100 % en la arteria descendente anterior.

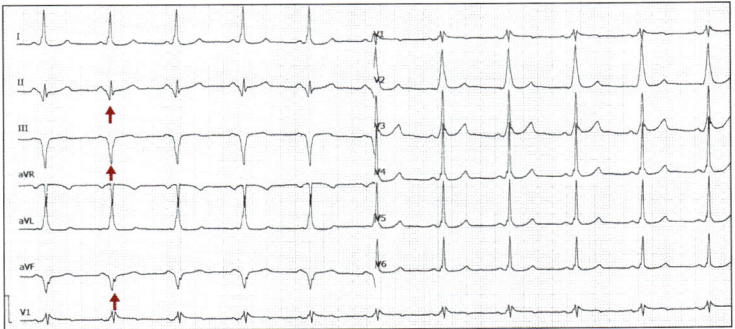

Figura 5-21. Registro electrocardiográfico de 12 derivaciones de un paciente con síndrome de Wolff-Parkinson-White. Se aprecian ondas Q en la cara inferior (DII, DIII y aVF, flechas) que pueden sugerir un IAM inferior antiguo; sin embargo, se trata de una imagen de seudonecrosis por una onda delta negativa en la cara inferior, con PR corto y QRS ancho por una vía posteroseptal o derecha.

SÍNDROME CORONARIO AGUDO CON ELEVACIÓN DEL ST Y ARRITMIAS VENTRICULARES

La asociación de SCACEST y diferentes tipos de arritmias ventriculares es frecuente y bien conocida, teniendo diferentes significados pronósticos y pudiendo requerir algunas de ellas un tratamiento inmediato al peligrar la vida del paciente.

Fibrilación ventricular

Es una forma de parada cardíaca considerada como una arritmia ventricular rápida y muy desorganizada, con ondulaciones irregulares sin un patrón QRS-T identificable, que no produce ninguna contracción mecánica efectiva, gasto cardíaco ni presión de pulso. Si no se trata mediante desfibrilación eléctrica inmediata evoluciona hacia asistolia.

La fibrilación ventricular es la causa de la mayor parte de las muertes que se producen en la fase aguda de un evento isquémico, y puede ser la primera manifestación de la enfermedad en más de la mitad de los casos. Se ha descrito que la incidencia de fibrilación ventricular como complicación de un IAM es de alrededor del 4,7 %, y se ha mantenido relativamente estable en estudios observacionales a largo plazo. Se estima que el 90 % de los pacientes que sufren una fibrilación ventricular fuera del hospital no llega con vida a este. Las arritmias ventriculares en la fase aguda de la isquemia, como ocurre en un SCACEST, suelen ser polimorfas y degenerar rápidamente a fibrilación ventricular, que requiere una interrupción eléctrica inmediata (**Fig. 5-22**).

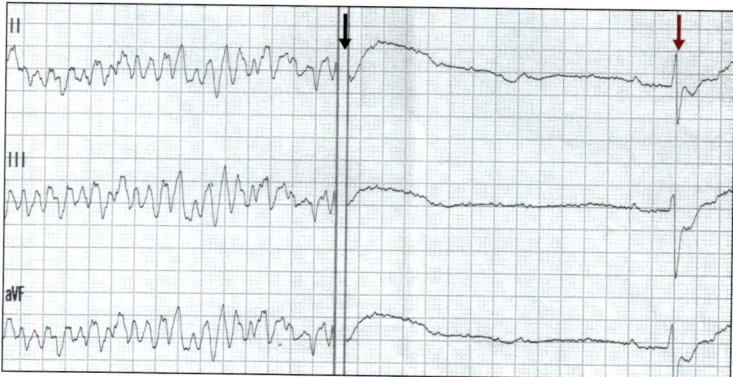

Figura 5-22. Registro electrocardiográfico de tres derivaciones (II, III y aVF) de un paciente con SCA que muestra una fibrilación ventricular (nótese el patrón irregular sin ondas reconocibles) y el momento de su tratamiento mediante desfibrilación externa (flecha negra), y los segundos posteriores a esta, con la aparición del primer latido en ritmo sinusal (flecha granate).

Ritmo idioventricular acelerado

Es un ritmo de origen ventricular, con una frecuencia que oscila entre 50 y 120 latidos por minuto, que no se asocia a peor pronóstico y que no requiere tratamiento. Suele aparecer en la reperfusión miocárdica y es uno de los indicadores de éxito de la trombólisis y de la angioplastia coronaria transluminal percutánea primaria.

Se caracteriza en el ECG por un ritmo con QRS de morfología ventricular (similar a una taquicardia ventricular), pero con frecuencias bajas (entre 60 y 110 latidos por minuto) y con inicio y final graduales, a diferencia de la taquicardia ventricular, que suele comenzar con una extrasístole. Por lo tanto, los criterios de diagnóstico son un registro rítmico, con un QRS ancho > 0,10 ms, ausencia de ondas P y frecuencia cardíaca no mayor de 120 latidos por minuto (**Fig. 5-23**).

Taquicardias ventriculares sostenidas

Según su morfología, latido a latido, pueden ser monomórficas, cuando todos los complejos QRS son de la misma morfología en un ECG de 12 derivaciones (**Fig. 5-24A**), o polimórficas, cuando varían a lo largo del episodio (**Fig. 5-24B**).

En el seno de la cardiopatía isquémica aguda son más frecuentes las taquicardias ventriculares monomórficas, por un mecanismo de reentrada en la zona de cicatrices postinfarto. En cambio, en la fase aguda son más frecuentes las taquicardias ventriculares polimórficas. En ambos casos, por su potencial letalidad, está indicado el tratamiento inmediato para su terminación.

Extrasistolia ventricular y taquicardia ventricular monomorfa no sostenida

La presencia de latidos ventriculares prematuros o de extrasístoles ventriculares y taquicardias ventriculares monomorfas no sostenidas en el seno del SCACEST es frecuente y, aunque suelen ser asintomáticas, se asocian generalmente a peor pronóstico. Sin embargo, su tratamiento supresor con antiarrítmicos no está indicado, puesto que no mejora el pronóstico y en algunos casos tiene efectos deletéreos (**Fig. 5-25**).

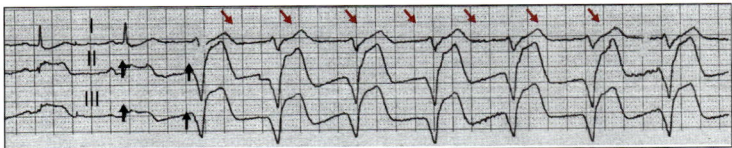

Figura 5-23. Registro electrocardiográfico de tres derivaciones de miembros (DI, DII y DIII) en un paciente con SCACEST inferior (flechas negras que muestran elevación del ST inferior), que tras el tratamiento de reperfusión presenta un ritmo idioventricular acelerado (flechas granates).

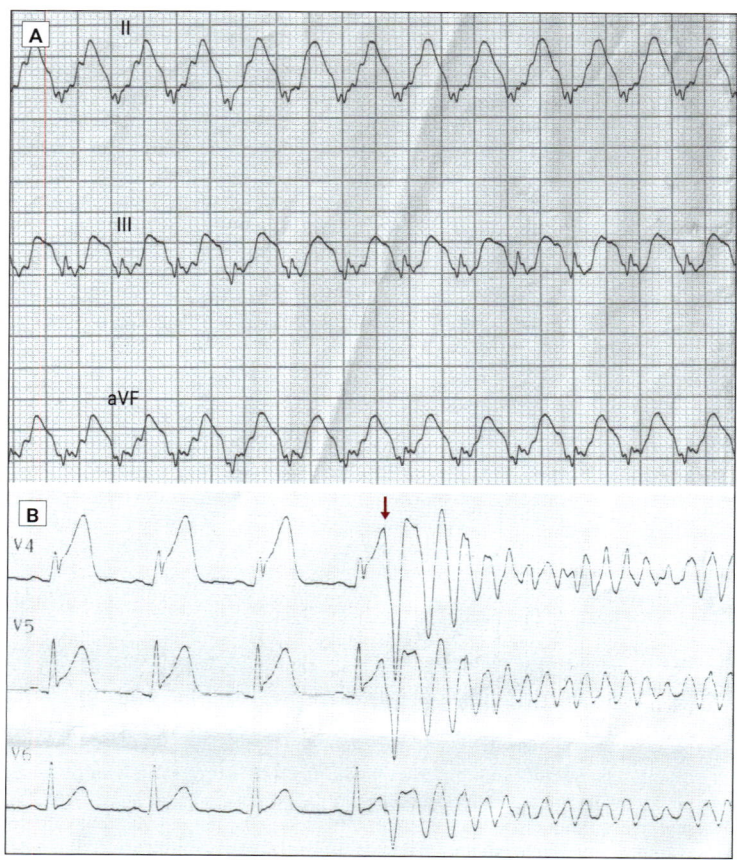

Figura 5-24. A) Registro electrocardiográfico de tres derivaciones (II, III y aVF) que muestra una taquicardia ventricular monomorfa sostenida desencadenada en el seno de un SCA (se puede observar la similitud en la morfología de todos los QRS). **B)** Registro electro-cardiográfico de tres derivaciones (V4, V5 y V6) de un paciente con SCACEST anterior, en el que se inicia mediante un fenómeno de R sobre T (flecha) una taquicardia ventricular polimorfa (se puede observar la variación en la morfología de los QRS).

SÍNDROME CORONARIO AGUDO CON ELEVACIÓN DEL ST Y BRADIARRITMIAS

Las bradiarritmias son frecuentes en el contexto de un IAM y se deben a anomalías en la formación del impulso o en su conducción. La bradicardia sinusal es uno de los trastornos del ritmo más frecuentes relacionados con el IAM, sobre todo en los casos de afección de la arteria coronaria derecha (alrededor del 30-40 %).

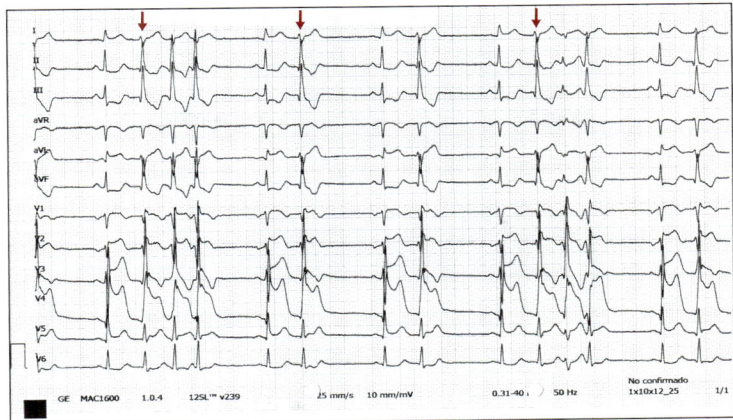

Figura 5-25. Registro electrocardiográfico de 12 derivaciones en un paciente con SCA-CEST anterior extenso y lateral (elevación del ST desde V1 a V5 y DI y aVL), con presencia de múltiples extrasístoles acopladas (flechas), a veces en dobletes o tripletes politópicos.

Las principales anomalías de la conducción asociadas al IAM son los trastornos de la conducción AV e intraventriculares. A pesar de la introducción de la trombólisis y la intervención coronaria percutánea, la incidencia de trastornos de la conducción intraventricular no se ha modificado significativamente. Sin embargo, la incidencia absoluta del bloqueo AV se ha reducido, a pesar de que sigue siendo alta. El bloqueo AV se produce en un 6-7 % de los casos de IAM y se asocia con una frecuencia 2-3 veces mayor al infarto inferior que al de cara anterior.

Los retrasos de la conducción intraventricular son transitorios en el 18 % de los pacientes y en aproximadamente el 5 % son persistentes. A pesar del uso del tratamiento trombolítico y de la intervención coronaria percutánea, el bloqueo AV y las alteraciones de la conducción intraventricular, como complicaciones del IAM, se siguen asociando a un riesgo elevado de mortalidad a corto plazo, sobre todo a 30 días

Los mecanismos fisiopatológicos que subyacen a la mayor parte de las bradiarritmias aparecidas en el IAM son la isquemia reversible, la necrosis irreversible del sistema de conducción u otros trastornos como la alteración de la función del sistema autónomo a causa de, por ejemplo, un aumento del tono parasimpático, alteraciones electrolíticas, hipoxia sistémica o aumentos locales de adenosina.

Según indican los estudios histológicos, la necrosis, es decir, la lesión estructural del sistema de conducción, parece ser muy poco común y suele deberse a un infarto de miocardio de cara anterior extenso, con necrosis del tabique.

A pesar de que en el contexto de un SCA se puede producir cualquier tipo de alteración de la conducción AV, dichas alteraciones no dificultan el diagnóstico del SCACEST ni su localización, puesto que no afectan al segmento ST. En cambio, la localización del SCACEST influye en el pronóstico y evolución del trastorno de la conducción:

- El SCACEST **inferior** suele producir bloqueo AV de primer grado y segundo grado Mobitz tipo 1 (Wenckebach). En el bloqueo AV de segundo grado Mobitz tipo 2 o bloqueo AV completo, el ritmo de escape suele tener un QRS estrecho y ser estable, y su presencia suele ser transitoria (**Figs. 5-26, 5-27** y **5-28**).
- El SCACEST **anterior** suele producir bloqueo AV de segundo grado Mobitz tipo 2 o bloqueo AV completo asociado a un ritmo de escape inestable con QRS ancho, con una alta mortalidad.

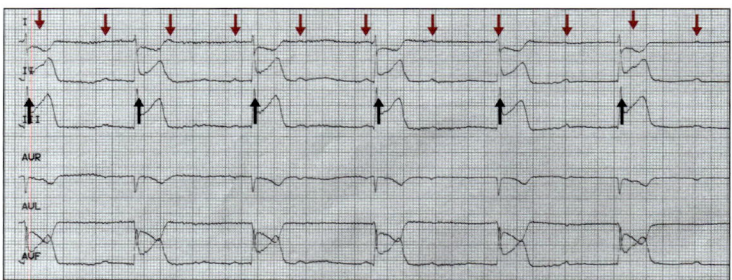

Figura 5-26. Registro electrocardiográfico de las derivaciones de miembros de un paciente con SCACEST inferior, en el que se observa un bloqueo AV de tercer grado o completo, con disociación AV, es decir, dos ritmos independientes con ondas P no conducidas (flechas granates), por un lado, y un ritmo de escape ventricular con QRS estrecho, por otro (flechas negras).

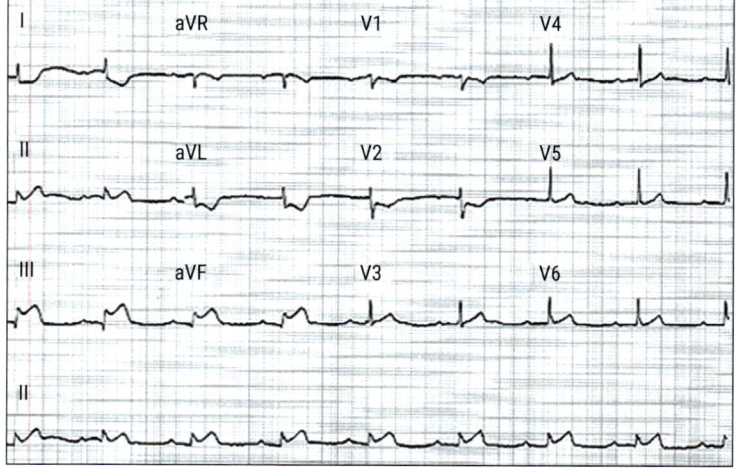

Figura 5-27. Registro electrocardiográfico de 12 derivaciones de un paciente con SCACEST inferior, en el que se observa un bloqueo AV de primer grado.

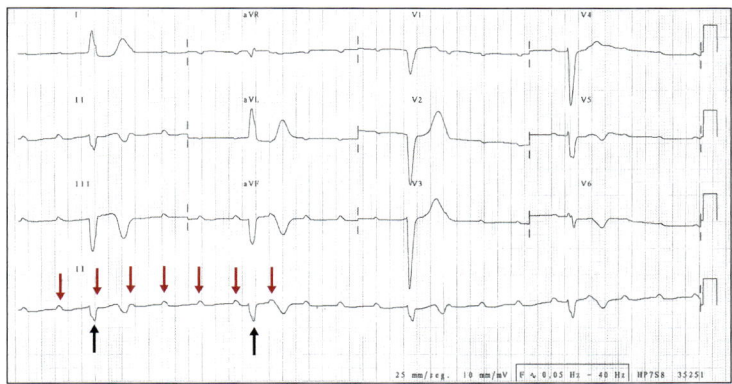

Figura 5-28. Registro electrocardiográfico de 12 derivaciones de un paciente con SCA-CEST inferior evolucionado, en el que se observa un bloqueo AV de tercer grado. Se aprecia un cuadro de disociación AV con ondas P (flechas granates), sin ninguna relación con los complejos QRS (flechas negras). Se observa un ritmo de escape a 25 lpm con morfología de bloqueo de rama izquierda.

PUNTOS CLAVE

- El SCA se clasifica en función de las características electrocardiográficas de su presentación, lo que determina su manejo.
- La elevación del segmento ST generalmente refleja una oclusión coronaria aguda total.
- Entre las alteraciones del ST de origen isquémico son concordantes en derivaciones contiguas, y el ST elevado suele ser convexo hacia arriba.
- Se debe prestar una especial atención a los descensos del ST: observar siempre las derivaciones especulares, pues puede haber una elevación del ST menos evidente que el descenso.
- El diagnóstico de SCACEST es un diagnóstico basado en una clínica sugerente de dolor torácico de origen isquémico y en la elevación del ST de forma concordante.
- En función de en qué derivaciones se encuentre elevado el segmento ST, se puede inferir la localización del infarto o de la isquemia, y se puede deducir la arteria responsable.
- La presencia de bloqueo de rama izquierda puede enmascarar la aparición de ondas Q en I, aVL y de V4 a V6, así como las alteraciones del ST en precordiales, especialmente de V1 a V4.
- El bloqueo completo de rama derecha, el hemibloqueo anterior de rama izquierda, el hemibloqueo posterior de rama izquierda y sus combinaciones pueden presentarse en el contexto de un SCA o encontrarse previamente, sin dificultar su diagnóstico.
- En general, el enmascaramiento de la necrosis miocárdica por un IAM en un paciente con Wolff-Parkinson-White depende del tipo de vía aberrante que cause el síndrome.
- Las principales anomalías de la conducción asociadas al IAM son los trastornos de la conducción AV e intraventriculares.

BIBLIOGRAFÍA

O'Gara PT, Kushner FG, Ascheim DD, et al. 2013 ACCF/AHA guideline for the management of ST-elevation myocardial infarction: a report of the American College of Cardiology Foundation/American Heart Association Task Force on Practice Guidelines. J Am Coll Cardiol. 2013;61(4):e78-e140.

Smith SW, Dodd KW, Henry TD, et al. Diagnosis of ST-elevation myocardial infarction in the presence of left bundle branch block with the ST-elevation to S-wave ratio in a modified Sgarbossa rule. Ann Emerg Med. 2012; 60(6):766-76.

Thygesen K, Alpert JS, Jaffe AS, et al. Third universal definition of Myocardial Infarction. Eur Heart J. 2012;33(20):2551-67.

Zimetbaum PJ, Josephson ME. Use of the electrocardiogram in acute myocardial infarction. N Engl J Med. 2003;348(10):933-40.

Síndrome coronario agudo sin elevación del segmento ST

6

 OBJETIVOS

- Realizar una correcta aproximación inicial al paciente con dolor torácico.
- Identificar las alteraciones electrocardiográficas en pacientes con síndrome coronario agudo sugerentes de síndrome coronario agudo sin elevación del ST.
- Conocer las diferentes presentaciones electrocardiográficas del síndrome coronario agudo sin elevación del ST.
- Identificar los patrones de riesgo de síndrome coronario agudo sin elevación del ST.

DEFINICIÓN

Como se ha comentado en el capítulo anterior, el término *síndrome coronario agudo* se refiere a cualquier tipo de síntomas clínicos compatibles con isquemia miocárdica aguda. Comprende la angina inestable y el infarto agudo de miocardio.

Como se ha visto previamente en la evaluación de un dolor torácico agudo, la valoración del segmento ST en el electrocardiograma (ECG) permite clasificar inicialmente el síndrome coronario agudo en dos grupos, con distinto pronóstico y tratamiento.

El síndrome coronario agudo puede cursar con elevación persistente (> 20 minutos) del segmento ST (SCACEST) o sin elevación persistente del segmento ST (SCASEST). Este último se trata en el presente capítulo.

EL SCASEST suele ser consecuencia de una reducción brusca del flujo en una arteria coronaria que da lugar a una isquemia miocárdica no transmural, por lo que, a diferencia del SCACEST, su tratamiento no suele requerir de una reperfusión inmediata, lo que permite una mayor estratificación del riesgo, con determinación de enzimas de lesión miocárdica y electrocardiogramas (ECG) de forma seriada.

Se denomina **infarto sin elevación del segmento ST** si hay elevación de enzimas y **angina inestable** en caso contrario.

En estos pacientes, el ECG desempeña un papel muy importante, no solo en el diagnóstico del síndrome, sino también en la estratificación del riesgo y el manejo terapéutico.

En los pacientes con angina inestable, existe una clara relación entre el ECG y el riesgo de complicaciones hospitalarias. Así, los pacientes ingresados por angina inestable que presentan un ECG normal, sin cambios durante el dolor, tienen un riesgo de complicaciones (muerte, infarto o necesidad de revascularización) cercano al 6 %. En los pacientes con un ECG basal anormal (por ejemplo, ondas T negativas, descenso del ST), aunque no se observen cambios durante el dolor, el riesgo de complicaciones es mucho mayor (24,4 %). Por último, cuando se detectan cambios durante el dolor, el riesgo de complicaciones es del 65 %.

Por otro lado, además del ECG basal y la existencia o ausencia de cambios durante el dolor, el tipo de alteración observado (ondas T negativas, descenso del ST o ambos) es también un buen marcador pronóstico en los pacientes con síndrome coronario agudo sin elevación del ST.

Existen diferentes escalas de estratificación de riesgo del síndrome coronario agudo sin elevación del ST que utilizan las alteraciones electrocardiográficas como parte de sus marcadores de riesgo. Entre ellas, la más utilizada es la **escala TIMI** (trombosis en infarto de miocardio) que, basada en diferentes criterios clínicos y electrocardiográficos, permite predecir el riesgo de complicaciones de los pacientes con dolor torácico y un síndrome coronario agudo sin elevación del ST (**Tablas 6-1** y **6-2**).

Tabla 6-1. Escala TIMI de riesgo coronario

- Edad ≥ 65 años
- Tres o más factores de riesgo cardiovascular
- Cardiopatía isquémica conocida (estenosis coronaria significativa > 50 %)
- Depresión del segmento ST ≥ 0,5 mm
- Dos o más episodios de angina en las 24 horas previas
- Uso de ácido acetilsalicílico en los 7 días previos
- Elevación de marcadores de daño miocárdico

Resultado. Mortalidad total/IAM nuevo o recurrente/isquemia recurrente que requiera vascularización urgente en 14 días
Cálculo del riesgo: 1 punto por cada ítem

IAM: infarto agudo de miocardio; TIMI: trombosis en infarto de miocardio.

Tabla 6-2. Riesgo de eventos cardíacos (%) a los 14 días, según la escala TIMI

Puntuación de riesgo	Muerte o IAM	Muerte, IAM o revascularización urgente
0-1	3	5
2	3	8
3	5	13
4	7	20
5	12	26
6-7	19	41

IAM: infarto agudo de miocardio; TIMI: trombosis en infarto de miocardio.

El ECG resulta particularmente útil para reconocer la existencia de lesiones coronarias de muy alto riesgo, como puede ser la presencia de una lesión proximal de la arteria descendente anterior (alto riesgo de infarto agudo de miocardio anterior extenso) o de una lesión en el tronco común de la coronaria izquierda o enfermedad de tres vasos. Uno de los apartados de este capítulo se centra en el reconocimiento de estos patrones.

DIAGNÓSTICO

Se considera el diagnóstico de SCASEST cuando no se cumplen los criterios de SCACEST, ya descritos en el **capítulo 5**. El ECG puede ser normal y sin cambios con respecto al de reposo, o bien presentar cambios, como un ascenso transitorio del segmento ST (< 20 minutos), descenso del segmento ST transitorio o permanente (**Fig. 6-1A**), o cambios en la onda T como inversión, aplanamiento o seudonormalización (**Fig. 6-1B**).

En el caso de cursar con descenso del segmento ST y con el objeto de ayudar en el diagnóstico diferencial con otras causas del mismo, clásicamente se ha descrito dicho descenso como horizontal o descendente (v. **Figs. 6-1A** y **6-2**).

El descenso de ST horizontal es el más característico de los patrones relacionados con la enfermedad coronaria. En cambio, el descenso de ST descendente también puede ser causado por la toma de digoxina.

La presencia de un descenso de ST ascendente es característico y normal durante el ejercicio, puede apreciarse durante una prueba de esfuerzo y no se considera patológico.

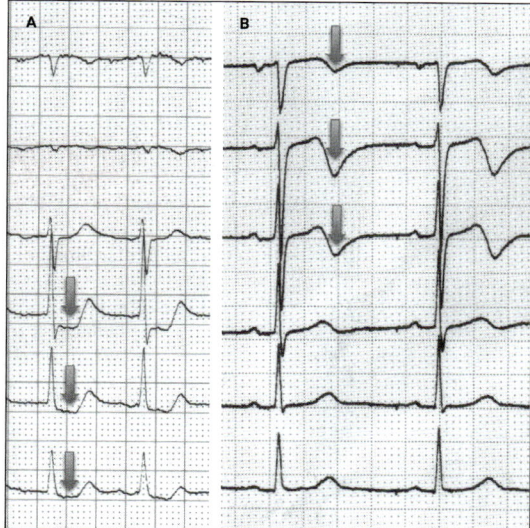

Figura 6-1. ECG de V1 a V6. **A)** Descenso horizontal de morfología horizontal o descendente en V4, V5 y V6 compatible con lesión subendocárdica anterolateral (flechas). **B)** Presencia de unas T negativas simétricas en V1, V2 y V3, compatible con isquemia subepicárdica anteroseptal (flechas).

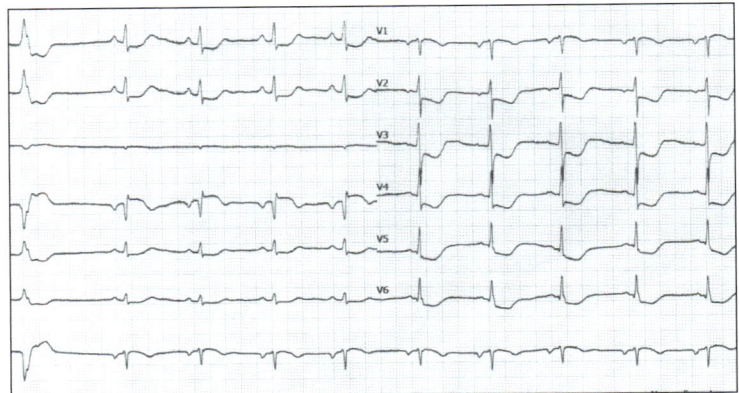

Figura 6-2. ECG de 12 derivaciones que muestra un descenso generalizado del segmento ST de morfología descendente en casi todas las derivaciones excepto en aVR, donde presenta elevación, lo que sugiere una posible lesión del tronco de la coronaria izquierda como lesión coronaria causante.

Los pacientes con cardiopatía isquémica, durante el ejercicio o en una situación de estrés, tienen una mayor demanda de flujo, que no se puede aumentar porque ya tienen una estenosis fija con un flujo subendocárdico disminuido. En estos casos pueden aparecer diferentes morfologías de descenso del segmento ST. Al ser fija la estenosis, no hay una oclusión total y, por lo tanto, no hay isquemia transmural y, en consecuencia, no se aprecia una elevación del ST, a menos que se produzca un espasmo coronario, lo que ocurre muy infrecuentemente.

En el síndrome coronario agudo sin elevación del ST no existe un patrón evolutivo y determinado de cambios en el ECG, como sucede en el síndrome coronario agudo con elevación del ST, pero sí que pueden existir cambios dinámicos especialmente asociados a la presencia de dolor torácico. Así, es posible encontrar un paciente con un ECG normal al inicio de los síntomas, que posteriormente presenta un descenso del ST con la intensificación del dolor y una inversión de la onda T posterior en los días siguientes al cuadro inicial (posreperfusión) o bien una normalización absoluta del ECG.

En ocasiones incluso existen ECG con alteraciones de la repolarización basal, como la inversión de una onda T, que presentan durante el episodio agudo una seudonormalización de esas ondas T, para posteriormente tras la resolución del evento isquémico volver a apreciarse esas inversiones de la onda T basales (**Fig. 6-3**).

No se debe olvidar que el diagnóstico de estos infartos se basa en el cuadro clínico y los marcadores enzimáticos. El ECG es útil cuando pueden registrarse cambios dinámicos a partir de la monitorización continua o la comparación con registros previos del paciente. También aportan datos para la estratificación del riesgo el infradesnivel del ST mayor de 5,5 mm (sumando el de todas las derivaciones involucradas) y la inversión profunda de la onda T, considerados como indicadores de alto riesgo.

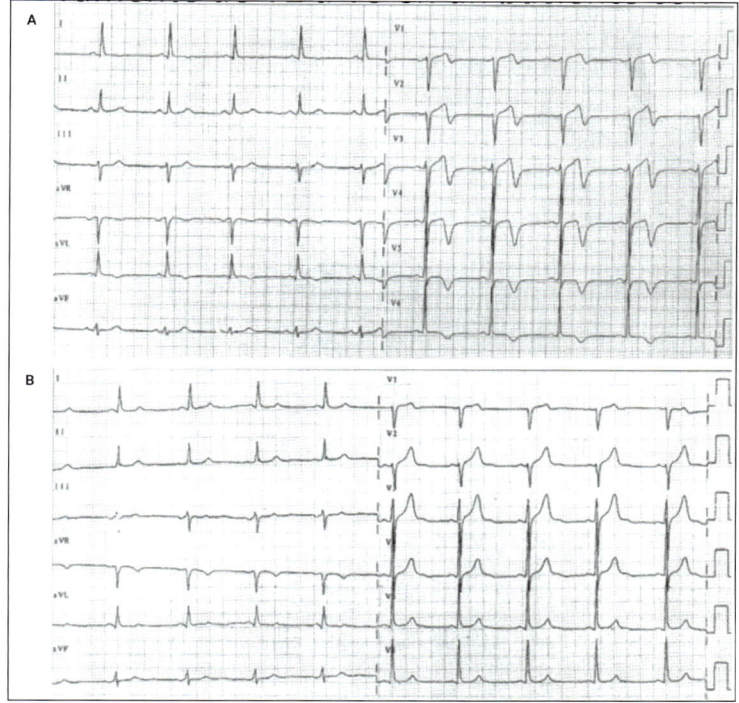

Figura 6-3. Registro de ECG. **A)** Ritmo sinusal, onda T negativa en I, aVL, V2 a V6 y ST supradesnivelado ligeramente de V2 a V3 en un paciente con episodio de angina ocurrido 6 horas antes. En la actualidad, es asintomático. **B)** Mismo paciente con un episodio de dolor torácico, apreciándose la seudonormalización de las alteraciones previas del segmento ST y la onda T.

En el síndrome coronario agudo sin elevación del ST, al contrario que en el síndrome coronario agudo con elevación del ST, no se suele producir un desarrollo de ondas Q patológicas y, si se aprecian, suelen indicar un infarto agudo de miocardio antiguo. Por otro lado, si se encuentra una onda Q aislada en DIII no hay que alarmarse, ya que se trata de un hallazgo normal.

Un ECG completamente normal en pacientes con dolor torácico no excluye un síndrome coronario agudo, porque entre un 1 y un 6 % de dichos pacientes tendrán un infarto agudo de miocardio, y al menos un 4 %, una angina inestable. Por ello, es importante comparar con registros electrocardiográficos previos del paciente y realizar nuevos registros de ECG por lo menos a las 6 y 24 horas, y también en caso de recurrencia del dolor torácico o aparición de nuevos síntomas. Asimismo, es necesario apuntar en el ECG si el registro se ha obtenido en ausencia o en presencia de síntomas, ya que es importante la realización del ECG en ambas circunstancias.

Los retos diagnósticos se presentan sobre todo cuando el ECG es normal o casi normal o, por el contrario, ese ECG es anormal en condiciones basales debido a enfermedades subyacentes, por ejemplo, los defectos de conducción intraventriculares como el bloqueo de rama izquierda o la hipertrofia ventricular izquierda.

Otras posibles causas de alteraciones del segmento ST y la onda T son los aneurismas ventriculares, la pericarditis, la miocarditis, el bloqueo de rama, la hipertrofia ventricular izquierda, la hiperpotasemia, la angina de Prinzmetal, la repolarización precoz, la discinesia apical transitoria o síndrome de *tako-tsubo* y el síndrome de Wolff-Parkinson-White. Por otro lado, las alteraciones graves del sistema nervioso central o el tratamiento con fenotiacinas o antidepresivos pueden causar ondas T invertidas y profundas.

Alteraciones de la onda T en pacientes con cardiopatía isquémica

Como ya se ha mencionado, el segmento ST y la onda T sufren cambios dinámicos en los pacientes con cardiopatía isquémica, por eso es importante encuadrar dichos cambios en el contexto clínico del paciente.

Si nos encontramos ante ondas T picudas, anchas y/o altas, debemos saber que suelen ser los cambios iniciales que se presentan cuando hay una oclusión total de una arteria coronaria, y a veces se acompañan de un ligero descenso del ST en general. El patrón del ECG suele ser muy transitorio y se explica porque el subendocardio es la zona del ventrículo izquierdo que primero sufre la isquemia, y esto provoca un retraso en la repolarización de esta área. El patrón puede ser persistente mientras no haya una afectación transmural total, por ejemplo, por la presencia de circulación colateral. La aparición de una seudonormalización de ondas T previamente negativas sugiere claramente isquemia aguda. Por otro lado, las ondas T picudas y anchas también se pueden ver durante la fase crónica de la cardiopatía isquémica, como patrón especular de una onda T negativa.

Si, en cambio, se observa una onda T plana o negativa, se deben tener en cuenta dos cosas principalmente:

- La **profundidad de la onda T negativa** es variable. Suele ser menos profunda en el SCASEST que en el SCACEST, y su morfología es simétrica con patrón especular en el plano frontal.
- Las **ondas T negativas** no representan isquemia activa aguda, sino que son la expresión de cambios postisquémicos:
  - Las ondas T negativas aisladas sin descenso del ST en el curso de un síndrome coronario agudo no suelen aparecer nunca en relación con el dolor anginoso, más bien suelen aparecer cuando el dolor está desapareciendo o cuando el paciente ya no presenta dolor torácico.
  - La isquemia aguda que se observa en el síndrome coronario agudo o durante la realización de una prueba de esfuerzo nunca provoca la aparición de ondas T negativas sin depresión del segmento ST.
  - Las alteraciones del ECG en el SCACEST van desde un ECG normal a una onda T más positiva y posteriormente a una elevación del ST. En cambio,

en el SCASEST pasan directamente de la onda T normal a un descenso del ST que a veces incluye la negatividad de ondas T previamente positivas.

Una larga lista de situaciones, aparte de la cardiopatía isquémica, pueden presentar alteraciones de la onda T (ancha y simétrica y/o más alta de lo normal). La **tabla 6-3** resume las más importantes.

Así mismo, también existen múltiples situaciones que pueden generar en el trazado electrocardiográfico la aparición de una onda T negativa o plana, sin que necesariamente traduzcan la presencia de una cardiopatía isquémica (**Tabla 6-4**).

Las ondas T más negativas suelen verse en algunos casos de miocardiopatía hipertrófica y en algunos ictus o en el shock de origen metabólico con QT largo.

La pericarditis crónica es la entidad más importante, desde el punto de vista clínico, para el diagnóstico diferencial, porque esta patología también presenta dolor precordial durante la fase aguda e incluso puede acompañarse de una leve elevación enzimática. La onda T negativa de la pericarditis crónica afecta habitualmente a un mayor número de derivaciones, no tiene patrón especular en el plano frontal y es menos negativa que en los casos de cardiopatía isquémica. No obstante, especialmente cuando existe miocarditis asociada, el patrón puede ser incluso más llamativo que en la cardiopatía isquémica. De hecho, en la pericarditis crónica muy a menudo existe cierto grado de afectación epicárdica. En este caso el patrón de onda T plana/negativa es debido a una clara afectación subepicárdica.

También es importante saber que puede aparecer transitoriamente una onda T plana o ligeramente negativa tras la ingesta de alcohol, la administración de algunos fármacos, la hiperventilación, etc.

Tabla 6-3. Causas de onda T más alta de lo normal (excluyendo la cardiopatía isquémica)

Variantes de la normalidad (vagotonía, deportistas, etc.)

Pericarditis aguda (habitualmente con ligero ascenso del ST)

Alcoholismo

Hiperpotasemia

Hipertrofia ventricular izquierda de corta evolución (especialmente en casos de sobrecarga diastólica, como la insuficiencia aórtica)

Accidente vascular cerebral

En V1-V2 como patrón especular de isquemia lateral o isquemia secundarias a hipertrofia ventricular izquierda

Bloqueo AV congénito

Síndrome del QT corto

AV: auriculoventricular.

Tabla 6-4. Causas de onda T negativa o aplanada (excluyendo la cardiopatía isquémica)

Variantes de la normalidad: niños, raza negra, hiperventilación o en mujeres (típicamente en derivaciones precordiales derechas)

Pericarditis: la onda T negativa suele verse en muchas derivaciones (muy extensa), pero la negatividad de la onda T generalmente no es muy marcada (poco intensa)

Cor pulmonale y tromboembolismo pulmonar

Miocarditis (miopericarditis) y miocardiopatías

Alcoholismo, tanto en la ingesta aguda (cambio transitorio) como en la crónica

Accidente vascular cerebral

Mixedema

Deportistas: con o sin elevación del segmento ST. Si se detecta, hay que descartar la miocardiopatía hipertrófica, especialmente la de tipo apical

Administración de ciertos fármacos: prenilamina y amiodarona (onda T aplanada)

Hipopotasemia: la onda T puede estar aplanada pero suele ser más evidente el descenso del segmento ST

Postaquicardia

Alteraciones secundarias a hipertrofia ventricular izquierda o bloqueo de rama izquierda

Bloqueo de rama izquierda intermitente y otras situaciones con activación anómala intermitente (marcapasos, síndrome de Wolff-Parkinson-White)

Diagnóstico de las alteraciones del segmento ST secundarias a isquemia en pacientes con crecimiento del ventrículo izquierdo o bloqueo de rama

En casos de hipertrofia del ventrículo izquierdo con imagen de sobrecarga y/o complejo QRS ancho, el diagnóstico electrocardiográfico de lesión a menudo resulta más complicado, especialmente en presencia de bloqueo de rama izquierda o estimulación por marcapasos.

Sin embargo, especialmente en los síndromes coronarios agudos debidos a la oclusión total proximal de una arteria coronaria epicárdica, pueden verse bien las elevaciones del segmento ST en presencia de un bloqueo de rama derecha. Asimismo, en ocasiones, la presencia de un bloqueo de rama izquierda completo o de marcapasos a menudo permite visualizar muy bien la elevación del segmento ST.

Ocasionalmente, la presencia de un bloqueo de rama derecha o izquierda intermitente permite la visualización de la alteración subyacente de la repolarización, como una alteración del segmento ST o una onda T negativa. Ello pone en evidencia que, en presencia de bloqueo de rama, un patrón un poco distinto de la repolarización, con una onda T generalmente más simétrica y profunda, va muy a favor de un origen mixto del trastorno de la repolarización.

En casos de hipertrofia del ventrículo izquierdo con patrón de sobrecarga, a menudo también puede verse algún tipo de patrón mixto. El diagnóstico, sin embargo, puede hacerse especialmente en caso de que aparezcan cambios secuenciales (aumento del descenso del segmento ST ya presente, en presencia de dolor precordial).

PATRONES DE ALTO RIESGO

En general, el descenso del ST se corresponde con un patrón de SCASEST. Esto sucede en pacientes que habitualmente tienen cardiopatía isquémica previa con una oclusión no total de una arteria coronaria.

A menudo existe una placa ulcerada, e incluso rota, con signos angiográficos de trombo que aumentan la oclusión sin llegar a la oclusión total de la arteria. En estos casos, existe una alteración importante del flujo subendocárdico debido a la reducción brusca, pero no total, del mismo, y por lo tanto no existe una afectación transmural.

A continuación, se analizan los patrones electrocardiográficos sugerentes de alteraciones de alto riesgo. Su reconocimiento resulta de gran trascendencia práctica, ya que su detección obliga a tomar una actitud terapéutica invasiva precoz (coronariografía y revascularización urgente), ante la gran área de miocardio amenazada y el elevado riesgo de infarto de miocardio extenso y muerte.

Síndrome de Wellens

Algunos casos de SCASEST con depresión del ST en V1-V4 pueden presentar una oclusión total de la descendente anterior, pero debido a la presencia de colaterales no tienen afectación transmural y, por lo tanto, no presentan una elevación del ST. En estos casos, aunque la arteria está totalmente ocluida, se observan signos electrocardiográficos de SCASEST.

La descendente anterior es la principal rama de la coronaria izquierda y de la que mayor extensión de miocardio depende, por lo que su afectación proximal supone un riesgo importante. El patrón típico de afectación de la arteria descendente anterior proximal se conoce como **síndrome de Wellens** (**Tabla 6-5**). Este patrón electrocardiográfico es altamente específico de un infarto de miocardio de la pared anterior inminente, pues hasta el 75 % de estos pacientes desarrollan un infarto extenso de la pared anterior si no es tratado precozmente. El síndrome de Wellens también se denomina *síndrome de la arteria descendente anterior*.

El síndrome de Wellens tiene dos patrones electrocardiográficos:

- El **tipo A**, que muestra una onda T bifásica en las derivaciones precordiales V2 y V3.
- El **tipo B,** que se caracteriza por ondas T profundas y simétricas en las derivaciones V1 a V4.

Tabla 6-5. Patrón de afectación de la coronaria descendente anterior

Progresiva inversión de las ondas T en las derivaciones precordiales, especialmente en V2-V3 (ondas T negativas, simétricas, profundas [tipo B] o bien con un modo inicial positivo que se hace negativo, con un descenso angulado, rápido y profundo [tipo A])

Ausencia de elevación significativa del segmento ST con progresión normal de la onda R en derivaciones precordiales. Segmento ST isoeléctrico o ligeramente elevado (≤ 1 mm)

Alteraciones que aparecen en el ECG basal fuera de la crisis de angina

Durante el dolor, las ondas T negativas en las derivaciones de cara anterior se positivizan («seudonormalización»)

ECG: electrocardiograma.

También es frecuente encontrar ausencia de elevación del segmento ST, conservación de la progresión de la onda R precordial y ausencia de onda Q precordial.

Por otro lado, los pacientes que presentan este síndrome suelen tener unas características clínicas concretas. Suelen tener antecedentes de angina de pecho previa, aunque, al presentarse en el servicio de urgencias, no suelen tener dolor. Sin embargo, las anomalías de la onda T en el ECG generalmente persisten. Además, la mayoría de estos pacientes suelen tener biomarcadores cardíacos negativos o escasamente aumentados.

Como puede apreciarse por estos criterios, el ECG puede ser casi normal al ingreso y se produce, como ya se ha comentado, una progresiva inversión de la onda T (lo que a veces se llama **T posreperfusión**) cuando el dolor ya ha desaparecido (**Fig. 6-4**).

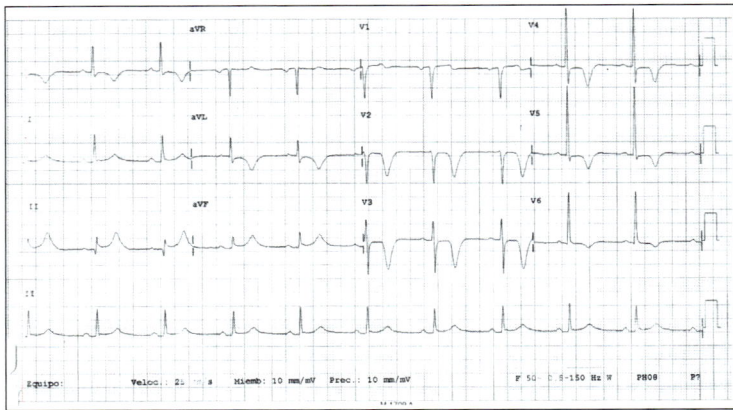

Figura 6-4. ECG que muestra ritmo sinusal, onda T negativa simétrica de alto voltaje en I, aVL, V2 a V6 y ST supradesnivelado ligeramente en III y aVF en un paciente con un episodio de dolor torácico típico de angina sucedido dos días antes.

En estos pacientes no se recomienda la prueba de esfuerzo, debido a la posibilidad de progresión hacia una oclusión completa.

En pacientes hemodinámicamente estables, es posible confirmar el diagnóstico mediante una TAC no invasiva de las arterias coronarias, antes de proceder al tratamiento definitivo mediante una angiografía coronaria invasiva.

La visualización de las arterias coronarias con una TAC coronaria o con una intervención coronaria es esencial para descartar las condiciones que causan el **seudosíndrome de Wellens**, como el tromboembolismo pulmonar, la angina vasoespástica, la intoxicación con cannabis y fenciclidina o el consumo de *crack*.

Patrón de «De Winter»

Otro de los hallazgos electrocardiográficos que podemos ver en el contexto de un síndrome coronario agudo sin elevación del ST y que debe llamar la atención es el conocido como **patrón de De Winter.**

Este patrón se caracteriza por un descenso del ST a nivel del punto J de pendiente ascendente, seguido por ondas T positivas, simétricas y picudas en las precordiales, ausencia de crecimiento de R en precordiales y QRS ni muy anchos ni muy estrechos. También se puede apreciar una ligera elevación de ST en aVR.

Este patrón, en realidad, es el de síndrome coronario agudo con elevación del ST, ya que traduce un infarto muy extenso por oclusión de la arteria coronaria descendente anterior muy proximal y, por tanto, es de muy mal pronóstico.

De hecho, hay estudios que indican que este patrón se asocia a mal pronóstico incluso cuando se revasculariza correctamente, por lo que al descubrirlo hay que prepararse para infartos de miocardio con evolución tórpida.

No es muy frecuente. Se estima que un 2 % de los infartos anteriores lo presentan, pero es esencial conocerlo porque al no elevar el segmento ST puede pasar desapercibido o por lo menos retrasar la revascularización coronaria.

El patrón de «De Winter» es uno más de los patrones de confusión en el SCA-CEST en evolución, por ello es fundamental conocerlo y sospecharlo ya que el retraso diagnóstico conlleva infartos extensos.

Patrón de afectación del tronco común

Otro patrón electrocardiográfico de elevado riesgo que hay que conocer es aquel que refleja la presencia de una lesión crítica en el tronco común de la arteria coronaria izquierda y/ o la existencia de enfermedad de los tres vasos coronarios.

La oclusión total o subtotal del tronco coronario izquierdo es uno de los síndromes coronarios agudos más graves, pues produce la interrupción del flujo en la arteria descendente anterior y en la arteria circunfleja, lo que da lugar a isquemia en una zona extensa del corazón. Sin tratamiento revascularizador urgente, generalmente es mortal. Normalmente conlleva inestabilidad hemodinámica, insuficiencia cardíaca y arritmias ventriculares.

La sospecha en el ECG de enfermedad del tronco coronario es motivo para la realización de una coronariografía urgente. Se pone de manifiesto por la aparición de alteraciones difusas del segmento ST y afecta a diversos territorios. En el ECG se observa como un descenso del segmento ST mayor de 1 mm en ocho o más derivaciones, con elevación del segmento ST en la derivación aVR y, a veces, en V1.

Los criterios electrocardiográficos sugerentes de afectación del tronco común o enfermedad de los tres vasos se resumen en la **tabla 6-6**.

En pacientes con enfermedad multivaso (pacientes ancianos con varios factores de riesgo) se puede observar un ECG similar. En la **figura 6-5** se aprecia un ejemplo característico de esta afectación del tronco o enfermedad multivaso.

Tabla 6-6. Patrón de afectación de la enfermedad de tronco o de grandes vasos

Elevación del segmento ST en aVR en situación basal (sin dolor), el ECG puede ser normal

Depresión del segmento ST en 8 o más derivaciones

Cambios aparecidos durante el dolor anginoso

En situación basal (sin dolor), el ECG puede ser normal

ECG: electrocardiograma.

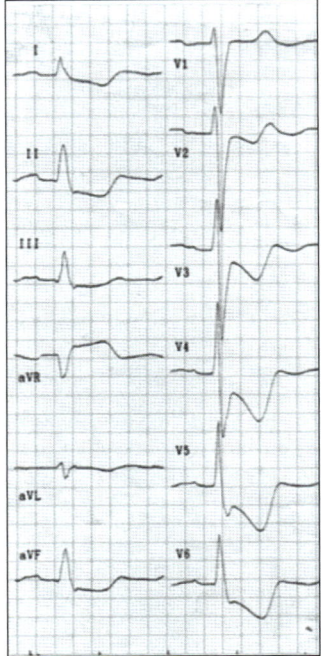

Figura 6-5. ECG de 12 derivaciones que muestra un descenso generalizado del segmento ST de morfología descendente en casi todas las derivaciones, excepto en aVR, donde presenta elevación con inversión máxima de la onda T de V5 y V6, lo que sugiere una posible lesión del tronco de la coronaria izquierda como lesión coronaria causante.

PUNTOS CLAVE

- EL SCASEST suele ser consecuencia de una reducción brusca del flujo en una arteria coronaria que da lugar a una isquemia miocárdica no transmural.
- En los pacientes con angina inestable, existe una clara relación entre las alteraciones en el ECG y el riesgo de complicaciones hospitalarias.
- Existen diferentes escalas de estratificación de riesgo del síndrome coronario agudo sin elevación del ST que utilizan las alteraciones electrocardiográficas como parte de sus marcadores de riesgo.
- Se considera el diagnóstico de SCASEST cuando no se cumplen los criterios de SCACEST, ya descritos en el capítulo anterior de esta sección.
- En el caso de cursar con descenso del segmento ST y con el objeto de ayudar en el diagnóstico diferencial con otras causas del mismo, clásicamente se ha descrito dicho descenso como horizontal o descendente.
- En el síndrome coronario agudo sin elevación del ST no existe un patrón evolutivo y determinado de cambios en el ECG como en el síndrome coronario agudo con elevación del ST.
- Un ECG completamente normal en pacientes con dolor torácico no excluye un síndrome coronario agudo.
- Aparte de en la cardiopatía isquémica, se pueden presentar alteraciones de la onda T en una larga lista de situaciones.
- El patrón típico de afectación de la arteria descendente anterior proximal se conoce como *síndrome de Wellens*.

BIBLIOGRAFÍA

de Zwaan C, Bär FW, Wellens HJ. Characteristic electrocardiographic pattern indicating a critical stenosis high in left anterior descending coronary artery in patients admitted because of impending myocardial infarction. Am Heart J. 1982;103 (4 Pt 2):730-6.

Ibanez B, James S, Agewall S, et al. 2017 ESC Guidelines for the management of acute myocardial infarction in patients presenting with ST-segment elevation: The Task Force for the management of acute myocardial infarction in patients presenting with ST-segment elevation of the European Society of Cardiology (ESC). Eur Heart J. 2018;39(2):119-77.

O'Gara PT, Kushner FG, Ascheim DD, et al. 2013 ACCF/AHA Guideline for the management of ST-elevation myocardial infarction: A report of the American College of Cardiology Foundation/American Heart Association Task Force on Practice Guidelines. Circulation. 2013;127(4):e362-e425.

Ramires TG, Sant'Anna J, Pais J, et al. Wellens' syndrome: a pattern to remember. BMJ Case Reports. 2018:2018:bcr2018224582.

Wagner GS, Macfarlane P, Wellens H, et al. AHA/ACCF/HRS recommendations for the standardization and interpretation of the electrocardiogram: part VI: acute ischemia/infarction. J Am Coll Cardiol. 2009;53(11):1003-11.

Pericarditis y derrame pericárdico

7

DEFINICIÓN DE PERICARDITIS Y DERRAME PERICÁRDICO

El pericardio puede resultar afectado por agentes etiopatogénicos múltiples y heterogéneos que van desde infecciones por virus, bacterias u otros microorganismos hasta la invasión por neoplasias, pasando por inflamaciones inespecíficas y la afección pericárdica secundaria a enfermedades cardíacas o sistémicas. En realidad, la gran mayoría de enfermedades del pericardio están causadas por un número limitado de procesos relativamente comunes y, en general, de fácil identificación.

La repercusión de estas diferentes etiologías se puede englobar en tres grupos fundamentales de manifestaciones clínicas:

- **Pericarditis.** Debida a la inflamación del pericardio y que se manifiesta en forma de dolor pericardítico y fiebre.
- **Derrame pericárdico.** Debido a la exudación de líquido por parte del pericardio, pudiendo llegar a manifestarse como taponamiento cardíaco.
- **Pericarditis constrictiva.** Síntomas debidos al engrosamiento, la retracción y la calcificación del pericardio, que se manifiestan principalmente como insuficiencia cardíaca derecha, es decir, con congestión periférica.

La pericarditis aguda es un síndrome clínico que se manifiesta con dolor torácico, roce pericárdico y cambios evolutivos de la repolarización en el electrocardiograma (ECG).

El diagnóstico de pericarditis exige, por lo menos, dos de sus cuatro criterios diagnósticos. Estos son los siguientes:

- **Dolor torácico pericardítico:** dolor en la región retroesternal o precordial izquierda, irradiado a cuello y trapecios, que empeora con la inspiración profunda y en decúbito supino, y mejora al inclinarse hacia delante.
- **Roce pericárdico:** ruido áspero, que se ausculta con la membrana del fonendoscopio en el borde esternal izquierdo, con el paciente hacia delante y en espiración profunda.
- **Derrame pericárdico:** de nueva aparición o por empeoramiento de un derrame previo.
- **Alteraciones electrocardiográficas compatibles:** elevación cóncava del segmento ST difusa o descenso del segmento PR.

Por otro lado, y aunque no forman parte de los criterios diagnósticos, apoyan el diagnóstico de pericarditis aguda:

- Elevación de algunos marcadores inflamatorios: proteína C reactiva, velocidad de sedimentación globular y recuento de leucocitos.
- Evidencia de inflamación pericárdica por pruebas de imagen: resonancia magnética o tomografía computarizada.

A todo paciente con sospecha de enfermedad del pericardio se le debe realizar una ecocardiografía transtorácica (indicación I-C) y una analítica con marcadores inflamatorios y enzimas de daño miocárdico (indicación I-C).

La elevación de enzimas cardíacas junto con manifestaciones clínicas características de pericarditis debe hacer sospechar una **miopericarditis**. En caso de movilización marcada de las enzimas cardíacas deben evitarse los antiinflamatorios y, en función de los factores de riesgo cardiovascular, se debe descartar la presencia de cardiopatía isquémica.

Aunque se han descrito numerosas causas de pericarditis aguda, en nuestro medio, la etiología más frecuente es la idiopática o viral, especialmente en pacientes ambulatorios, en los que esta etiología representa más del 90 % de los casos (**Tabla 7-1**).

Tabla 7-1. Etiología de la pericarditis aguda

Pericarditis aguda idiopática

Pericarditis infecciosa: vírica (virus Coxsackie, influenza, ECHO), tuberculosis, infecciones bacterianas

Pericarditis postinfarto de miocardio

Síndrome pospericardiotomía

Traumatismo torácico (penetrante o no penetrante)

Uremia

Neoplasias primarias o metastásicas

Irradiación

Enfermedades del colágeno (artritis reumatoide, lupus, esclerodermia)

La manifestación clínica fundamental de la pericarditis aguda es el dolor torácico. El dolor suele instaurarse de una forma relativamente rápida, aunque no tan brusca como el dolor del infarto agudo de miocardio. Su duración es prolongada (en general, de varios días), se localiza en la región precordial o retroesternal y se puede irradiar al cuello, la espalda, el hombro y el brazo izquierdo; es muy característica su irradiación a la región supraclavicular y a la zona de los trapecios.

El dolor suele aumentar de intensidad con la inspiración, los movimientos torácicos, el decúbito y la tos, y suele mejorar en sedestación con el tronco inclinado hacia delante. Aunque el dolor torácico propio de la pericarditis es bastante característico, no permite, por sí solo, establecer el diagnóstico. Puede haber también fiebre, tos y astenia. El signo más característico de la pericarditis aguda es el roce pericárdico, el cual se ausculta en un 60-85 % de los casos, aproximadamente. Su presencia permite establecer con cierta seguridad el diagnóstico de pericarditis aguda, pero su ausencia no lo descarta.

DIAGNÓSTICO ELECTROCARDIOGRÁFICO

Ante la sospecha de pericarditis aguda es obligatorio realizar un ECG. Aunque no siempre están presentes (80 % de los casos), las alteraciones del ECG son de gran ayuda en el diagnóstico de la pericarditis aguda y se pueden observar a las pocas horas del inicio de los síntomas.

Es aún más importante realizar ECG seriados en pacientes con pericarditis aguda, pues las alteraciones del ECG suelen cursar en cuatro estadios.

Fases de la pericarditis aguda en el electrocardiograma

Se pueden considerar cuatro fases o estadios (**Tabla 7-2**).

Fase 1

Los cambios se observan a las pocas horas de inicio de los síntomas. En el ECG se observa una elevación cóncava del segmento ST en casi todas las derivaciones (excepto V1 y aVR), sin descenso especular.

Tabla 7-2. Fases electrocardiográficas de la pericarditis aguda	
Fase 1	Elevación difusa del segmento ST con concavidad superior, descenso del segmento PR y ondas T positivas
Fase 2	Normalización del segmento ST, aplanamiento de la onda T
Fase 3	Negativización de la onda T
Fase 4	Normalización del ECG

ECG: electrocardiograma.

También puede aparecer un descenso del segmento PR generalizado. Este signo electrocardiográfico, aunque es menos sensible, es más específico de pericarditis aguda.

En esta fase, la onda T se mantiene positiva en casi todas las derivaciones.

Estos cambios suelen durar horas o unos pocos días (**Fig. 7-1**).

Fase 2

Los cambios en el ECG en esta fase ocurren varios días después del comienzo de los síntomas de la pericarditis.

Se caracteriza por la normalización de las alteraciones del segmento ST y un aplanamiento generalizado de la onda T.

Fase 3

En el ECG se produce una inversión de la onda T en la mayoría de las derivaciones, sin aparición de ondas Q.

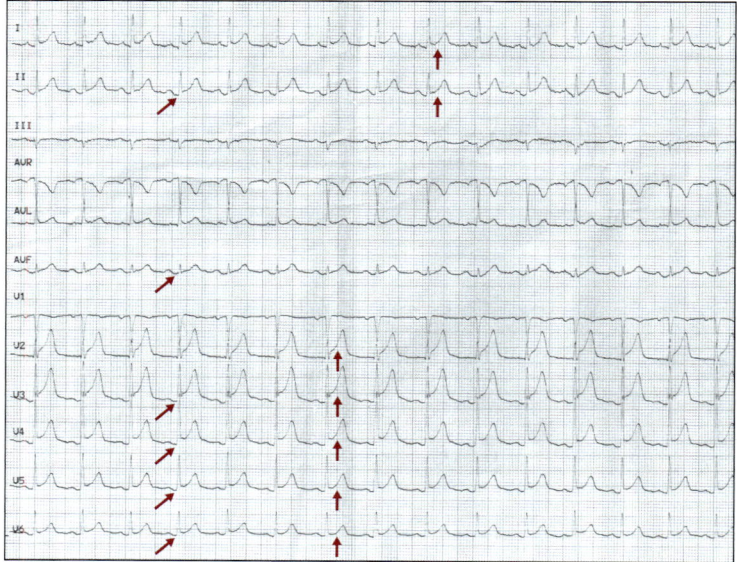

Figura 7-1. Registro electrocardiográfico de 12 derivaciones de un paciente con pericarditis aguda, que muestra una elevación difusa del segmento ST de morfología cóncava hacia arriba «en guirnalda» (flechas verticales) y un descenso del segmento PR (flechas oblicuas).

Fase 4

En esta fase se produce la normalización de las ondas T y el ECG retorna al patrón normal. Suele ocurrir semanas o meses más tarde, aunque en determinados pacientes persisten las ondas T negativas (**Fig. 7-2**).

> • Una o varias de estas etapas electrocardiográficas pueden estar ausentes. De hecho, las cuatro etapas evolutivas solo están presentes en el 50 % de los pacientes.
> • Los cambios de la fase 1 se pueden prestar a confusión con el infarto agudo de miocardio y con la variante normal de la repolarización conocida como *repolarización precoz*.

Diferencias electrocardiográficas entre la pericarditis aguda y el infarto de miocardio

En ocasiones puede ser difícil diferenciar los cambios en el ECG de la pericarditis aguda de los del infarto de miocardio.

Algunas pistas útiles para diferenciar la pericarditis aguda del infarto agudo de miocardio con elevación del segmento ST son la forma del segmento ST, el descenso especular del segmento ST, las alteraciones del segmento PR, las ondas Q patológicas, el voltaje de la onda R, la concordancia de la onda T con el segmento ST y la prolongación del QRS.

Segmento ST

En la pericarditis aguda la elevación del segmento ST es difusa; en cambio, en el infarto la elevación del segmento ST está localizada según la arteria coronaria afectada.

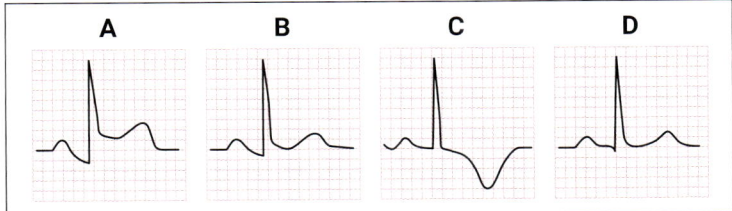

Figura 7-2. Fases clásicas de las alteraciones electrocardiográficas de la pericarditis aguda. **A)** Estadio I: descenso de PR y ascenso cóncavo del segmento ST. **B)** Estadio II: descenso del segmento ST hasta la línea isoeléctrica. **C)** Estadio III: inversión de la onda T. **D)** Estadio IV: normalización del ECG.

El descenso especular del segmento ST está ausente en la pericarditis aguda (excepto en V1 y aVR), mientras que suele estar presente en el infarto agudo de miocardio.

La elevación del segmento ST en la pericarditis aguda es cóncava, mientras que en el infarto agudo de miocardio es convexa.

Descenso del segmento PR

Un descenso generalizado del segmento PR, afectando a casi todas las derivaciones (excepto V1 y aVR), es un hallazgo casi diagnóstico de pericarditis aguda, pero no está presente en el infarto agudo de miocardio.

Ondas Q patológicas

Las ondas Q patológicas están ausentes en la pericarditis, mientras que sí aparecen en el infarto de miocardio.

Voltaje de la onda R

La progresión a bajos voltajes de la onda R puede ser un hallazgo en el infarto agudo de miocardio, pero no es una característica que se vea en la pericarditis aguda.

Concordancia de las ondas T con el segmento ST

En la pericarditis aguda, la onda T es siempre concordante con el segmento ST. En cambio, la discordancia entre ondas T y el segmento ST es característica del infarto agudo de miocardio.

Prolongación del QRS

Un hecho diferencial de los ECG de los pacientes con infarto agudo de miocardio es que presentan una prolongación del QRS y un acortamiento del QT en aquellas derivaciones en las que hay elevación del ST, hecho que no ocurre en las pericarditis.

Diferencias electrocardiográficas entre la pericarditis aguda y el patrón de repolarización precoz

El patrón de repolarización precoz es un hallazgo frecuente en hombres jóvenes y puede ser difícil diferenciarlo de la pericarditis aguda.

La repolarización precoz se caracteriza por una elevación del punto J (1-2 mm en derivaciones frontales y hasta 3-4 mm en precordiales), generalmente cóncavo y asociado a muescas en la rama descendente del QRS (denominadas *slurs*), seguido de onda T positiva. Es más evidente en precordiales derechas o intermedias y es más prevalente en presencia de frecuencias cardíacas lentas, varones, jóvenes y en la raza negra (**Fig. 7-3**).

Aunque considerada en general una alteración benigna del ECG, algunos autores han relacionado determinados patrones de repolarización precoz con una mayor mortalidad por arritmias ventriculares, aunque estos datos no han sido contrastados.

Algunas pistas útiles para diferenciar la pericarditis aguda de la repolarización precoz son las alteraciones del segmento PR, el empastamiento final del QRS, la evolución de los cambios en el ECG y la relación ST/onda T.

Descenso del segmento PR

El descenso del segmento PR no está presente en la repolarización precoz.

Empastamiento final del QRS

El patrón de repolarización precoz se caracteriza por la presencia de un empastamiento o de una pequeña onda (onda J) al final del QRS. En ausencia de este hallazgo el diagnóstico de repolarización precoz es dudoso.

Relación segmento ST/onda T

En la pericarditis aguda la onda T tiene una amplitud normal, mientras que en la repolarización precoz es frecuentemente picuda. Una relación ST/onda T < 0,25, especialmente en la derivación V6, indica repolarización precoz.

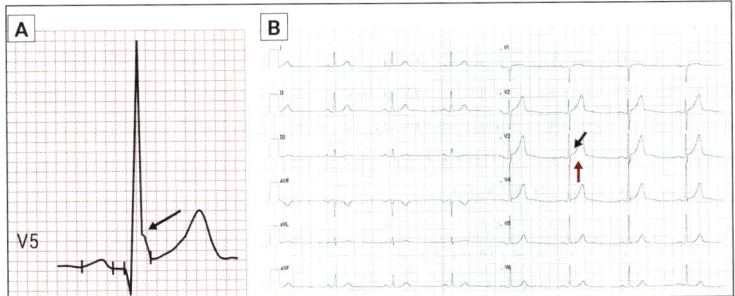

Figura 7-3. Registro electrocardiográfico. **A)** Derivación V5 de un paciente con una repolarización precoz; apréciense el punto J (flecha negra), el *slur* (zona curvada descendente) y el ascenso del segmento ST. **B)** 12 derivaciones en un paciente con repolarización precoz; en las precordiales V2, V3 y V4, apréciese el punto J (flecha negra) y el ascenso del segmento ST (flecha granate).

En la **tabla 7-3** se aprecian las diferencias electrocardiográficas entre una pericarditis, un síndrome coronario agudo con elevación del ST y una repolarización precoz.

Otro dato que debe llamar la atención en el ECG es que, cuando hay un **derrame pericárdico** importante, puede haber una disminución del voltaje del complejo QRS (definido como una amplitud inferior a 0,5 mV en derivaciones frontales) o cambios cíclicos de la amplitud del QRS (fenómeno llamado *alternancia eléctrica*), hallazgos que son más frecuentes en pacientes con taponamiento o derrames pericárdicos muy importantes.

La alternancia eléctrica puede ser ventricular (altura del QRS) o total. Se postula que es debida al bamboleo cardíaco en el saco pericárdico en derrames graves, por el impulso de torsión tras la eyección ventricular.

En ocasiones, también es posible encontrar alternancia eléctrica en algunos casos de taquicardia supraventricular, *flutter* auricular o taquicardia ventricular en ausencia de problemas pericárdicos, pero la presencia de alternancia eléctrica en ritmo sinusal se asocia a derrame pericárdico.

Otros signos como el descenso del segmento PR o la elevación difusa del segmento ST orientan a su etiología, pues aparecen generalmente en los casos de derrame inflamatorio. Estos signos pueden presentarse asociados. Así pues, si en un paciente con clínica y ECG compatibles con pericarditis aguda viral o idiopática se observan además voltajes bajos del QRS en el ECG, hay que descartar un derrame pericárdico grave asociado (**Fig. 7-4**).

Tabla 7-3. Cambios electrocardiográficos en la pericarditis aguda, el infarto agudo de miocardio y la repolarización precoz

ECG	Pericarditis aguda	SCACEST	Repolarización precoz
Segmento ST	Cóncavo hacia arriba	Convexo hacia arriba	Cóncavo hacia arriba
Onda Q	Ausente	Presente	Ausente
Cambios recíprocos ST	Ausentes	Presentes	Ausentes
Localización de la elevación ST	Derivaciones de miembros y precordiales	Zona arterial afectada	Precordiales
Pérdida de la onda R	Ausente	Presente	Ausente
Depresión del segmento PR	Presente	Ausente	Ausente
Inversión de la onda T	Inversión de la onda T posterior a la normalización del segmento ST	Inversión de la onda T previa a la normalización del segmento ST	Ausente

ECG: electrocardiiograma; SCACEST: síndrome coronario agudo con elevación del ST.

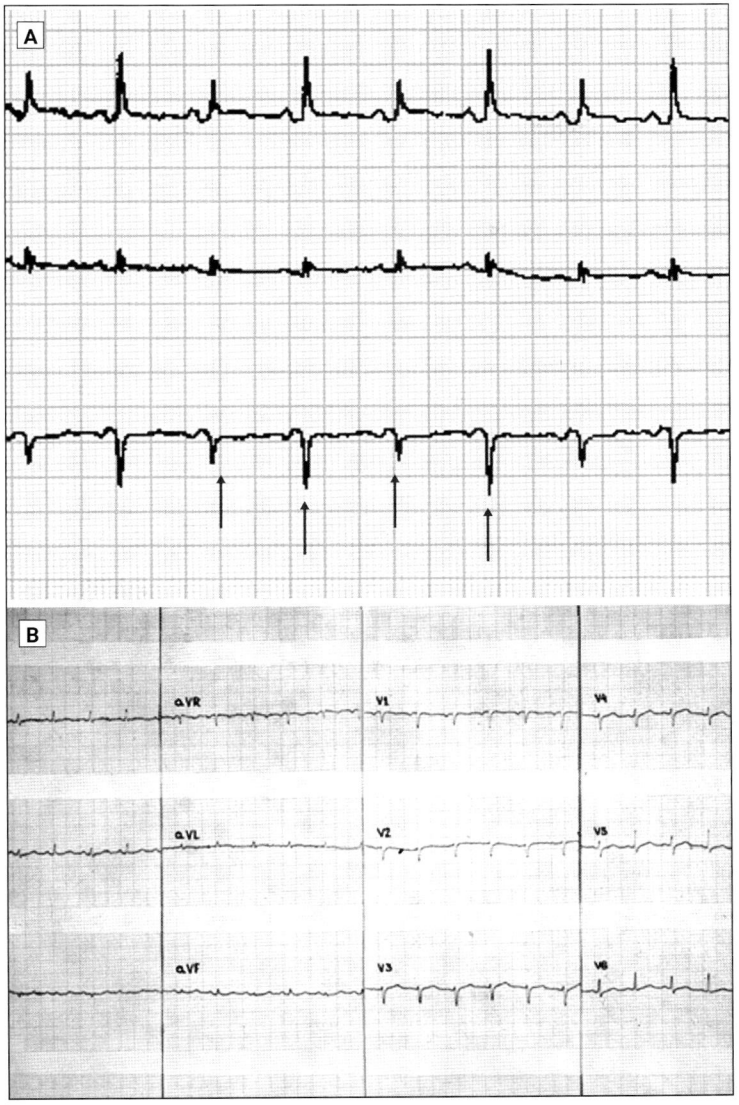

Figura 7-4. Registro electrocardiográfico. **A)** Paciente con un derrame pericárdico grave. Se aprecian la alternancia eléctrica (flechas) y el bajo voltaje de los complejos QRS. **B)** 12 derivaciones de un paciente con derrame pericárdico grave, con alternancia eléctrica y bajo voltaje.

FACTORES PREDICTIVOS DE MAL PRONÓSTICO

Los pacientes sin factores de alto riesgo o de etiología específica pueden ser manejados de forma ambulatoria, con tratamiento empírico con antiinflamatorios y seguimiento en una semana.

En cambio, los pacientes que presenten al menos un factor predictivo de mal pronóstico requieren ingreso hospitalario. Estos factores predictivos se dividen en mayores (basados en análisis multivariables) y menores (basados en la opinión del experto).

Los factores mayores de mal pronóstico son:

- Fiebre > 38 °C.
- Inicio subagudo.
- Derrame pericárdico importante (> 20 mm en el ECG).
- Taponamiento cardíaco.
- Ausencia de respuesta al tratamiento con ácido acetilsalicílico (AAS) o antiinflamatorios no esteroideos (AINE) tras 7-10 semanas.

Los factores menores de mal pronóstico con:

- Miopericarditis.
- Inmunosupresión.
- Traumatismo.
- Tratamiento con anticoagulantes orales.

COMPLICACIONES DE LA PERICARDITIS AGUDA

En la pericarditis aguda pueden ocurrir algunas complicaciones: la pericarditis recurrente, el taponamiento cardíaco o la pericarditis constrictiva.

Pericarditis recurrente

La pericarditis recurrente se diagnostica si tras un primer episodio de pericarditis aguda documentado y un intervalo libre de síntomas de 4-6 semanas o más se evidencia una posterior recurrencia de pericarditis.

El diagnóstico de recurrencia se establece con los mismos criterios usados para la pericarditis aguda.

La tasa de recurrencias tras un episodio inicial de pericarditis varía del 15 % al 30 % y puede aumentar hasta el 50 % después de una primera recurrencia en pacientes no tratados con colchicina.

Taponamiento cardíaco

El taponamiento cardíaco se debe a la compresión del corazón causada por la acumulación pericárdica de líquido y pone en peligro la vida del paciente.

Los signos clínicos de un paciente con taponamiento cardíaco son: taquicardia, hipotensión, pulso paradójico, aumento de la presión venosa yugular, ruidos cardíacos atenuados, reducción del voltaje electrocardiográfico con alternancia eléctrica y aumento de la silueta cardíaca en la radiografía de tórax.

La magnitud del trastorno clínico y hemodinámico depende de la velocidad de acumulación, de la cantidad de contenido pericárdico, de la distensibilidad del pericardio, de las presiones de llenado y de la distensibilidad de las cámaras cardíacas.

En pacientes con taponamiento cardíaco, el ECG puede mostrar signos de pericarditis, con voltajes de los complejos QRS especialmente bajos y alternancia eléctrica.

Pericarditis constrictiva

La pericarditis constrictiva puede ocurrir raramente después de una pericarditis recurrente. Se caracteriza por una alteración del llenado diastólico ventricular debido a una restricción pericárdica.

El cuadro clínico típico se caracteriza por signos y síntomas de insuficiencia cardíaca derecha, con función ventricular derecha e izquierda preservadas, en ausencia de enfermedad miocárdica previa o concomitante o formas avanzadas.

TRATAMIENTO

Cualquier presentación clínica que pueda indicar una etiología subyacente o con al menos un factor predictivo de mal pronóstico requiere hospitalización y búsqueda etiológica.

Por otra parte, se puede manejar ambulatoriamente a los pacientes sin estas características con tratamiento antiinflamatorio empírico y seguimiento a corto plazo tras una semana, para comprobar la respuesta al tratamiento.

Para los pacientes en los que se ha identificado una causa distinta a infección viral, está indicado el adecuado tratamiento específico del trastorno subyacente.

Se debe considerar la restricción del ejercicio físico a los no deportistas con pericarditis aguda hasta que se resuelvan los síntomas y se normalicen la proteína C-reactiva (PCR), el ECG y el ecocardiograma.

En deportistas, se recomienda restricción del ejercicio físico hasta que hayan pasado por lo menos 3 meses desde la resolución de los síntomas y la normalización de la PCR, el ECG y el ecocardiograma.

Se recomienda AAS o AINE como tratamiento de primera línea en la pericarditis aguda junto con protectores gástricos.

La colchicina está recomendada a dosis bajas, ajustadas al peso, para mejorar la respuesta al tratamiento médico y prevenir recurrencias. No es necesario retirar progresivamente la colchicina, pero se puede hacer para prevenir la persistencia de los síntomas y las recurrencias.

Se deben considerar los corticoides a dosis bajas para el tratamiento de la pericarditis aguda en los casos de contraindicación o fracaso del AAS o de los AINE y la colchicina, siempre que se haya excluido una causa infecciosa o exista una indicación específica, como una enfermedad autoinmunitaria. Los corticoides no están recomendados como tratamiento de primera línea en la pericarditis aguda.

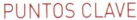

PUNTOS CLAVE

- La pericarditis aguda es un síndrome clínico que se manifiesta por dolor torácico, roce pericárdico y cambios evolutivos de la repolarización en el ECG. Ante la sospecha de pericarditis aguda es obligatorio realizar un ECG, aunque no siempre están presentes las alteraciones características.
- Es importante realizar ECG seriados en pacientes con pericarditis aguda, pues las alteraciones del ECG suelen cursar en cuatro fases, aunque las cuatro están presentes en la mitad de los casos.
- Los cambios de la fase 1 se pueden prestar a confusión con el infarto agudo de miocardio y con la variante normal de la repolarización conocida como *repolarización precoz*.
- El patrón de repolarización precoz es un hallazgo frecuente en hombres jóvenes y puede ser difícil diferenciarlo de la pericarditis aguda.
- Cuando hay un derrame pericárdico importante, puede haber una disminución del voltaje del complejo QRS (definido como una amplitud inferior a 0,5 mV en derivaciones frontales) o cambios cíclicos de la amplitud del QRS (fenómeno llamado *alternancia eléctrica*).

BIBLIOGRAFÍA

Adler Y, Charron P, Imazio M, et al. Guía ESC 2015 sobre el diagnóstico y tratamiento de las enfermedades del pericardio. Rev Esp Cardiol. 2015;68(12):1126.e1-1126.e46.

Ariyarajah V, Spodick DH. Acute pericarditis: diagnostic cues and common electrocardiographic manifestations. Cardiol Rev. 2007;15(1):24-30.

Khandaker MH, Espinosa RE, Nishimura RA, et al. Pericardial disease: diagnosis and management. Mayo Clin Proc. 2010;85(6):572-93.

LeWinter MM. Clinical practice. Acute Pericarditis. N Engl J Med. 2014;371(25):2410-6.

Shabetai R. El Pericardio. Barcelona: J&C Ediciones Médicas, S.L.; 2005.

Surawicz B, Knilans TK. Chou's electrocardiography in clinical practice. 6th ed. Philadelphia: Elservier; 2008.

Tromboembolismo pulmonar y otras causas de dolor torácico no coronario

8

 OBJETIVOS

- Realizar una correcta aproximación inicial al paciente con dolor torácico y tromboembolismo pulmonar.
- Identificar las alteraciones electrocardiográficas en pacientes con tromboembolismo pulmonar y otras causas menos frecuentes de dolor torácico no coronario.

DEFINICIÓN DE TROMBOEMBOLISMO PULMONAR

El **tromboembolismo pulmonar (TEP) agudo** es una obstrucción de una o más arterias pulmonares por trombos formados en territorio venoso que, al desprenderse, embolizan en el pulmón.

Los tipos de émbolos pueden ser:

- Sanguíneos: generalmente procedentes de la vena cava inferior.
- Grasos: como los que se producen en los traumatismos óseos.
- Sépticos: como en los casos de flebitis y endocarditis.
- Líquido amniótico: en las roturas del saco vitelino.
- Aéreos: en la colocación de catéteres venosos y roturas venosas.
- Neoplásicos: en los casos de tumores intracardíacos.

El embolismo pulmonar más frecuente es el producido por material sanguíneo, formado por trombos que se generan en cualquier lugar del territorio venoso y del propio corazón.

La epidemiología del TEP es difícil de valorar, dada su forma de presentación inespecífica y los frecuentes errores diagnósticos.

La tasa de incidencia anual de tromboembolia venosa se sitúa probablemente entre 20 y 70 casos/100.000 habitantes. Aproximadamente, una tercera parte de estos pacientes presentan TEP agudo y en el resto hay una trombosis venosa profunda aislada. Los datos clínicos y post mórtem obtenidos en la zona de Malmö (Suecia) –donde se realizan autopsias en la mayor parte de las muertes– indicaron que la incidencia del TEP fue de aproximadamente 20/10.000 habitantes/año. Aproximadamente un 10 % del total de pacientes con TEP fallecen en un plazo de 1-3 meses.

> ! El tromboembolismo venoso es consecuencia de la interacción entre facto-
> res de riesgo relacionados con el paciente y factores relacionados con el con-
> texto. Los factores predisponentes relacionados con el paciente suelen ser de
> carácter permanente, mientras que los relacionados con el contexto son de
> tipo transitorio.

Los factores predisponentes relacionados con el paciente son la edad, los antecedentes de tromboembolia venosa previa, el cáncer activo, la enfermedad neurológica con paresia de extremidades, los trastornos médicos que requieren reposo prolongado en cama (como la insuficiencia cardíaca o respiratoria), la trombofilia congénita o adquirida, la terapia hormonal sustitutiva y el empleo de anticonceptivos orales.

Los factores relacionados con el contexto y con el paciente se recogen en la **tabla 8-1**.

DIAGNÓSTICO DE TROMBOEMBOLISMO PULMONAR

El TEP es una urgencia médica relativamente frecuente, causada por la oclusión del lecho arterial pulmonar, ocasionada en la mayoría de los casos por una trombosis venosa profunda de miembros inferiores.

La alta efectividad del tratamiento inmediato convierte en vital el diagnóstico precoz, algo difícil, ya que su presentación clínica suele ser muy diversa, sin presentar un patrón clínico establecido.

Los principales síntomas del TEP son la disnea, generalmente súbita, y el dolor torácico de tipo pleurítico. También puede debutar con síncope aislado y, en casos más graves, con hipotensión arterial y shock.

> ! El electrocardiograma (ECG) no es una prueba sensible para el diagnóstico de
> tromboembolismo pulmonar. En algunos casos aparecen determinadas alte-
> raciones que aumentan la sospecha y ayudan al diagnóstico, pero, incluso en
> tromboembolismos masivos, no siempre están presentes.

Las principales alteraciones que se pueden encontrar en un ECG de un paciente con TEP son:

- Taquicardia sinusal u otras arritmias auriculares como *flutter* auricular o fibri-lación auricular.
- Signos de sobrecarga ventricular derecha: ondas T invertidas de V1 a V4 y patrón qR en V1.
- Patrón S1Q3 T3 (patrón de McGinn-White): onda S en I, onda Q y onda T negativa en III.
- Onda P picuda o *pulmonale*.
- Desviación del eje a la derecha.
- Descenso del segmento ST secundario a isquemia subendocárdica.
- Bloqueo incompleto o completo de rama derecha.

Tabla 8-1. Factores predisponentes de enfermedad tromboembólica venosa relacionados con el paciente y el contexto	Paciente	Contexto
Factores fuertes		
Fractura de cadera o pierna		X
Artroplastia de cadera o pierna		X
Cirugía general mayor		X
Traumatismo grave		X
Lesión de médula espinal		X
Factores moderados		
Cirugía artroscópica de rodilla		X
Vías venosas centrales		X
Quimioterapia		X
Insuficiencia cardíaca o respiratoria	X	
Terapia hormonal sustitutiva	X	X
Cáncer	X	
Anticonceptivos orales	X	X
Ictus con parálisis	X	
Embarazo/posparto		X
Tromboembolismo previo	X	
Trombofilia	X	
Factores débiles		
Reposo en cama		X
Viaje prolongado		X
Edad avanzada	X	
Cirugía laparoscópica		X
Obesidad	X	
Preparto	X	
Venas varicosas	X	

En la **figura 8-1** se aprecian gran parte de estos cambios en un paciente con **TEP masivo**. Otras alteraciones que se pueden apreciar en un paciente con TEP son una desviación del eje del QRS hacia la derecha, elevación del segmento ST en aVR y V1, extrasístoles supraventriculares o complejos con bajo voltaje de QRS de forma difusa.

La aparición de varios de estos signos en el ECG es sugerente, pero no diagnóstica, de TEP, pues pueden observarse en otras enfermedades que ocasionan sobrecarga del ventrículo derecho como el **cor pulmonale agudo**.

Cualquier causa que suponga una sobrecarga aguda del corazón derecho (*cor pulmonale* agudo) puede producir un patrón tipo S1Q3T3, como sería el caso de broncoespasmos agudos, neumotórax y otras enfermedades pulmonares.

El *cor pulmonale* agudo ocasionado por TEP puede presentarse con un ECG normal en casos de tromboembolismo leve. Esto raramente es así en caso de TEP moderado o masivo.

Los signos electrocardiográficos más importantes en el diagnóstico, que tienden a desaparecer si la patología mejora, no son muy sensibles, pero sí muy específicos, y son los siguientes: **signo de McGinn-White** (S1Q3T3), bloqueo completo de rama derecha, habitualmente con ascenso del segmento ST, QRS significativamente desviado hacia la derecha, onda T negativa en precordiales derechas, taquicardia sinusal y onda P picuda.

Aunque el ECG es frecuentemente anormal en el TEP, los hallazgos no son ni sensibles ni específicos para el diagnóstico de TEP. La mayor utilidad del ECG en un paciente con sospecha de TEP es descartar otras causas de dolor torácico que puedan suponer un riesgo vital para el paciente como, por ejemplo, un infarto agudo de miocardio.

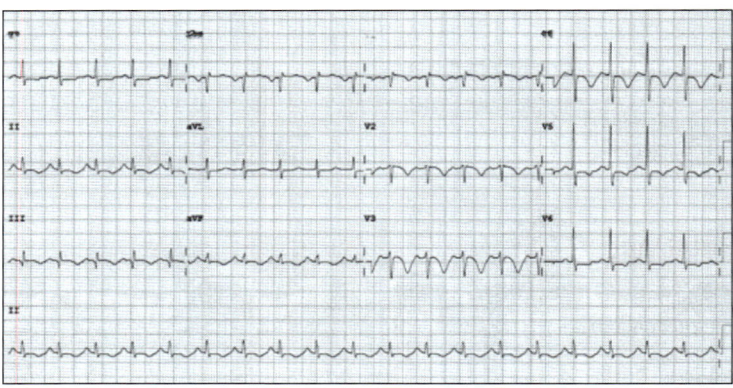

Figura 8-1. Mujer de 68 años con disnea de ejercicio de reciente aparición. ECG de 12 derivaciones que demuestra taquicardia sinusal, S prominente en derivación I, con onda Q e inversión de onda R en derivación III (DIII) (patrón S1Q3T3), con inversión de ondas T de V1 a V6, elevación del segmento ST en aVR y V1. Una angio-TAC puso de manifiesto un TEP bilateral masivo.

En diferentes estudios, se ha objetivado un ECG anormal en el 77 % de los pacientes con TEP submasivo y en el 94 % de los pacientes con TEP masivo. El patrón electrocardiográfico de isquemia subepicárdica (ondas T negativas en derivaciones precordiales) ha sido considerado como la anomalía electrocardiográfica más común y se describe hasta en el 85 % de los pacientes con TEP masivo. Sin embargo, su prevalencia disminuye hasta un 18 % en los pacientes con TEP submasivo.

Cómo diagnosticar un tromboembolismo pulmonar

Se debe sospechar un TEP en pacientes con un cuadro clínico de disnea súbita, dolor torácico o síncope, con algún factor predisponente.

El ECG es importante para descartar enfermedades con síntomas similares, como el infarto agudo de miocardio. En caso de estar presentes en el ECG los signos de sobrecarga derecha descritos, aumentaría la sospecha de TEP.

Se debe actuar en función de si, según la presentación, se trata de un TEP de alto riesgo o de bajo riesgo:

- **Sospecha de TEP sin shock ni hipotensión asociada** (TEP que no es de alto riesgo):
  - En pacientes con sospecha de TEP sin shock ni hipotensión asociada y con una baja/intermedia probabilidad clínica, el primer paso lógico es la determinación del **dímero D** en plasma. Si el dímero D está elevado, está indicado realizar una angio-TC para confirmar el diagnóstico.
  - En pacientes con alta probabilidad clínica de TEP, la **angio-TC** es la prueba de primera elección.
- **Sospecha de TEP con shock o hipotensión asociados** (TEP de alto riesgo): la sospecha de TEP de alto riesgo con shock o con hipotensión asociada es una situación potencialmente mortal. La prueba más útil en esta situación es el **ecocardiograma transtorácico**, pues puede proporcionar datos de hipertensión pulmonar aguda y disfunción del ventrículo derecho. La evidencia de disfunción del ventrículo derecho es suficiente para iniciar inmediatamente el tratamiento de reperfusión, sin necesidad de realizar otras pruebas. En cuanto el paciente esté estabilizado con el tratamiento de soporte, se debe realizar una angio-TC para confirmar el diagnóstico.

TRATAMIENTO DEL TROMBOEMBOLISMO PULMONAR

En el tratamiento del TEP hay que tener en cuenta el grado de riesgo, así como la prevención de nuevos episodios.

Tromboembolismo pulmonar de alto riesgo

El riesgo de muerte en el TEP asociado a hipotensión o shock es elevado, por lo que se debe garantizar soporte hemodinámico y respiratorio con catecolaminas, oxígeno o ventilación mecánica si se precisara.

Se debe iniciar el tratamiento con heparina no fraccionada intravenosa y realizar trombólisis, a menos que existan contraindicaciones absolutas.

La embolectomía quirúrgica o con catéter es una alternativa cuando existen contraindicaciones absolutas a la trombólisis o esta no ha sido efectiva.

Tromboembolismo pulmonar que no es de alto riesgo

El TEP sin shock ni hipotensión suele tener un buen pronóstico. El tratamiento de elección son las heparinas de bajo peso molecular o fondaparinux subcutáneo a dosis ajustadas por peso. En estos pacientes no es recomendable la trombólisis.

En pacientes con estabilidad hemodinámica, pero con datos de disfunción ventricular derecha (riesgo intermedio-alto), la trombólisis está indicada para prevenir una posible descompensación hemodinámica, siempre que haya un riesgo de hemorragia bajo.

Prevención de nuevos eventos

Para prevenir nuevos eventos de TEP, es recomendable mantener un tratamiento anticoagulante con antagonistas de la vitamina K (con índice internacional normalizado (INR) objetivo de 2-3) o con los nuevos anticoagulantes orales, durante al menos 3 meses.

Se recomienda mantener el tratamiento de forma indefinida en pacientes con TEP recurrente, trombofilia hereditaria o enfermos de cáncer.

OTRAS CAUSAS DE DOLOR TORÁCICO NO CORONARIO

Existen diversas causas de dolor torácico no coronario.

Miocarditis aguda

Durante la miocarditis, se produce una infiltración inflamatoria en el corazón que provoca daños en este órgano.

El desarrollo, los síntomas y el pronóstico son muy variables. Principalmente, dependen de la etiología, el estado de salud previo, el estado del sistema inmunitario, la edad y el sexo.

El curso clínico de la miocarditis aguda oscila entre síntomas leves, como dolor torácico, palpitaciones y alteraciones transitorias en el ECG, y estados graves, como shock cardiogénico y taquiarritmias ventriculares potencialmente mortales. La miocarditis puede tener un curso fulminante, agudo, subagudo o crónico.

Los factores etiológicos más frecuentes de la miocarditis son las infecciones víricas y las reacciones inmunológicas posvirales. Las infecciones bacterianas, los factores tóxicos y las reacciones a fármacos o trasplantes son factores menos frecuentes.

Siempre que se sospeche una miocarditis se debe realizar un ECG. En caso de haberla, se suelen detectar alteraciones electrocardiográficas, que pueden ser específicas o no.

En la miocarditis aguda, el ECG puede mostrar una taquicardia sinusal con cambios inespecíficos de la onda T y del segmento ST.

Ocasionalmente los cambios del ST pueden imitar un infarto agudo de miocardio con alteraciones regionales del segmento ST y ondas Q.

A menudo las miocarditis se acompañan también de pericarditis aguda, lo que se traduce en el ECG en un descenso del intervalo PR. La elevación del segmento ST es un signo típico de la miocarditis con afectación del pericardio.

A diferencia de la elevación del segmento ST en el infarto de miocardio con elevación del segmento ST, en la miocarditis no suele observarse un descenso especular del segmento ST en las derivaciones desde la pared opuesta. A menudo también se observa una muesca cerca del punto J, como en la repolarización precoz.

Otros hallazgos electrocardiográficos que se pueden encontrar son los debidos a la inflamación miocárdica: retraso en la conducción auricular y/o ventricular o arritmias ventriculares y/o supraventriculares.

Puede presentarse bloqueo auriculoventricular en cualquier forma de la miocarditis. Sin embargo, su aparición es más típica de la enfermedad de Lyme, la sarcoidosis y la miocarditis de células gigantes. Por otro lado, los bloqueos de rama, especialmente el bloqueo de la rama izquierda, suelen encontrarse en los enfermos con una disfunción ventricular izquierda significativa, característica de la miocardiopatía postinflamatoria. Estos casos acarrean un peor pronóstico.

 Los cambios electrocardiográficos que se asocian a mal pronóstico incluyen un QRS ancho, ondas Q, bloqueo de rama izquierda, voltajes del QRS bajos y latidos ventriculares ectópicos.

Cabe destacar que la resonancia magnética nuclear (RM) cardíaca está pasando al primer plano en cuanto al diagnóstico no invasivo de la miocarditis. El momento de realizar la RM cardíaca depende de las posibilidades y condiciones locales, pero la regla general es hacer esta prueba en pacientes estables. En caso de peligro para la vida del paciente, se debe realizar una biopsia endomiocárdica lo más pronto posible.

Gracias a la RM cardíaca, es posible detectar y estimar fácilmente la extensión de una cicatriz miocárdica. Por otro lado, algunos parámetros del ECG pueden ser útiles para prever las lesiones observadas en la RM cardíaca y se correlacionan bastante bien con ellas. Algunos signos visibles en la resonancia y en el ECG pueden ayudar a pronosticar eventos cardiovasculares graves en el curso clínico de la miocarditis.

El ECG, aunque poco específico, es un método sencillo y disponible para la estratificación del riesgo en pacientes con sospecha de miocarditis aguda (**Fig. 8-2**).

 La elevación difusa del segmento ST en una persona joven con una imagen normal de los vasos coronarios puede deberse a una miocarditis.

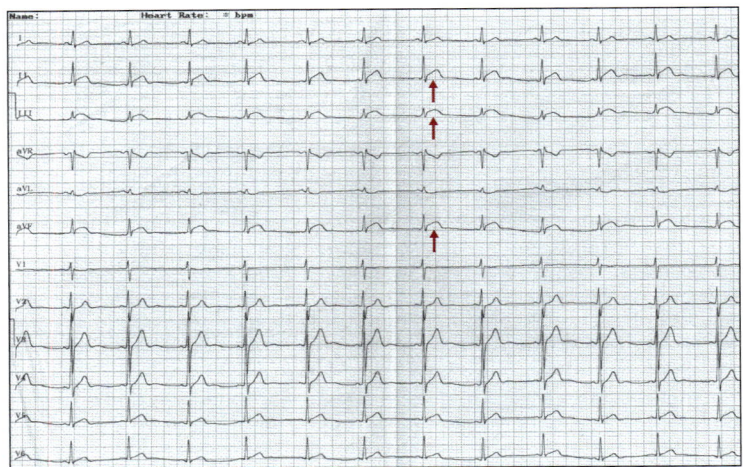

Figura 8-2. Registro electrocardiográfico de 12 derivaciones de un paciente con miocarditis aguda que muestra una elevación convexa del SST regional en la cara inferior (flechas) similar al de un SCACEST inferior, pero sin ondas Q ni cambios especulares.

Miocardiopatía inducida por estrés (síndrome de *tako-tsubo*)

La **discinesia apical transitoria o miocardiopatía por estrés** es una entidad que se caracteriza por una presentación similar a la de un síndrome coronario agudo, frecuentemente con elevación persistente del ST y con arterias coronarias sin lesiones angiográficamente significativas, con una discinesia apical reversible.

La disfunción apical transitoria se caracteriza por la morfología que adopta el ventrículo izquierdo, con el ápex redondeado y el cuello estrecho, originada por hipocinesia, acinesia o discinesia de los segmentos apicales, e hipercontractilidad de los segmentos basales. Su aparición es aguda y transitoria, normalizándose la función ventricular en 1-3 semanas, aunque se puede retrasar hasta 2 meses.

Ocurre de manera predominante en mujeres con algún factor desencadenante (estrés físico o psíquico). Suele tener buen pronóstico y la función ventricular se normaliza durante el seguimiento.

De etiología parcialmente conocida, se calcula que en nuestro medio aproximadamente el 1-2 % de los pacientes con sospecha de infarto agudo de miocardio padece en realidad este síndrome, pues la presentación clínica y electrocardiográfica del mismo es similar a la de los pacientes con síndrome coronario agudo.

El ECG inicial puede ser similar al de un síndrome coronario agudo con elevación del ST, más acusado en la cara anterior en el 90 % de las ocasiones, aunque con mayor elevación en V4-V6 que en V1-V3, a diferencia de los infartos anteriores. En una cuarta parte de las ocasiones aparecen además ondas Q que desaparecen tras el período agudo, y prácticamente todos los casos presentan a partir del segundo día ondas T negativas (**Fig. 8-3**). El intervalo QT corregido

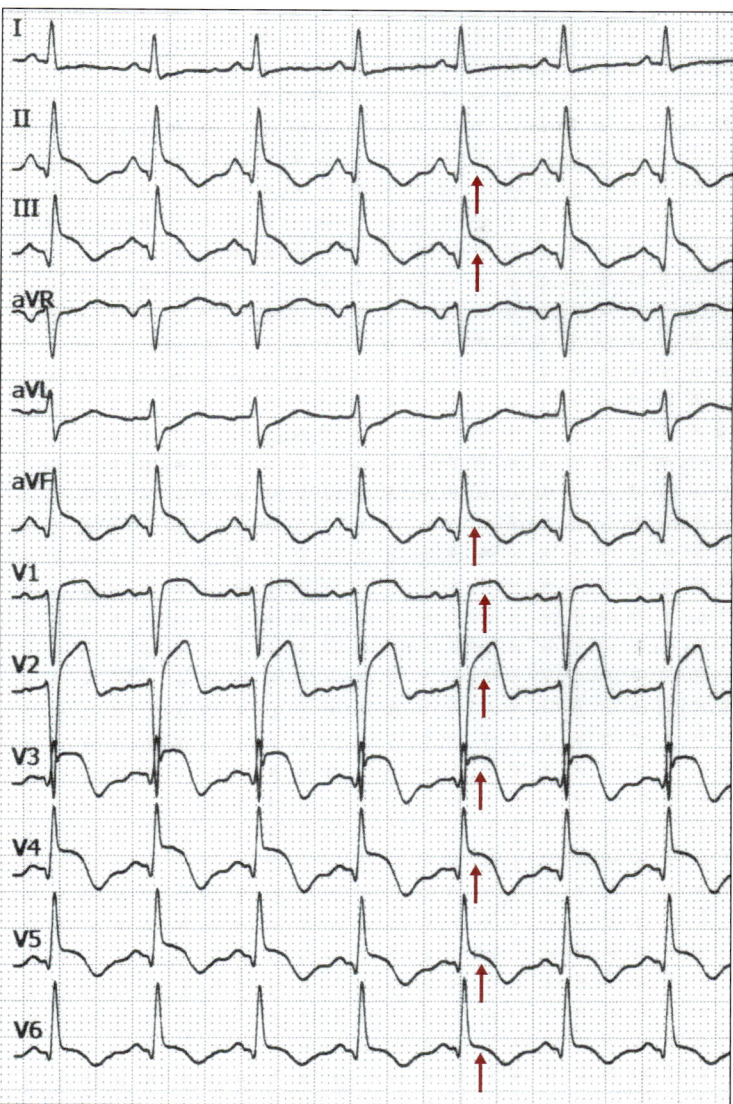

Figura 8-3. Registro electrocardiográfico de 12 derivaciones de un paciente con cardiomiopatía inducida por estrés (síndrome de *tako-tsubo*), que muestra cambios similares a los de un SCACEST, con elevación convexa hacia arriba del segmento ST y ondas T negativas (flechas) de V1 a V6, y también en la cara inferior.

se encuentra más alargado que en el infarto agudo de miocardio. Todas estas alteraciones son transitorias, aunque la negatividad de la onda T puede prolongarse durante más tiempo.

Los cambios electrocardiográficos pueden durar días o semanas y evolucionan hacia la desaparición de la onda Q, normalización del ST y presencia de ondas T negativas y profundas. Estos cambios electrocardiográficos se explican por la gran diferencia entre la repolarización de la zona apical discinética y la basal hipercinética (v. **Fig. 8-3**).

Su manejo clínico y la prevención de las recidivas son difíciles, ya que este síndrome plantea todavía muchas incógnitas en cuanto a su fisiopatología. Los mecanismos propuestos son varios y es posible que todos participen en su génesis, aunque la descarga de catecolaminas es el mecanismo inicial que lo desencadena.

Otras causas de dolor torácico con electrocardiograma normal

El dolor torácico es una de las causas más frecuentes de consulta médica, tanto en el ámbito hospitalario como en atención primaria. El ECG juega un papel fundamental, pero en ocasiones puede plantear dudas en el diagnóstico.

Existen otras muchas causas de dolor torácico que no producen alteraciones en el ECG, siendo este por lo general normal, como en los dolores torácicos de origen pleural, esofágico, aórtico, osteomuscular y psicógeno.

A grandes rasgos, la etiología del **dolor torácico** se dividirá en **cardiovascular** o **no cardiovascular**, y a su vez estos dos grandes grupos se desglosarán en distintas enfermedades (**Tabla 8-2**). El dolor cardiovascular puede ser isquémico o no isquémico, y el dolor no cardiovascular puede clasificarse en pleuropulmonar, digestivo, neuromuscular o esquelético y psicológico.

Dado que, ante dolores torácicos de causa no cardíaca, el ECG suele ser normal, se debe guiar el algoritmo diagnóstico según el perfil clínico del dolor torácico en cuestión.

Perfil isquémico

El **dolor torácico isquémico típico** es opresivo y retroesternal, y puede irradiarse a cuello, mandíbula, región interescapular, hombro y miembro superior izquierdo. Su duración, en caso de angina, suele ser inferior a 15 minutos y se suele desencadenar con el ejercicio o situaciones de estrés.

No se modifica con los movimientos respiratorios, ni con los movimientos corporales, ni con la tos. Se alivia con nitritos y reposo y se puede acompañar de cortejo vegetativo (sudación profusa, náuseas y vómitos).

En el caso del infarto, la sintomatología es similar pero la duración es mayor (más de 30 minutos) y más intensa, y no cede con nitritos sublinguales ni con el reposo.

No obstante, el dolor isquémico puede presentarse de forma atípica, si se localiza en el epigastrio, o incluso tener manifestaciones distintas a dolor, como disnea.

Tabla 8-2. Causas de dolor torácico

Cardiovasculares	No cardiovasculares
Síndrome coronario agudo/angina	**Digestivas**
Disección aórtica	Espasmo esofágico
Miocarditis	Reflujo gastroesofágico
Pericarditis	Úlcera péptica
Prolapso valvular mitral	Gastritis
	Pancreatitis
	Enfermedad biliar
	Respiratorias
	Neumotórax
	Tromboembolismo pulmonar
	Hipertensión pulmonar grave
	Neumonía
	Musculoesqueléticas
	Costocondritis (síndrome de Tietze)
	Herpes/neuralgia
	Psicógenas
	Ansiedad
	Hiperventilación

Perfil pleurítico

El **dolor pleurítico** es de tipo punzante y de localización costal, puede irradiarse al cuello y suele durar más que el isquémico. Su intensidad es variable y aumenta con los movimientos respiratorios (tos o inspiración profunda) y con los cambios posturales. Suele mejorar con la posición en decúbito sobre el lado afectado y se asocia a patología pleural (pleuritis, neumotórax o neoplasias).

Perfil pericárdico

El **dolor pericárdico** suele tener características variables, dependiendo del paciente. Es un dolor de tipo opresivo o punzante, que se localiza en la región retroesternal y precordial. Se irradia al cuello y a los hombros, y la postura antiálgica es la inclinación hacia delante.

Cuando la etiología subyacente es una pericarditis aguda, se asocia con fiebre y antecedentes de infección respiratoria.

En algunos tipos de pericarditis, como la de etiología neoplásica, urémica, postirradiación o tuberculosa, no suele existir este síntoma.

Perfil esofágico

Cursa con las mismas manifestaciones clínicas que el dolor isquémico. Es de tipo urente. Es retroesternal, dura minutos y suele coincidir con la ingestión. Los antiácidos y los nitritos lo alivian.

En otras ocasiones el dolor se puede deber a un cuerpo extraño ingerido y producir una rotura del esófago, lo que da lugar a un dolor torácico agudo e intenso.

Perfil de disección aórtica

La disección aórtica es un trastorno muy grave que suele aparecer en pacientes hipertensos o con **síndrome de Marfan**.

Se trata de un dolor que se instaura de forma brusca y se irradia inicialmente a la zona interescapular y luego se desplaza hacia el cuello, la espalda, los flancos y el abdomen, e incluso a los miembros inferiores, según se vaya extendiendo la disección.

No se modifica con los movimientos, ni con cambios posturales, ni con la respiración.

Perfil de tromboembolia pulmonar

Las características del dolor son similares a las de un infarto. El síntoma que se asocia con mayor frecuencia es la disnea.

Perfil osteomuscular

Es un dolor punzante. Su duración suele ser prolongada con intermitencia, aumentando con la palpación de la zona. Este perfil aparece ante trastornos condroesternales o esternales.

Perfil psicológico

Es un dolor secundario a ansiedad. Se define a punta de dedo y se suele localizar en la zona inframamilar. Su duración oscila entre unos minutos y media hora. Está asociado a estados de ansiedad. Impide las respiraciones profundas y no se relaciona con el ejercicio.

PUNTOS CLAVE

- El ECG es poco sensible para el diagnóstico de tromboembolismo pulmonar.
- Las alteraciones más frecuentes son la taquicardia sinusal y otras arritmias auriculares, la sobrecarga de cavidades derechas y el bloqueo de rama derecha.
- Las alteraciones que se pueden encontrar en el TEP también están presentes en otras enfermedades que producen sobrecarga del ventrículo derecho.
- La mayor utilidad del ECG en un paciente con sospecha de tromboembolismo pulmonar es descartar otras causas de dolor torácico.

BIBLIOGRAFÍA

Ammirati E, Veronese G, Bottiroli M, et al. Update on acute myocarditis. Trends Cardiovasc Med. 2021;31(6):370-9.

Harrigan RA, Jones K. Conditions affecting the right side of the heart. BMJ. 2002;324(7347):1201-4.

Konstantinides SV, Torbicki A, Agnelli G, et al. 2014 ESC guidelines on the diagnosis and management of acute pulmonary embolism. Eur Heart J. 2014;35(43):3033-69, 3069a-3069k.

Surawicz B, Knilans T. Chou's electrocardiography in clinical practice. 6th ed. Philadelphia: Saunders Elservier; 2008.

Ukena C, Mahfoud F, Kindermann I, et al. Prognostic electrocardiographic parameters in patients with suspected myocarditis. Eur J Heart Fail. 2011;13(4):398-405.

Caso clínico II.1

Observar e interpretar el siguiente ECG:

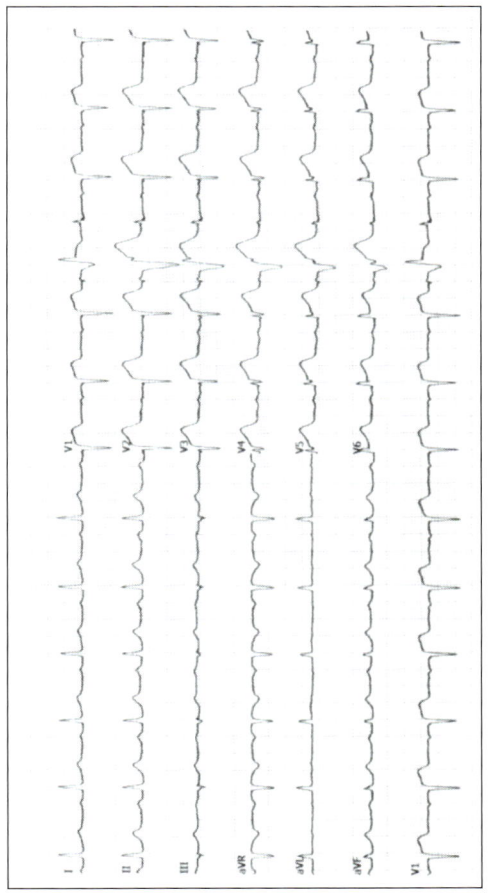

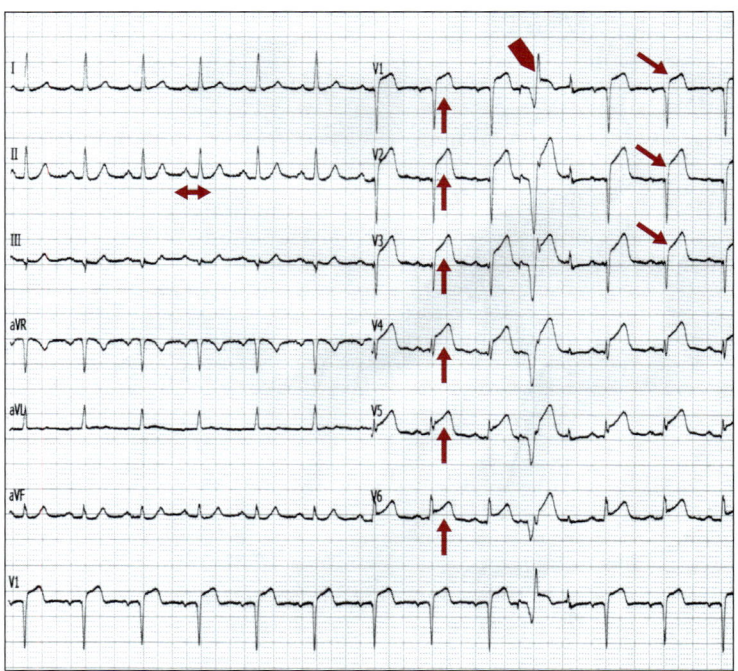

Hallazgos

- Ritmo regular con ondas P sinusales (positivas en II, III y aVF y negativas en aVR) y bloqueo auriculoventricular de primer grado (flecha de doble punta) con un PR de 280 ms.
- Presencia de un latido prematuro de QRS ancho distinto al basal con una pausa compensadora posterior (punta de flecha) sugerente de extrasistolia ventricular aislada.
- Elevación del segmento ST de V1 a V6 con elevación del punto J ≥ 0,20 mV (flechas verticales), sugestivas de lesión subepicárdica.
- Aparición de ondas Q patológicas o QS de V1 a V3 (flechas oblicuas) sugestivas de necrosis.

Conclusiones

Trazado compatible con SCACEST anterolateral, bloqueo auriculoventricular de primer grado y extrasistolia ventricular aislada.

Caso clínico II.2

Observar e interpretar el siguiente ECG:

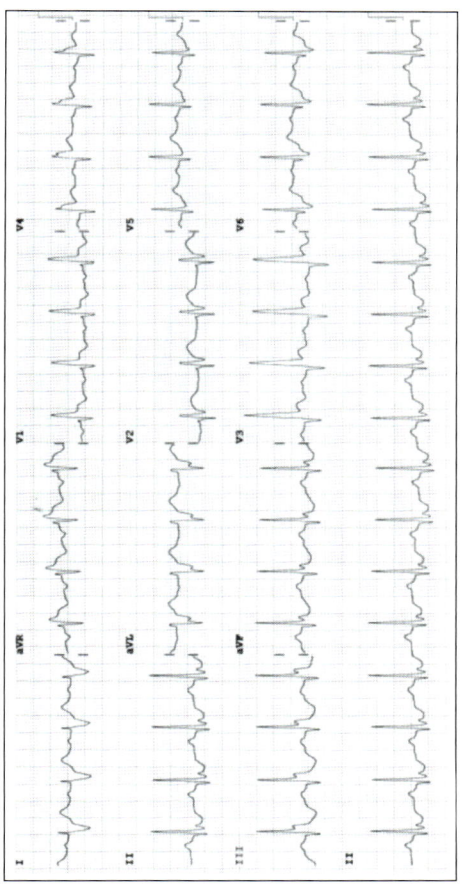

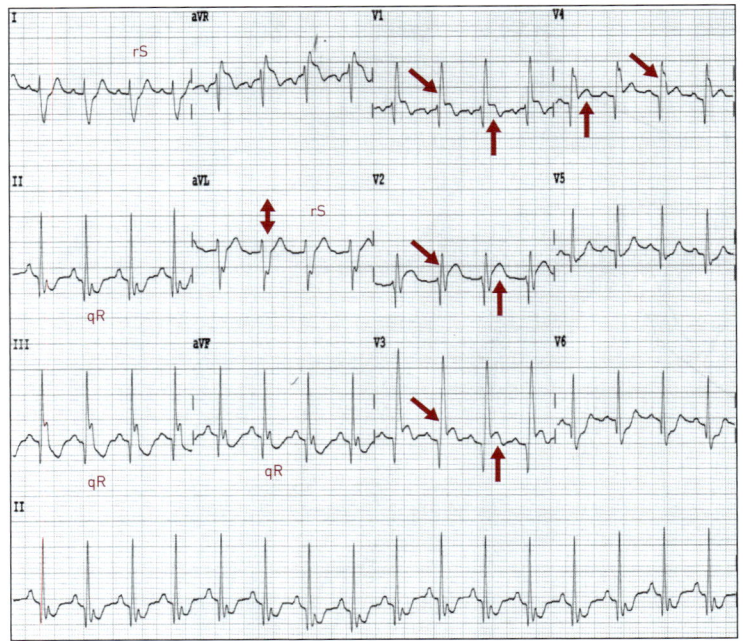

Hallazgos

- Ritmo regular con ondas P sinusales (positivas en II, III y aVF y negativas en aVR) y PR normal.
- Elevación del segmento ST de V1 a V4 (flechas verticales) sugerente de SCACEST anteroseptal.
- En derivaciones precordiales se observa un QRS ancho de > 120 ms (flecha de doble punta) con morfología de bloqueo de rama derecha del haz de His, con presencia de una onda Q patológica que amputa la R inicial del RSR´ habitual en V1-V2 (flechas oblicuas).
- En derivaciones de miembros se observa una desviación del eje del QRS a la derecha con qR en II, III y aVF y rS en I y aVL, sugerente de hemibloqueo posterior izquierdo.

Conclusiones

Trazado compatible con SCACEST anteroseptal con bloqueo de rama derecha del haz de His y hemibloqueo posterior izquierdo.

Caso clínico II.3

Observar e interpretar el siguiente ECG:

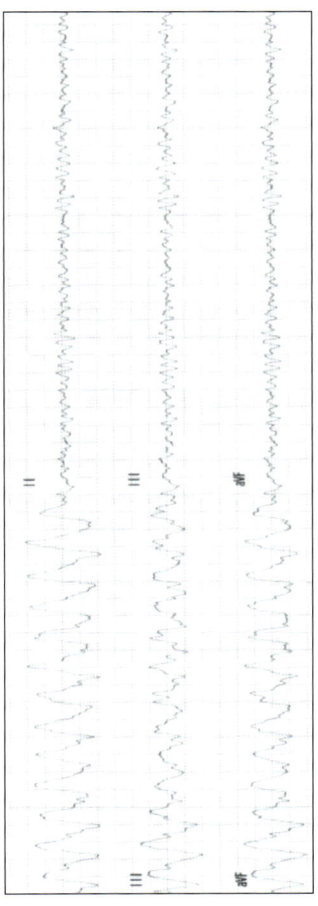

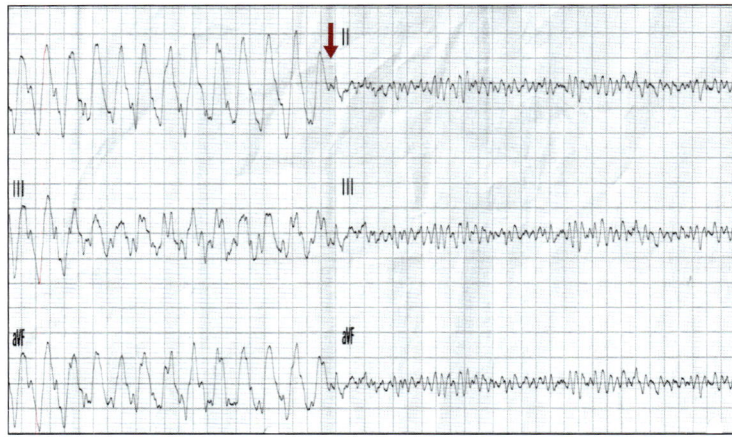

Hallazgos

- Ritmo rápido y regular de QRS ancho con morfología uniforme, sugerente de taquicardia ventricular monomorfa sostenida, que acaba degenerando (flecha vertical) en un ritmo irregular muy desorganizado sin un patrón QRS-T identificable, sugerente de fibrilación ventricular.

Conclusiones

Trazado compatible con taquicardia ventricular monomorfa sostenida y fibrilación ventricular.

Caso clínico II.4

Observar e interpretar el siguiente ECG:

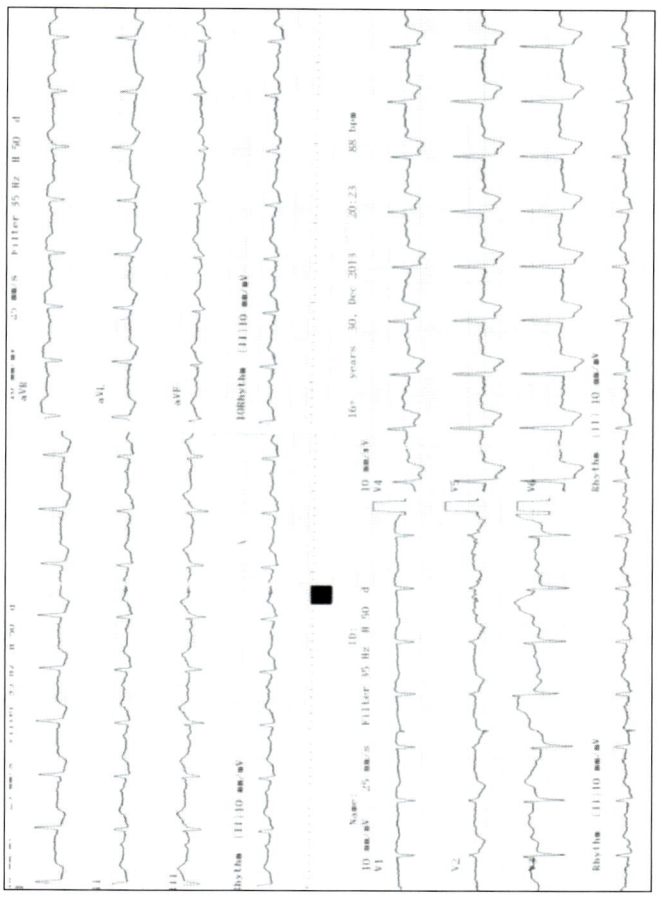

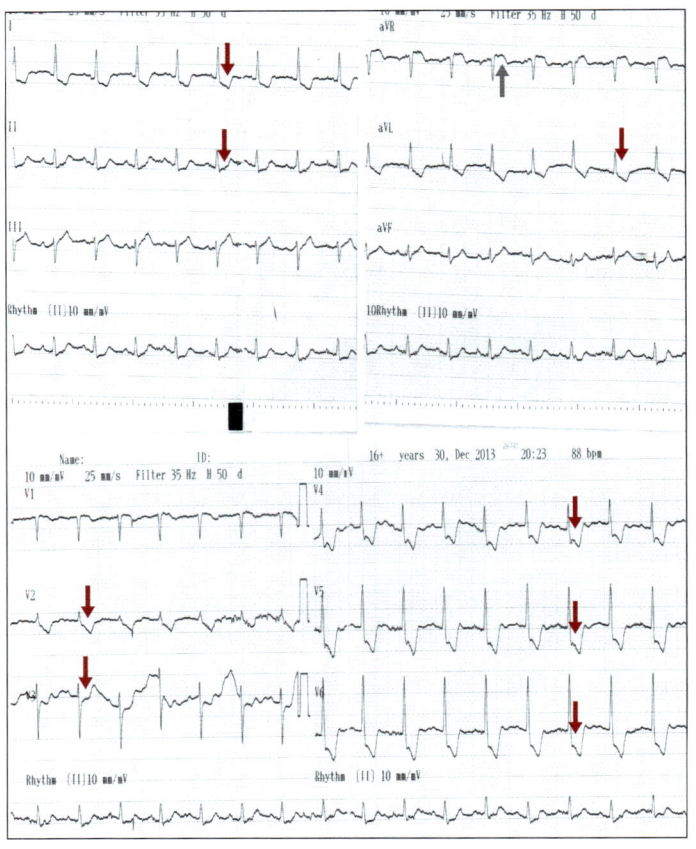

Hallazgos

- Ritmo regular con ondas P sinusales (positivas en II, III y aVF y negativas en aVR) y PR normal.
- Descenso del segmento ST generalizado de morfología descendente (flechas granates) sugerente de isquemia subendocárdica.
- Elevación del segmento ST exclusivamente en aVR (flecha vertical gris).

Conclusiones

Trazado compatible con SCASEST por enfermedad del tronco de la coronaria izquierda o descendente anterior proximal.

Caso clínico II.5

Observar e interpretar el siguiente ECG:

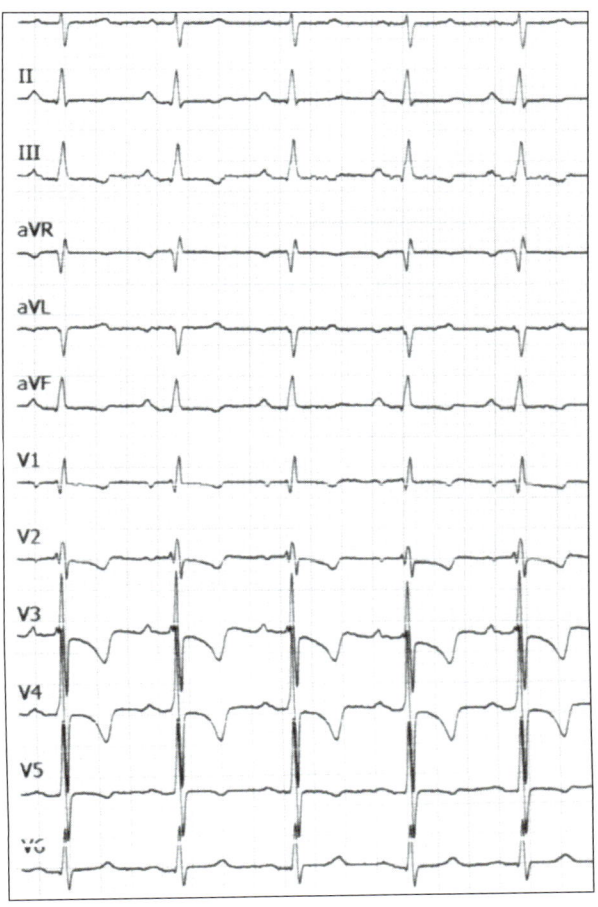

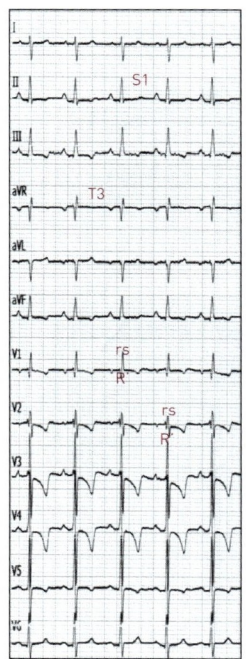

Hallazgos

- Ritmo regular con ondas P sinusales (positivas en II, III y aVF y negativas en aVR) y PR normal.
- En derivaciones de miembros se observa la presencia de ondas S profundas en DI y ondas T negativas en DIII compatibles con un patrón S1-Q3-T3 (en este caso sin las ondas Q en III).
- En derivaciones precordiales se observa la presencia de un patrón de bloqueo incompleto (QRS < 120 ms) de rama derecha en precordiales derechas con morfología rsR´ y alteraciones inespecíficas en la repolarización.

Conclusiones

Trazado compatible con tromboembolismo pulmonar agudo.

Caso clínico II.6

Observar e interpretar el siguiente ECG:

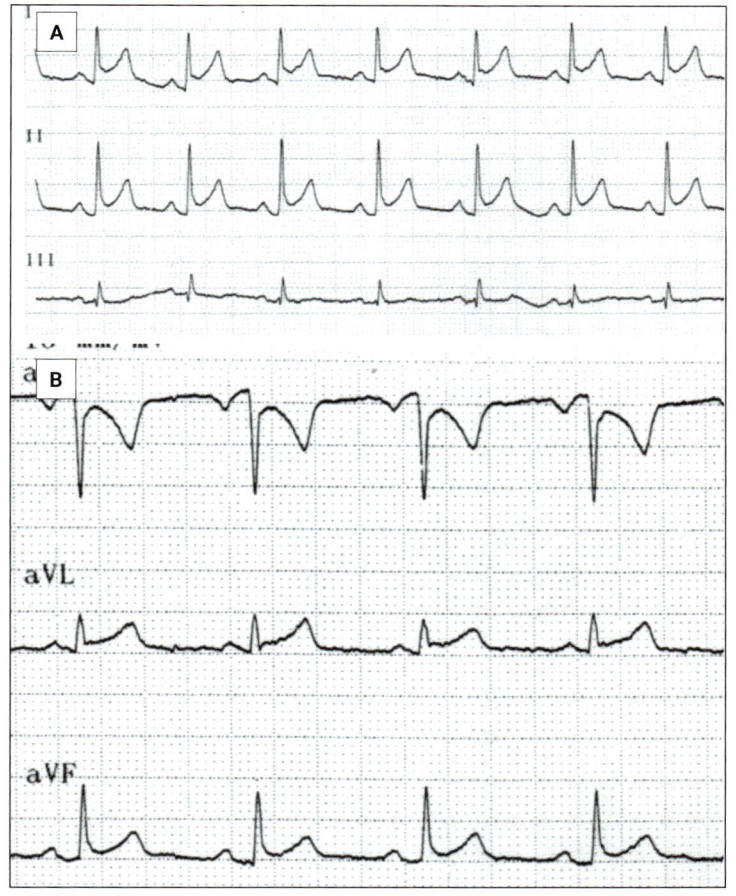

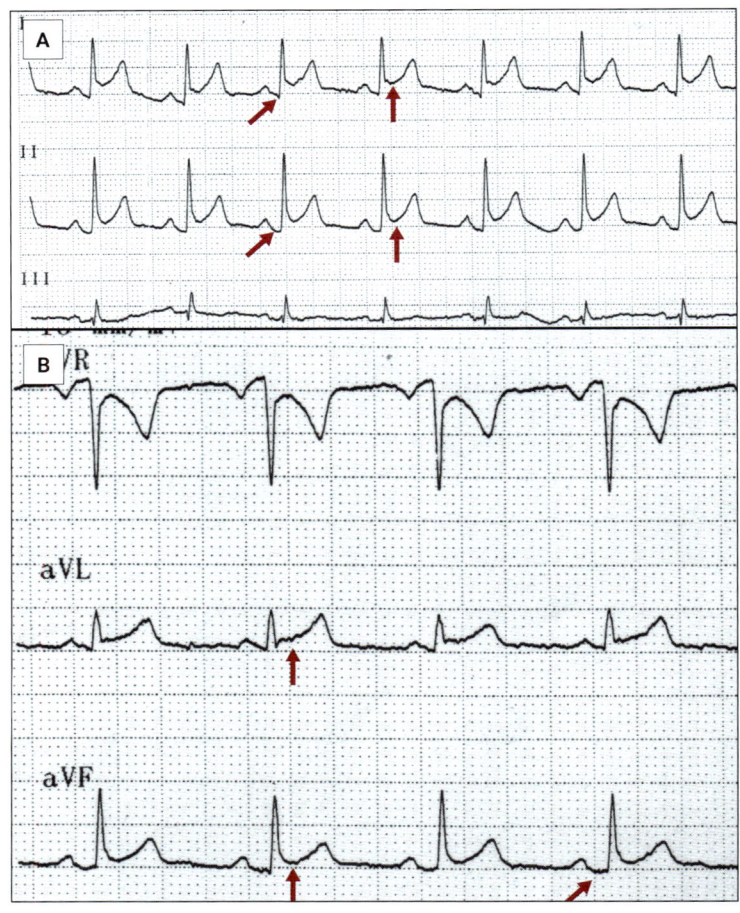

Hallazgos

- Se objetiva un descenso del segmento PR (flechas oblicuas).
- Se objetiva una elevación difusa del segmento ST «en guirnalda» sin cambios especulares (flechas verticales).

Conclusiones

Trazado compatible con pericarditis aguda.

Arritmias cardíacas

Fibrilación auricular y aleteo o *flutter* auricular

9

OBJETIVOS
- Realizar una correcta identificación de esta arritmia.
- Diferenciar las distintas formas de presentación de la fibrilación auricular, tanto por frecuencia cardíaca como por coexistencia de otros trastornos habituales.
- Realizar una correcta identificación del aleteo o *flutter* auricular.
- Diferenciar las distintas formas de presentación del aleteo o *flutter* auricular, tanto por la frecuencia la cardíaca como por la coexistencia de otros trastornos habituales.

CRITERIOS ELECTROCARDIOGRÁFICOS EN LA FIBRILACIÓN AURICULAR Y DIAGNÓSTICO

La fibrilación auricular (FA) es la arritmia cardíaca sostenida más frecuente en adultos en todo el mundo. La documentación electrocardiográfica es imprescindible para establecer el diagnóstico de FA.

La FA es una arritmia supraventricular caracterizada por una actividad auricular rápida y caótica que ocasiona la ausencia de ondas P en el electrocardiiograma (ECG), sustituidas por ondas pequeñas e irregulares (ondas *f*) a una frecuencia que oscila entre 350 y 600 lpm (**Fig. 9-1**), y, consecuentemente asociadas a una contracción auricular ineficiente. La amplitud de estas ondas *f* varía de un paciente a otro y también entre derivaciones del ECG, e incluso pueden no ser visibles.

Dado que el nodo auriculoventricular (AV) no puede conducir todos los impulsos auriculares a los ventrículos, algunos quedan bloqueados y otros penetran de forma parcial, por lo que el ritmo ventricular es irregular, hallazgo que caracteriza a esta arritmia.

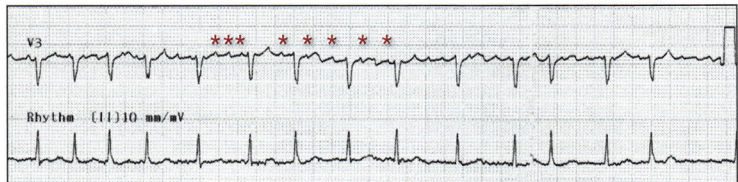

Figura 9-1. Registro electrocardiográfico que muestra ondas *f* (asteriscos) pequeñas e irregulares, a una frecuencia elevada, mayor de 300 lpm.

En ausencia de ondas P, incluso aunque no se observen ondas *f*, un ritmo ventricular rápido e irregular es diagnóstico de FA (**Fig. 9-2**). Este dato es esencial en la identificación de este trastorno del ritmo, aunque, como se describirá en el apartado correspondiente, en caso de bloqueo AV completo, la actividad ventricular será lenta y regular, ya que los complejos QRS corresponderán a un ritmo de escape ventricular. En pacientes con conducción AV normal, la frecuencia ventricular oscilará aproximadamente desde 100 hasta 200 lpm (**Fig. 9-3**).

El mecanismo más aceptado de la aparición de FA es la activación rápida de múltiples focos ectópicos auriculares o en estructuras venosas adyacentes, como las venas pulmonares.

Si bien puede aparecer en ausencia de sustrato o anormalidades electrofisiológicas conocidas, existen factores de riesgo para la génesis de la FA. Unos factores son no modificables, tales como las variantes genéticas, la edad o el género, pero otros son modificables y están relacionados con la actividad física y algunos hábitos de vida como el tabaquismo, la obesidad, la diabetes mellitus, el síndrome de apnea obstructiva del sueño o la hipertensión arterial.

> **!** La fibrilación auricular se define por tres características. La primera es la ausencia de ondas P. La segunda es que las ondas P son sustituidas por ondas *f* u ondas fibrilatorias. La tercera y posiblemente la característica más obvia es que la respuesta ventricular es totalmente irregular, salvo en algunas excepciones que se abordarán en este capítulo.

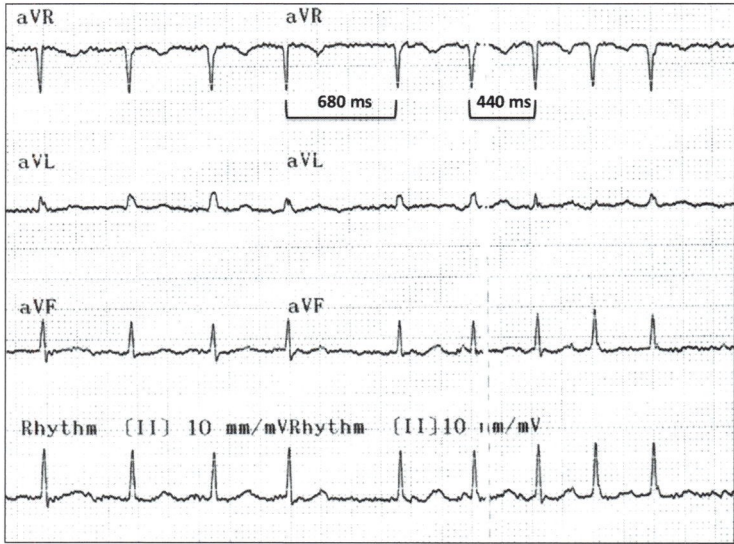

Figura 9-2. Registro electrocardiográfico que muestra la irregularidad en la conducción AV, con intervalos marcadamente distintos entre los complejos QRS.

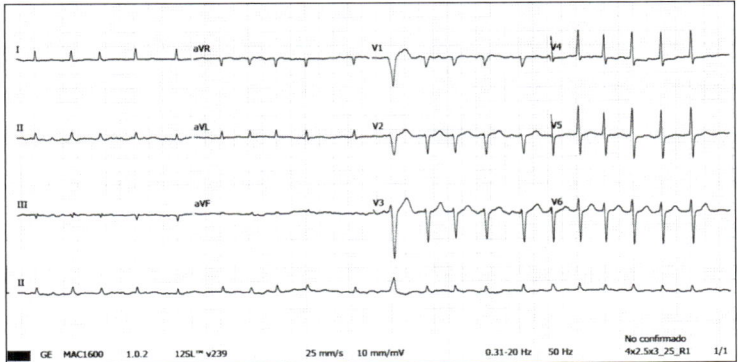

Figura 9-3. Trazado electrocardiográfico de 12 derivaciones, en el que se registra un ritmo rápido irregular, compatible con una fibrilación auricular con respuesta ventricular entre 100 y 200 lpm.

Los complejos ventriculares durante la FA tienen una duración normal, a menos que existan bloqueos de rama, preexcitación de tipo Wolff-Parkinson-White o conducción intraventricular aberrante. En caso de una estimulación ventricular por marcapasos sobre una FA de base, también se generarán complejos ventriculares más anchos (algo menores en pacientes con estimulación biventricular por resincronización).

FIBRILACIÓN AURICULAR CON CONDUCCIÓN RÁPIDA, LENTA Y BLOQUEADA

La FA en ausencia de tratamiento se caracteriza generalmente por una conducción AV rápida, como se ha comentado anteriormente, originando frecuencias cardíacas por encima de los 100 lpm.

Esta frecuencia depende de la capacidad de conducción por parte del nodo AV, que recibe la influencia del sistema nervioso autónomo. La actividad simpática favorecerá la conducción AV y el tono vagal la reprimirá. En caso de que un tratamiento actúe sobre la conducción AV, la frecuencia será menor e incluso lenta, o se bloqueará (bloqueo AV completo), en cuyo caso se caracteriza por intervalos regulares entre los complejos QRS, como se muestra en apartados posteriores.

- **Patrón típico de FA rápida.** FA con respuesta ventricular rápida (**Fig. 9-4**), con ritmo rápido e irregular, sin ondas P.
- **Patrón típico de FA lenta.** FAr con respuesta ventricular lenta (**Fig. 9-5**), con ausencia de ondas P, pero ritmo irregular y frecuencias en rango normal.
- **Patrón típico de FA bloqueada.** FAr con bloqueo AV completo (**Fig. 9-6**), caracterizada por la ausencia de ondas P, pero con ritmo regular, debido al ritmo de escape.

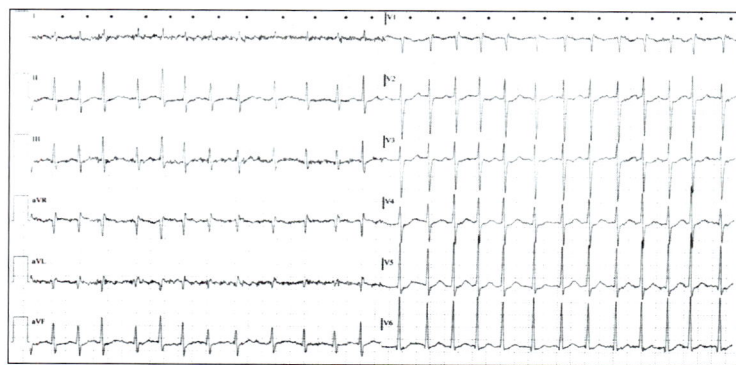

Figura 9-4. Trazado electrocardiográfico característico de fibrilación auricular con una frecuencia ventricular rápida. Ritmo irregular con frecuencia ventricular en torno a 150 lpm y ausencia de ondas P (sinusales).

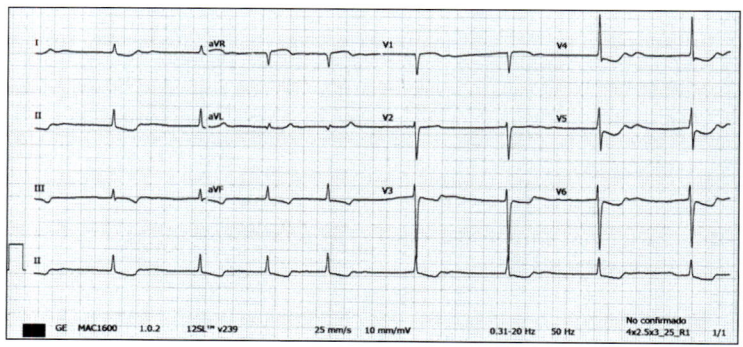

Figura 9-5. Trazado electrocardiográfico característico de una fibrilación auricular con respuesta ventricular lenta. Se observa un ritmo irregular con frecuencia ventricular en torno a 51 lpm y ausencia de ondas P (sinusales), siendo destacable la alteración de la repolarización ventricular (segmento SST) relacionada con el tratamiento con digital.

FIBRILACIÓN AURICULAR CON CONDUCCIÓN ABERRANTE

La coexistencia de FA y trastornos en la conducción eléctrica es posible, ya sea por la presencia de bloqueo de rama, una preexcitación o un trastorno en la conducción intraventricular.

 Independientemente de la alteración en la morfología del complejo QRS, un ritmo irregular como el descrito en el diagnóstico debe considerarse inicialmente como una FA o un *flutter* auricular con conducción variable y no como otro tipo de arritmias.

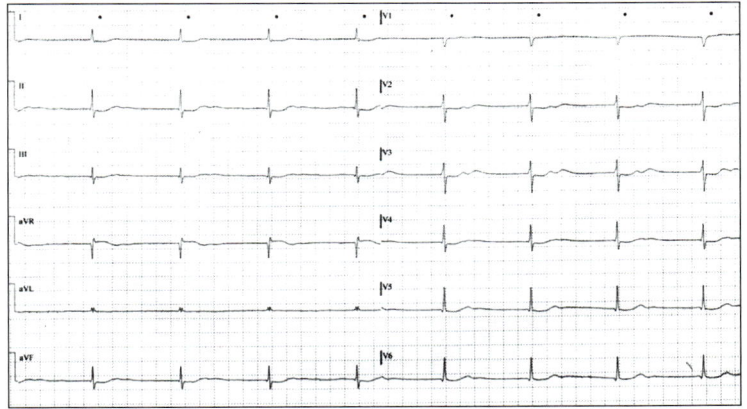

Figura 9-6. Registro en fibrilación auricular con bloqueo AV completo, con presencia de complejos QRS en intervalos regulares, correspondientes a un ritmo de escape y ausencia de ondas P (sinusales).

- **Patrón típico de FA con bloqueo de rama derecha.** La FA con bloqueo de rama derecha (**Fig. 9-7**) muestra un registro de FA con morfología de QRS aberrado y criterios de bloqueo de rama derecha.

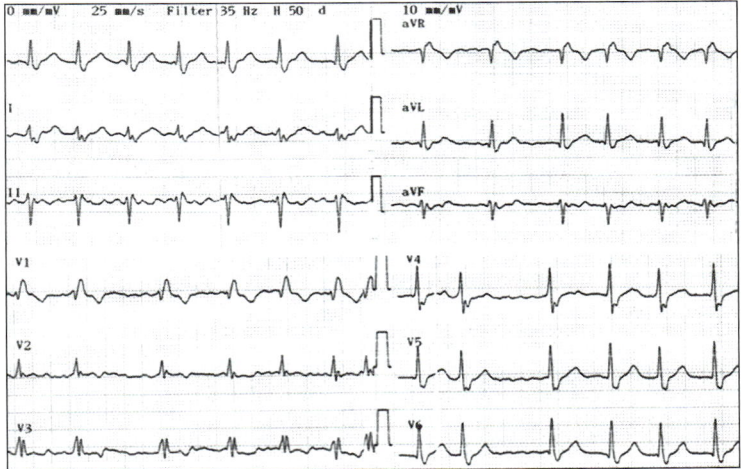

Figura 9-7. Registro en fibrilación auricular con bloqueo de rama derecha. Ritmo irregular con una frecuencia ventricular en torno a 60-80 lpm, ausencia de ondas P (sinusales) y un patrón de bloqueo de rama derecha (QRS > 120 ms) con rsR' en V1 y onda S empastada en V5, V6, aVL y DI.

- **Patrón típico de FA con bloqueo de rama izquierda.** En la FA con bloqueo de rama izquierda (**Fig. 9-8**), el registro de FA muestra una morfología de QRS aberrado y criterios de bloqueo de rama izquierda.
- **Patrón típico de FA con preexcitación.** En la FA con preexcitación de tipo Wolff-Parkinson-White (**Fig. 9-9**), el registro de la FA se caracteriza por la presen-

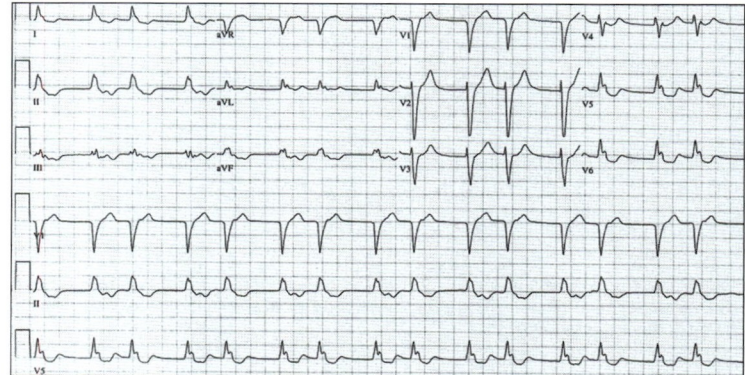

Figura 9-8. Registro en fibrilación auricular con bloqueo de rama izquierda. Ritmo irregular, con frecuencia ventricular en torno a 60-80 lpm, ausencia de ondas P (sinusales) y patrón de bloqueo de rama izquierda (QRS > 120 ms, con morfología W en V1 y M en V5, V6, DI y aVL, ausencia de R en V1-V4 y alteración generalizada del segmento SST).

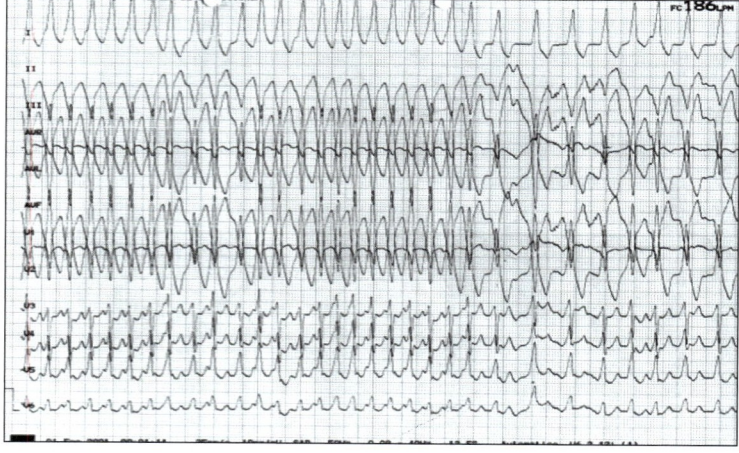

Figura 9-9. Registro en fibrilación auricular con preexcitación tipo Wolff-Parkinson-White. Ritmo irregular con una frecuencia ventricular en torno a 170-190 lpm, con ausencia de ondas P (sinusales) y QRS de morfología cambiante, con distintas anchuras y patrones entre complejos.

cia de un QRS de anchura y morfología cambiante en presencia de intervalos irregulares entre ellos. En ritmo sinusal, en el mismo individuo, se observa el patrón característico de PR corto y QRS ensanchado a expensas de una onda delta inicial (**Fig. 9-10**).

En individuos con una vía accesoria de tipo Wolff-Parkinson-White, la conducción anterógrada que se produce a través de esta vía evita los efectos normales de limitación de la frecuencia cardíaca a cargo del nodo AV, dependiendo, en concreto, del período refractario del mismo (a menor período refractario, mayor será la frecuencia ventricular). Las frecuencias ventriculares excesivas resultantes (a veces, entre 200 y 300 lpm) podrían desencadenar una fibrilación ventricular y la muerte súbita. Por ello, está contraindicado el uso de fármacos que favorezcan la conducción por la vía accesoria, siendo preferible la procainamida como fármaco de elección, en caso de estabilidad, si bien es posible el uso de fármacos antiarrítmicos del grupo IA, IC o III. Generalmente estos pacientes requieren de la cardioversión eléctrica. En pacientes con FA que tengan preexcitación, es aconsejable la realización de la ablación de la vía accesoria, independientemente de la opción en el manejo de la FA.

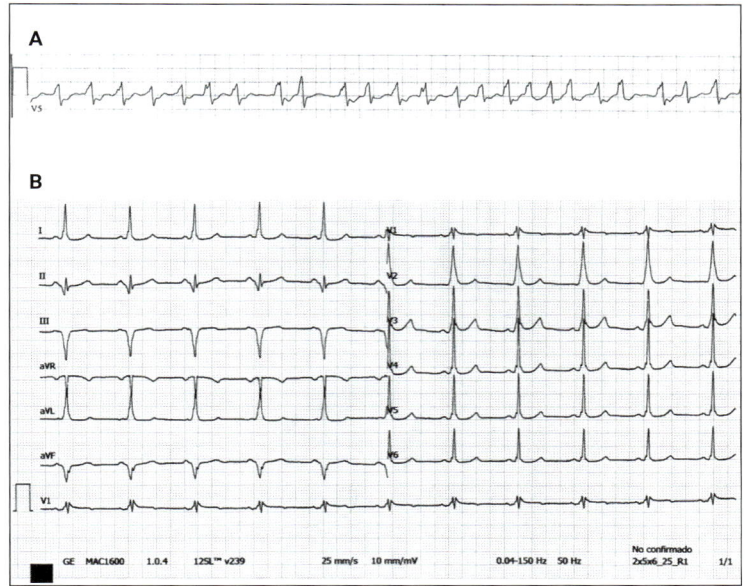

Figura 9-10. Registro en ritmo sinusal del mismo paciente. **A)** Se observa un ritmo rápido e irregular con complejos QRS aberrados y de morfología cambiante. **B)** El mismo paciente, en ritmo sinusal, presenta el patrón característico de preexcitación tipo Wolff-Parkinson-White.

FIBRILACIÓN AURICULAR Y MARCAPASOS

En pacientes con FA con una estimulación ventricular por marcapasos, generalmente por un trastorno avanzado de la conducción del nodo AV, se observa un ritmo regular marcado por la programación del marcapasos e inexistencia de ondas P. Los QRS se inician por una espícula, que será más evidente en función del tipo de configuración del electrodo, siendo mayor en las derivaciones monopolares (**Fig. 9-11**) que en las bipolares (**Fig. 9-12**).

 La FA con bloqueo AV completo y la FA en ritmo de estimulación por marcapasos son las dos situaciones que se encuentran ante una FA con intervalos R-R' regulares.

FIBRILACIÓN AURICULAR Y SÍNDROME CORONARIO AGUDO

Cabe la posibilidad de que en un paciente con FA se presenten otras alteraciones electrocardiográficas, como en el síndrome coronario agudo, en el cual es posible evidenciar ondas Q de necrosis o alteraciones en el segmento SST (**Fig. 9-13**) propias de esta entidad (v. **Sección II**).

Por otro lado, el riesgo de FA de nueva aparición aumenta significativamente (60-77 %) en pacientes con infarto de miocardio, y la FA por sí misma se podría asociar con un aumento del riesgo de infarto agudo de miocardio con o sin elevación del segmento ST.

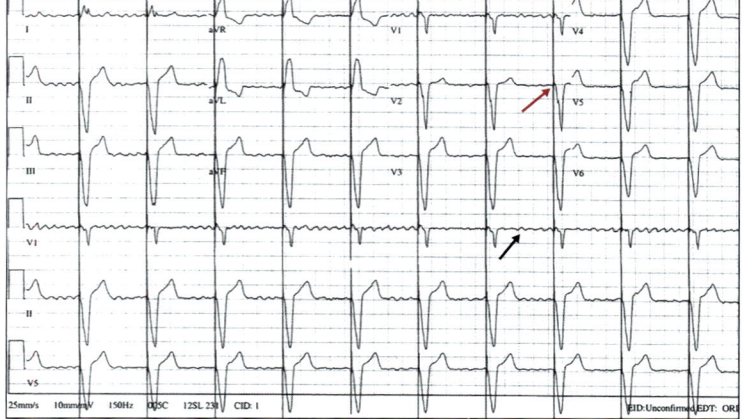

Figura 9-11. Registro de estimulación ventricular por marcapasos, con ritmo regular a 70 lpm, con complejos QRS precedidos de una espícula, indicada con una flecha granate (muy evidente al tratarse de un electrodo en configuración monopolar) y ausencia de ondas P, con ondas f visibles, indicadas con una flecha negra.

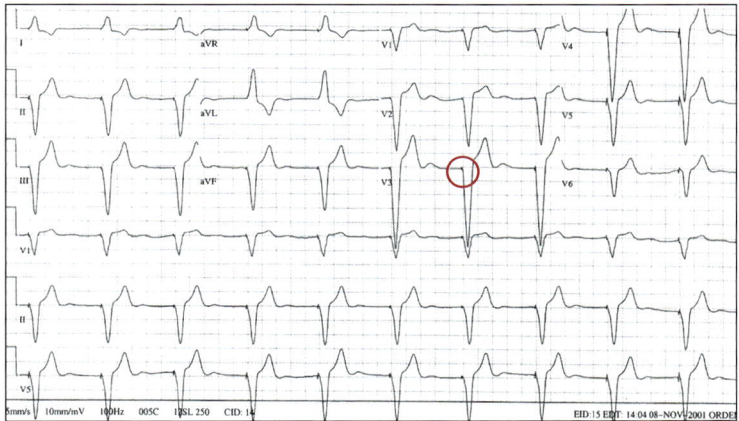

Figura 9-12. Registro de estimulación ventricular por marcapasos, con ritmo regular, con complejos QRS precedidos de una espícula (círculo), menos evidente al tratarse de un electrodo en configuración bipolar, y ausencia de ondas P.

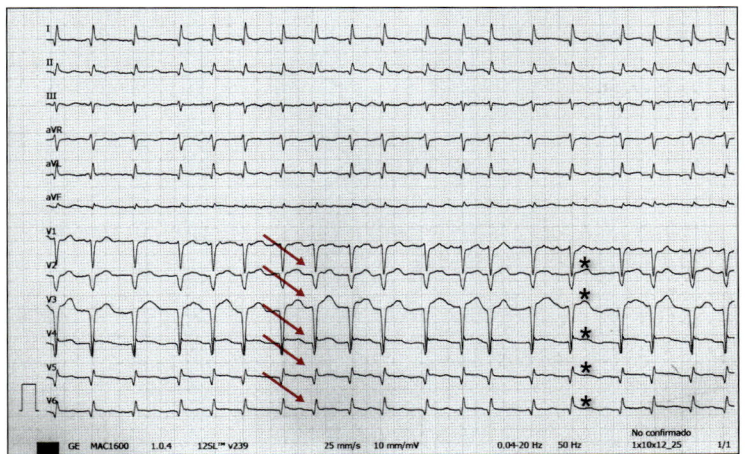

Figura 9-13. Registro de una fibrilación auricular en la que se evidencian ondas QS de necrosis en las derivaciones V2 a V6 correspondientes al territorio anterior (flechas) y elevación del SST (asteriscos) en las mismas derivaciones, características de un infarto de miocardio anterior evolucionado en un paciente con fibrilación auricular.

Se han propuesto distintas clasificaciones para la FA, pero tradicionalmente se distinguen cinco patrones basados en la presentación, la duración y la resolución espontánea de los episodios de FA:

- **FA diagnosticada por primera vez.** Aquella que no ha sido diagnosticada antes, independientemente de la duración de la arritmia o de la presencia y la gravedad de los síntomas relacionados con ella.
- **FA paroxística.** Se revierte espontáneamente o con una intervención en las primeras 48 horas.
- **FA persistente.** La FA se mantiene durante más de 7 días, incluidos los episodios que se terminan por cardioversión farmacológica y/o eléctrica tras más de 7 días.
- **FA persistente de larga duración.** La FA continúa más de un año tras adoptarse una estrategia para el control del ritmo cardíaco.
- **FA permanente.** El paciente y el médico asumen la FA y no adoptan nuevas medidas para restaurar o mantener el ritmo sinusal. La FA permanente representa más una actitud terapéutica del paciente y el médico que un atributo fisiológico inherente a la FA. Este término no debe emplearse en el contexto de una estrategia para el control del ritmo con fármacos antiarrítmicos o ablación con catéter. En caso de aplicarse medidas para el control del ritmo, la arritmia se reclasificaría como FA persistente de larga duración.

Hay cierta terminología que debería evitarse como:

- FA aislada, ya que los avances en el conocimiento de la fisiopatología de la FA muestran que en cada paciente existe una causa para la FA. Por lo tanto, este término puede dar lugar a confusión y no se debe emplear.
- FA valvular/no valvular, ya que diferencia a los pacientes con estenosis mitral moderada/grave o válvulas cardíacas mecánicas de otros pacientes con FA, pero puede ser confuso y no se debe emplear.
- FA crónica, porque tiene varias definiciones y no se debe emplear para describir a poblaciones de pacientes con FA.

CRITERIOS ELECTROCARDIOGRÁFICOS DEL ALETEO O *FLUTTER* AURICULAR Y DIAGNÓSTICO

En la forma típica o dependiente del istmo cavotricuspídeo y más frecuente de aleteo o *flutter* auricular, las aurículas descargan a una frecuencia cercana a los 300 lpm, siendo producido por un circuito de reentrada en la aurícula derecha en sentido antihorario. Esta actividad da lugar a la aparición de ondas F, con apariencia en «dientes de sierra», siendo más características en las derivaciones inferiores (II, III y aVF), donde son negativas, de amplitud baja en I y positivas en V1 (**Fig. 9-14**).

> ❗ Aunque el abordaje para la atención integral de la FA se puede aplicar en casi su totalidad, la ablación del istmo cavotricuspídeo con catéter es el tratamiento más efectivo para el control de ritmo en los pacientes con *flutter* auricular.

De forma mucho menos frecuente, el circuito auricular tiene sentido horario, siendo menos evidentes las ondas de aleteo, con ondas F positivas en derivaciones

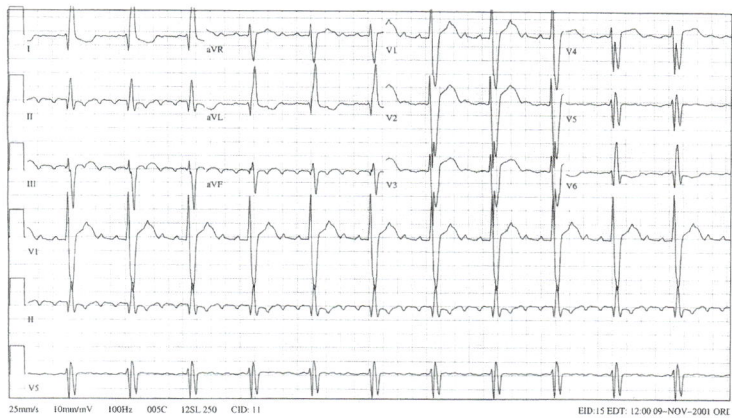

Figura 9-14. Registro de 12 derivaciones característico de un aleteo o *flutter* auricular común, con ondas F en «dientes de sierra», negativas y más evidentes en DII, DIII y aVF, y positivas en V1.

inferiores y negativas en V1 (**Fig. 9-15**). Esto se debe a que ocurre más frecuentemente en el miocardio auricular enfermo o con tejido cicatricial.

En términos generales, el tratamiento del *flutter* auricular atípico o taquicardia auricular macrorreentrante sigue los mismos principios que el tratamiento del *flutter* auricular típico, pero la prescripción de fármacos antiarrítmicos suele estar

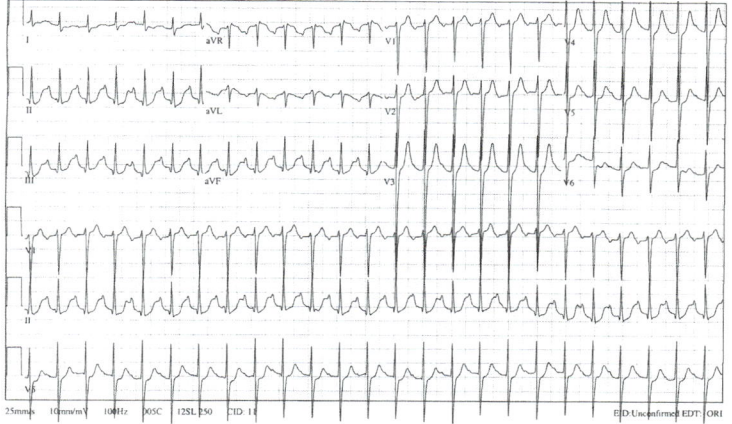

Figura 9-15. Registro de 12 derivaciones con ondas de aleteo o *flutter* auricular no común debido a la rotación horaria del circuito de reentrada, siendo positivas en derivaciones inferiores y negativas en V1.

limitada por la presencia de cardiopatía estructural significativa y la ablación es más compleja.

CONDUCCIÓN AURICULOVENTRICULAR EN EL ALETEO AURICULAR

Al igual que en la FA, la arritmia es generada en la aurícula, aunque por mecanismos diferentes, de modo que la conducción AV dependerá de la capacidad de conducción del nodo AV. Lo habitual es que se produzca una conducción de ondas F alterna hasta los ventrículos (2:1), con una frecuencia cercana a los 150 lpm, aunque la presencia de fármacos o la alteración del nodo AV, así como la influencia del sistema autónomo, pueden originar un mayor o menor grado de bloqueo. Un aumento de la actividad del sistema nervioso central, como puede ocurrir durante el ejercicio, puede facilitar la conducción AV y producir una conducción 1:1, a una frecuencia ventricular aproximada de 300 lpm. Este fenómeno se observa con cierta frecuencia cuando el paciente está en tratamiento con fármacos que aumentan la velocidad de conducción a través del nodo AV, como los antiarrítmicos del grupo IC.

Ante un bloqueo AV de alto grado o variable, la actividad auricular es claramente identificable y la arritmia es fácil de diagnosticar. En cambio, durante una respuesta ventricular rápida (2:1 o 1:1), las ondas T ventriculares pueden solaparse con las ondas F y encubrir la actividad auricular, dando lugar al diagnóstico erróneo de otras taquicardias.

El masaje del seno carotídeo o la adenosina intravenosa pueden enlentecer transitoriamente la conducción AV y ser de ayuda diagnóstica en estas ocasiones.

- **Patrón típico de aleteo auricular común con conducción 2:1.** Se muestra típicamente un patrón de «dientes de sierra» en derivaciones inferiores (**Fig. 9-16**), con una ritmicidad de ondas F y conducción en proporción 2:1, que suele generar una frecuencia ventricular en torno a los 150 lpm.
- **Patrón típico de aleteo auricular con conducción AV variable.** No existe ritmicidad (**Fig. 9-17**), siendo irregular la duración de los intervalos R-R'.
- **Patrón típico de aleteo auricular común con conducción 1:1.** Es un ritmo rápido y regular (**Fig. 9-18**) que, en muchas ocasiones, es favorecido por el uso de fármacos antiarrítmicos usados para la prevención de recurrencias de la FA, como la flecainida, y se denomina en ocasiones *flutter IC*.

FLUTTER AURICULAR CON CONDUCCIÓN ABERRANTE

Al igual que en la FA, es posible la coexistencia de aleteo o *flutter* auricular y trastornos en la conducción eléctrica, ya sea por la presencia de bloqueo de rama o por un trastorno en la conducción intraventricular.

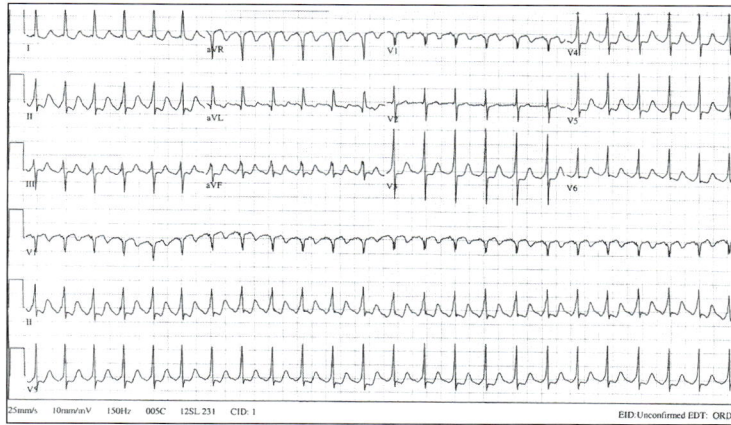

Figura 9-16. Trazado ECG característico de aleteo o *flutter* auricular con frecuencia ventricular rápida debido a conducción 2:1 a nivel del nodo AV, dando lugar a un ritmo regular con frecuencia ventricular en torno a 150 lpm y ausencia de ondas P (sinusales), con ondas F que se solapan con las ondas T.

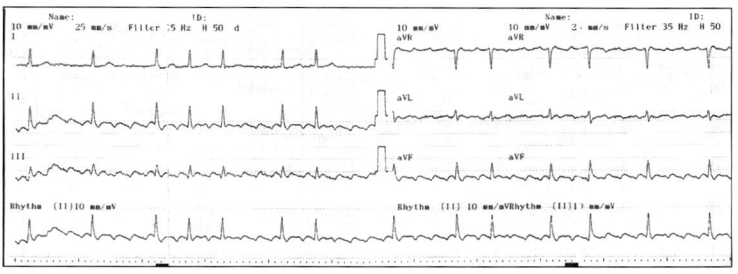

Figura 9-17. Registro electrocardiográfico característico de un aleteo o *flutter* auricular, con ondas F negativas en derivaciones inferiores, con intervalos QRS irregulares debido a la conducción AV variable.

Es importante recordar que, independientemente de la alteración en la morfología del complejo QRS, un ritmo regular como el descrito en el diagnóstico debe considerarse siempre como un aleteo auricular con conducción fija o variable y no otro tipo de arritmias. No obstante, en algunas ocasiones como en las conducciones AV rápidas (2:1 o 1:1) se pueden confundir con taquicardias ventriculares (v. **Cap. 3**), por ser regulares y de QRS ancho. En estos casos, tal como se ha comentado anteriormente, y siempre que el paciente lo tolere, puede ser útil el uso de adenosina.

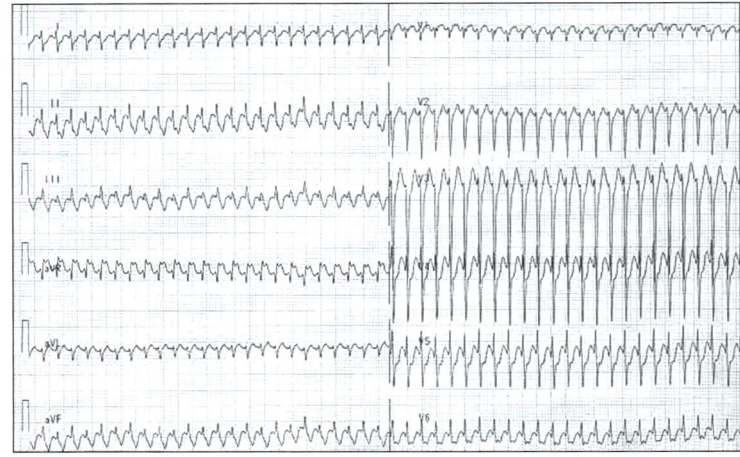

Figura 9-18. Trazado electrocardiográfico característico de un aleteo o *flutter* auricular con frecuencia ventricular muy rápida debido a la conducción 1:1 en el nodo AV, lo que da lugar a un ritmo regular con una frecuencia ventricular en torno a 300 lpm. La repolarización ventricular hace invisible la actividad auricular.

- **Patrón típico de aleteo o *flutter* auricular con bloqueo de rama izquierda.** Se observa un patrón con morfología de QRS aberrado y criterios de bloqueo de rama izquierda (**Fig. 9-19**).

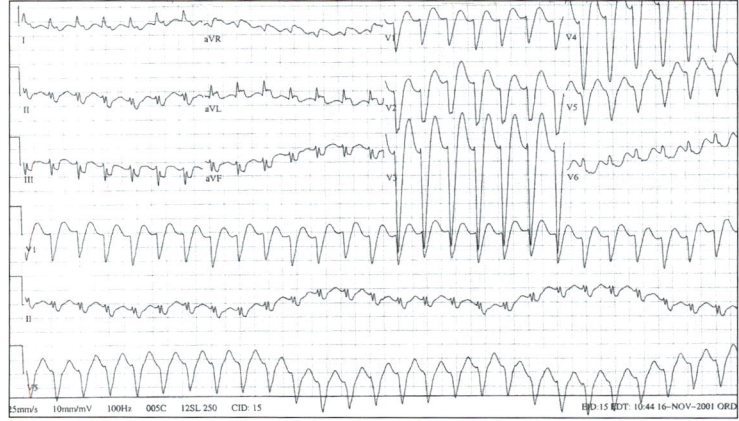

Figura 9-19. Registro de un aleteo o *flutter* auricular con bloqueo de rama izquierda. Ritmo regular con una frecuencia ventricular en torno a 150 lpm, ausencia de ondas P (sinusales) y patrón de bloqueo de rama izquierda (QRS > 120 ms, con morfología W en V1 y M en V5, V6, DI y aVL, ausencia de R en V1-V4 y alteración generalizada del segmento SST).

- **Patrón típico de aleteo o *flutter* auricular con bloqueo de rama derecha.** Se registra una morfología de QRS aberrado y criterios de bloqueo de rama derecha (**Fig. 9-20**).

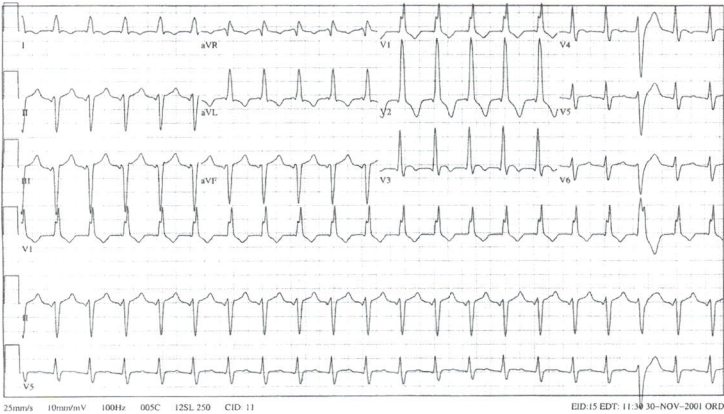

Figura 9-20. Registro de un aleteo o *flutter* auricular con bloqueo de rama derecha. Ritmo regular con frecuencia ventricular en torno a 130-140 lpm, ausencia de ondas P (sinusales) y patrón de bloqueo de rama derecha (QRS > 120 ms), con rsR' en V1 y onda S empastada en V5 y V6. En este caso, además, el eje del QRS es negativo, por lo que se asocia a un hemibloqueo de rama izquierda.

PUNTOS CLAVE

- En la FA hay ausencia de ondas P, debido a la presencia de actividad auricular desorganizada, con ondas *f*, más o menos visibles.
- En la FA hay intervalos QRS irregulares, debido a una conducción AV variable.
- La FA rápida se caracteriza por una frecuencia ventricular superior a 100 lpm.
- La FA lenta se caracteriza por frecuencias cardíacas bajas (< 50 lpm)
- La FA bloqueada se caracteriza por frecuencias bajas con intervalos QRS regulares.
- La FA se caracteriza por un ritmo irregular, independientemente de la morfología del QRS.
- La FA aberrada puede deberse a bloqueos de rama o a la existencia de preexcitación.
- La FA con QRS ancho presenta intervalos QRS irregulares, a diferencia de la taquicardia ventricular en la que los intervalos QRS son regulares.
- El aleteo o *flutter* auricular se caracteriza por la ausencia de ondas P, debido a la presencia de actividad auricular organizada, con ondas F visibles, generalmente en derivaciones inferiores.
- En el aleteo o *flutter* auricular, los intervalos QRS son regulares, debido a una conducción AV estable, que puede ser variable por fármacos o alteraciones del nodo AV.

(Continúa)

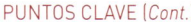

PUNTOS CLAVE (*Cont.*)

- El aleteo o *flutter* auricular 2:1 común se caracteriza por una frecuencia rápida y regular en torno a los 150 lpm.
- El aleteo o *flutter* auricular con conducción variable presenta las características del *flutter* auricular, pero con intervalos QRS variables, sin cambios en su morfología.
- El aleteo o *flutter* auricular con conducción 1:1 se caracteriza por una frecuencia elevada, en torno a los 300 lpm, y puede confundirse con otras taquicardias regulares al no evidenciarse las ondas F de *flutter*.
- El aleteo o *flutter* auricular puede presentarse con un QRS ancho cuando coexiste un bloqueo de rama derecha o de rama izquierda.

BIBLIOGRAFÍA

Beasley BM. Understaking EKGs: a practical approach. 4th ed. Boston; Pearson; 2014.

Bennett DH. Bennett's Cardiac Arrhythmias: Practical Notes on Interpretation and Treatment. 8th ed. Oxford: Wiley-Blackwell; 2012.

Cabrera Bueno F, Gómez Doblas JJ. Electrocardiografía. Interpretación práctica del ECG. Madrid; Editorial Médica Panamericana; 2015.

Davis D. Interpretación del ECG. Su dominio rápido y exacto. 4ª ed. Buenos Aires: Editorial Médica Panamericana; 2008.

Ebert H. ECG Fácil. Interpretación. Diagnóstico diferencial. Barcelona: Thieme J&C; 2005.

Hamm CW, Willems S. El Electrocardiograma. Su interpretación práctica. 3a ed. Madrid: Editorial Médica Panamericana; 2010.

Hindricks G, Potpara T, Dagres N, et al. Guía ESC 2020 sobre el diagnóstico y tratamiento de la fibrilación auricular, desarrollada en colaboración de la European Association of Cardio-Toracic Surgery (EACTS). Rev Esp Cardiol. 2021;74(5):437.e1-437.e116.

James S, Nelson K. ECG Interpretation. London: JP Medical Ltd.; 2011.

Levine GN. Arrhythmias 101. The Ultimate Easy-To-Read Introductory Book to Arrhythmias. New Delhi: Jaypee; 2013.

Staerk L, Sherer JA, Ko D, et al. Atrial Fibrillation: Epidemiology, Pathophysiology, and Clinical Outcomes. Circ Res. 2017;120(9):1501-17.

Taquicardias regulares de QRS estrecho 10

INTRODUCCIÓN Y DEFINICIONES

Cuando analizamos el electrocardiograma (ECG)de un paciente con taquicardia podemos iniciar el diagnóstico diferencial distinguiendo dos grandes grupos según la duración del QRS:

* **Taquicardias de QRS estrecho** (< 120 ms). Tienen un origen supraventricular, es decir, por encima de la bifurcación del haz de His. Una taquicardia de origen hisiano o ventricular septal junto al sistema de conducción también puede tener un QRS inferior a 120 ms, pero es muy poco frecuente, por lo que se pueden considerar equivalentes los términos *taquicardia de QRS estrecho* y *taquicardia supraventricular*.
* **Taquicardias de QRS ancho** (> 120 ms). La prolongación del QRS indica la activación lenta de los ventrículos. La causa más común es que la arritmia se origine fuera del sistema de conducción normal, es decir, una taquicardia de origen ventricular. Pero también una arritmia supraventricular puede tener un QRS ancho si hay aberrancia en la conducción en el sistema de His-Purkinje (preexistente o en relación con una frecuencia cardíaca elevada) (**Fig. 10-1**) o si se produce una conducción por una vía accesoria (taquicardia antidrómica o preexcitada).

Una taquicardia de QRS ancho puede ser de origen ventricular o supraventricular, pero cuando se tengan dudas sobre su origen, siempre se manejará como si fuera ventricular.

En este apartado se tratan las taquicardias de QRS estrecho o taquicardias supraventriculares.

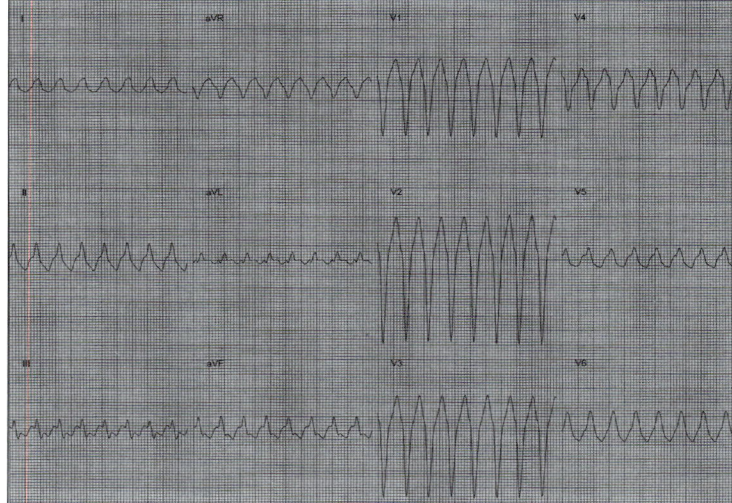

Figura 10-1. Taquicardia ortodrómica conducida con aberrancia por un bloqueo de rama izquierda.

> **!** Se consideran taquicardias regulares de QRS estrecho aquellos ritmos cardía-
> cos con una frecuencia mayor a los 100 lpm y complejos QRS con ciclos regula-
> res y una duración menor a 0,2 s. En la **figura 10-2** se puede observar el registro
> electrocardiográfico característico de la taquicardia regular de QRS estrecho.

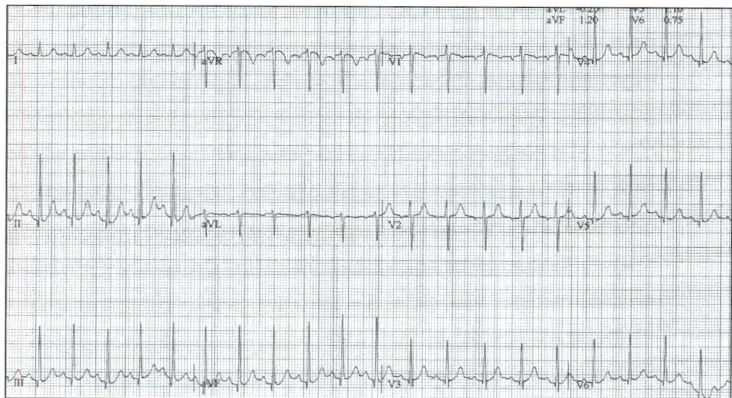

Figura 10-2. Taquicardia sinusal.

No hay que olvidar que pueden existir taquicardias de origen ventricular con QRS relativamente estrecho, al estar su origen muy próximo al sistema de conducción específico (de origen septal o fascicular). Se puede observar un ejemplo en la **figura 10-3**.

Atendiendo a este origen supraventricular, a la dependencia del nodo auriculoventricular (AV) para su mantenimiento y a la presentación electrocardiográfica en forma de taquicardia regular de QRS estrecho, las taquicardias se pueden clasificar en taquicardia sinusal, aleteo o *flutter* auricular con conducción rápida, fibrilación auricular, taquicardia supraventricular paroxística y taquicardia auricular. El aleteo o *flutter* y la fibrilación auricular han sido revisados en el **capítulo 9**, por lo que este capítulo se centrará en los otros tipos referidos (**Tabla 10-1**).

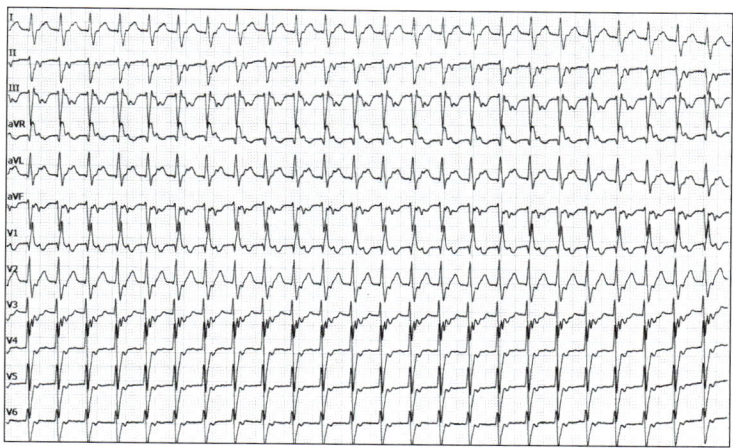

Figura 10-3. Taquicardia ventricular fascicular posterior.

Tabla 10-1. Clasificación de las taquiarritmias supraventriculares

No dependientes del nodo auriculoventricular

Taquicardia sinusal, taquicardia sinusal inapropiada y reentrada sinoauricular

Taquicardia auricular y taquicardia auricular multifocal

Flutter o aleteo auricular

Fibrilación auricular

Dependientes del nodo auriculoventricular

Taquicardia por reentrada nodal

Taquicardia por reentrada auriculoventricular

Taquicardia ectópica de la unión

Taquicardia no paroxística de la unión

Las taquicardias supraventriculares pueden clasificarse en función de su dependencia del nodo AV para establecerse. El interés de esta clasificación está en el abordaje de estas arritmias y su respuesta a los fármacos, cuyo efecto fundamental es bloquear la conducción nodal. Así, las que requieren del nodo AV para su mantenimiento van a ceder prácticamente en un 100 % de los casos con estos fármacos, pero las que requieren solo tejido auricular pueden ceder (algunas taquicardias auriculares) o únicamente reducir la respuesta ventricular (*flutter* o fibrilación auricular), continuando la taquicardia, pero con una frecuencia ventricular menor.

Hay dos mecanismos principales bien definidos, por reentrada o por un automatismo anormal:

- **Reentrada.** La mayoría de las taquicardias de QRS estrecho se producen por un mecanismo de reentrada. Este requiere dos vías con diferentes propiedades electrofisiológicas conectadas proximal y distalmente, formando un circuito anatómico o funcional. La reentrada típicamente se produce cuando un impulso prematuro llega a la primera vía y se conduce a través de ella, bloqueándose en la segunda, que tiene un período refractario más largo y no es excitable. La conducción por la primera vía es lenta (a) y permite que la segunda (b), a la que está conectada distalmente, recupere la excitabilidad, por lo que el estímulo puede conducirse de forma retrógrada a través de ella. Este impulso llegará al extremo proximal de la primera vía, reexcitándola, y así se establece el circuito de reentrada. Por tanto, la reentrada requiere un bloqueo unidireccional y una conducción lenta alrededor de un área central no excitable desde el punto de vista anatómico (un área de fibrosis) o funcional. Las arritmias más comunes que utilizan este mecanismo son la taquicardia por reentrada nodal y la taquicardia por reentrada AV, que utiliza un haz anómalo como brazo retrógrado (conducción ortodrómica).
- **Automatismo anormal o actividad desencadenada por pospotenciales.** Las taquicardias de QRS estrecho también pueden producirse por anomalías en la formación del impulso.
  - Automatismo normal aumentado: por un aumento del automatismo en el nodo sinusal, como, por ejemplo, en la taquicardia sinusal.
  - Automatismo anormal: bajo circunstancias patológicas, las células del sistema de conducción pueden sufrir una reducción en su potencial de reposo y presentar una actividad diastólica espontánea. Son ejemplos de esto la taquicardia auricular ectópica y la taquicardia de la unión.
  - Actividad desencadenada: los pospotenciales son oscilaciones del potencial de membrana que pueden aparecer antes de que se complete la repolarización (pospotenciales precoces) o tras esta (pospotenciales tardíos). Cuando esta oscilación alcanza el umbral de despolarización celular, se produce un nuevo potencial de acción. Los pospotenciales repetidos pueden provocar arritmias no sostenidas. Para que den lugar a arritmias sostenidas debe haber, además, una reentrada, favorecida por la dispersión de períodos refractarios, asociada con la presencia de pospotenciales. Esta es la base fisiopatológica de las arritmias asociadas a la intoxicación digitálica o por isquemia.

TAQUICARDIA SINUSAL

A continuación, se desarrollan los diferentes tipos que existen de taquicardia sinusal.

Taquicardia sinusal fisiológica

La taquicardia sinusal puede ser una respuesta fisiológica normal y necesaria ante el estrés físico o emocional. Se asocia también a situaciones patológicas que siempre habrá que tener en cuenta, como puede ser la presencia de fiebre, la anemia, la hipovolemia, el hipertiroidismo, la insuficiencia cardíaca, una patología pulmonar (EPOC, asma, embolismo pulmonar) o la administración de determinados fármacos o drogas.

Electrocardiográficamente se caracteriza por la presencia de ondas P de morfología sinusal, es decir, positivas en las derivaciones II, III y aVF y negativas en aVR, que se siguen todas de complejo QRS a una frecuencia superior a 100 lpm. No suele requerir tratamiento por sí misma, solo la identificación y el control de su causa. En casos seleccionados, se pueden emplear betabloqueantes. En la figura 10-2 se muestra un registro electrocardiográfico con los hallazgos característicos de la taquicardia sinusal.

Taquicardia sinusal inapropiada

Aumento persistente de la frecuencia sinusal desproporcionado para el nivel de actividad física o emocional del paciente. Afecta a mujeres (90 %) de edad media y la sintomatología (palpitaciones, disnea, mareo, etc.) puede ser intensa.

Su diagnóstico precisa la exclusión de una causa sistémica (hipertiroidismo, feocromocitoma, etc.). Su tratamiento es sintomático y debe comenzar con un programa paulatino de actividad física; posteriormente pueden emplearse betabloqueantes y, en casos refractarios, plantearse la modulación con catéter del nodo sinusal. No está claro el papel de los fármacos específicamente bradicardizantes, como la ibravadina.

Taquicardia postural ortostática

Se define como un aumento de la frecuencia cardíaca de más de 30 lpm (o alcanzar más de 120 lpm) tras 5-10 minutos de ortostatismo, en ausencia de hipotensión o de causa conocida de neuropatía autónoma. El cuadro clínico es en ocasiones muy florido y para su tratamiento se aconseja establecer medidas no farmacológicas (aumento del consumo de sal y líquidos, medias compresivas, etc.) y farmacológicas (fundamentalmente betabloqueantes y mineralcorticoides).

Taquicardia por reentrada sinoauricular

Es una taquicardia paroxística que se presenta con una onda P igual a la sinusal. Se inicia con una extrasístole auricular por una reentrada que incluye tejido del nodo sinusal.

TAQUICARDIAS PAROXÍSTICAS SUPRAVENTRICULARES

Las taquicardias paroxísticas supraventriculares son ritmos rápidos y habitualmente regulares, en los que alguna estructura por encima de la bifurcación del haz de His es necesaria para su mantenimiento. Los tres tipos más frecuentes son las taquicardias auriculares, las taquicardias reentrantes nodales y las taquicardias mediadas por una vía accesoria.

Se presentan como taquicardias regulares de QRS estrecho con una frecuencia cardíaca que oscila entre 140 y 200 lpm y que característicamente tienen inicio y fin bruscos (paroxísticas). Suelen presentarse en personas jóvenes sin cardiopatía estructural subyacente. Su mecanismo de producción es por reentrada, bien a nivel del nodo AV, en la taquicardia por reentrada intranodal, o bien por reentrada a nivel AV a través de una vía accesoria, en el síndrome de Wolff-Parkinson-White.

La presentación clínica es en forma de palpitaciones más o menos rápidas, con opresión torácica, disnea, mareo, incluso síncope. Los pacientes con taquicardia por reentrada intranodal suelen referir pulsaciones en el cuello, lo que se denomina «signo de la rana» o «golpeteo yugular».

Los ECG durante los episodios de taquicardia son similares en ambos casos, siendo difícil y a veces imposible su diferenciación. La taquicardia por reentrada intranodal suele ser más frecuente en mujeres jóvenes, mientras que las taquicardias del síndrome de Wolff-Parkinson-White son más frecuentes en varones.

 Ante la presencia de varias vías accesorias en un mismo paciente hay que investigar la posibilidad de una anomalía de Ebstein asociada.

En la **figura 10-4** se puede observar el registro electrocardiográfico característico de una taquicardia supraventricular.

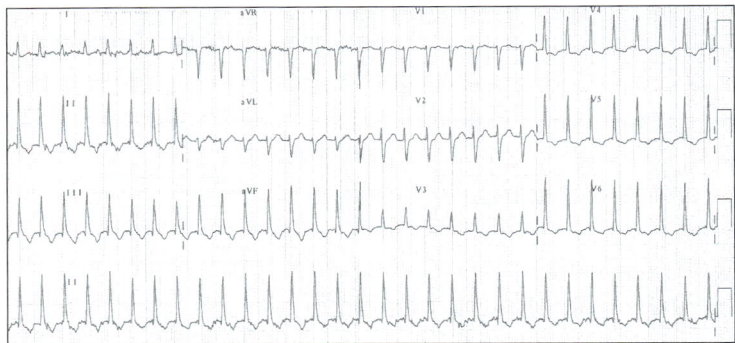

Figura 10-4. Presentación electrocardiográfica típica de una taquicardia supraventricular paroxística.

Taquicardia intranodal

Es la taquicardia supraventricular más frecuente, con una mayor incidencia en mujeres. Clínicamente cursa con palpitaciones acompañadas de sensación de latido en el cuello («signo de la rana»), y no suele asociarse con una cardiopatía estructural. Suele tener una frecuencia de entre 140 y 250 lpm.

Se produce por reentrada en el nodo AV, involucrando dos vías funcionalmente diferentes: una vía de conducción lenta y período refractario corto (α) y otra de conducción rápida y período refractario largo (β).

Tiene dos variantes: una forma común y una forma no común.

En su **forma común**, suele iniciarse con una extrasístole auricular que alcanza el nodo AV en el momento en que la vía rápida (β) está refractaria, por lo que conduce por la vía lenta (α), y al final de esta el impulso eléctrico vuelve hacia atrás por la vía rápida ya recuperada de su período refractario. De esta forma, durante la taquicardia la activación anterógrada se transmite por la vía lenta y la retrógrada por la vía rápida («taquicardia lenta-rápida»). Como el impulso eléctrico se dirige simultáneamente hacia los ventrículos y, retrógradamente, hacia las aurículas, la onda P′ se inscribe sobre el QRS y no es visible, o bien forma en la parte final del QRS una muesca (seudoonda s en la cara inferior, seudoonda r′ en V1) (**Fig. 10-5**). Por tanto, el intervalo RP será menor que el PR (siendo RP menor de 70 ms) (**Tabla 10-2**).

En la **forma no común** (**Fig. 10-6**), muy infrecuente, el circuito es inverso («taquicardia rápida-lenta») o implica dos vías lentas, provocando que la onda P′ se inscriba lejos del QRS, siendo el intervalo RP mayor que el PR.

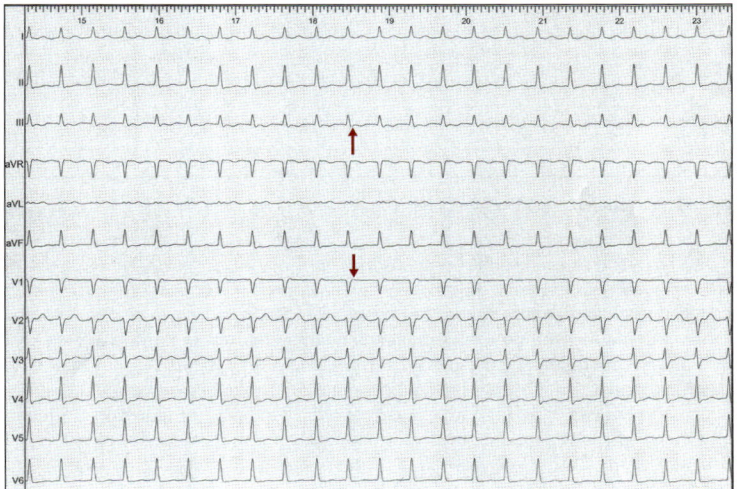

Figura 10-5. Taquicardia intranodal común con seudoonda r′ en V1 y seudoonda s en derivaciones inferiores (flechas).

Tabla 10-2. Clasificación de las taquicardias supraventriculares en función de la relación RP/PR

RP corto (RP más corto que PR)

TRIN común (lenta-rápida): normalmente RP < 70 ms

Taquicardia por reentrada AV (ortodrómica): normalmente RP > 70 ms

Taquicardia auricular

RP largo (RP más largo que PR)

TRIN no común (rápida-lenta)

Taquicardia de Coumel (vía oculta decremental)

Taquicardia auricular

TRIN: taquicardia por reentrada intranodal.

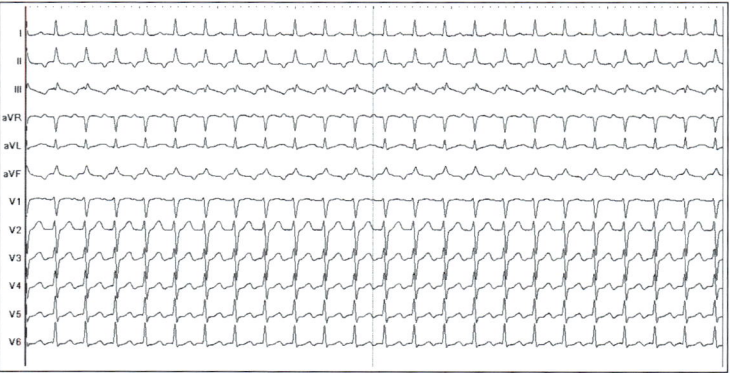

Figura 10-6. Taquicardia intranodal no común.

La taquicardia intranodal puede tener conducción 2:1 al ventrículo, con un patrón electrocardiográfico típico que provoca la onda P no conducida en relación con la onda T, el llamado «signo del beso» (**Fig. 10-7**).

El tratamiento crónico con fármacos tiene una eficacia limitada (30-50 %), ya que reduce el número de episodios, pero no suele suprimirlos por completo. Se pueden emplear antagonistas del calcio (verapamilo/diltiazem) o betabloqueantes como primera elección. Los fármacos de tipo IC (flecainida/propafenona) pueden emplearse como segunda elección si no hay cardiopatía estructural ni patrón de Brugada en el ECG. Los de clase III (amiodarona/sotalol) no tienen un buen perfil riesgo-beneficio en estos pacientes, por lo que no deben emplearse.

El tratamiento de elección en pacientes con crisis frecuentes y/o mal toleradas, así como cuando el paciente no quiere tratamiento farmacológico o este no es

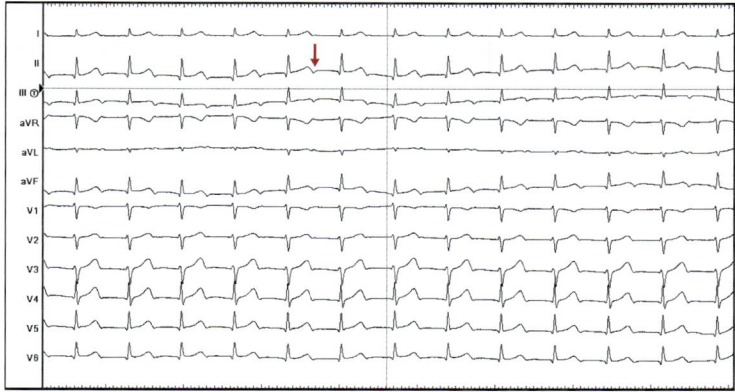

Figura 10-7. Taquicardia intranodal común, con conducción 2:1 al ventrículo. La onda P no conducida se halla inscrita al final de la onda T («signo del beso», indicado con una flecha).

eficaz, es la ablación con catéter. La ablación de la vía lenta tiene una eficacia del 98 %, con una baja tasa de complicaciones (< 0,5 % de bloqueo AV completo) y de recurrencias (< 5 %).

Taquicardia por reentrada auriculoventricular

Las vías accesorias son conexiones musculares entre aurículas y ventrículos a través de diferentes estructuras, como, por ejemplo, los anillos mitral o tricuspídeo, conocidos como *haces de Kent*. Estas conexiones pueden conducir el impulso eléctrico en ambas direcciones o solo en una de ellas (habitualmente en dirección retrógrada). Se produce preexcitación cuando la vía es capaz de conducir de aurículas a ventrículos. El grado de preexcitación depende de la cercanía de la vía al nodo sinusal y de la velocidad de conducción por el sistema normal (la vía conduce habitualmente de forma rápida y estable). Si el período refractario de la vía es largo, la preexcitación desaparece de forma brusca al aumentar la frecuencia cardíaca («preexcitación intermitente»).

Se considera que existe un síndrome de Wolff-Parkinson-White cuando un paciente con taquiarritmias presenta preexcitación en el ECG basal.

La arritmia más frecuente en este contexto es la **taquicardia por reentrada AV o taquicardia ortodrómica**, en la que el impulso eléctrico se dirige hacia los ventrículos por el sistema de conducción normal y vuelve a las aurículas por una vía accesoria (**Fig. 10-8**). Electrocardiográficamente es muy similar a las taquicardias por reentrada intranodal, pero con una onda P más fácilmente visible, es retrógrada (aparece tras QRS) y presenta un intervalo RP corto (RP más corto que PR), pero más largo que en las taquicardias por reentrada intranodal (siendo RP > 70 ms).

También puede darse, con mucha menor frecuencia, el circuito inverso (activación de los ventrículos por la vía accesoria y vuelta hacia la aurícula por el sistema de conducción normal u otra vía accesoria), que da lugar a una taqui-

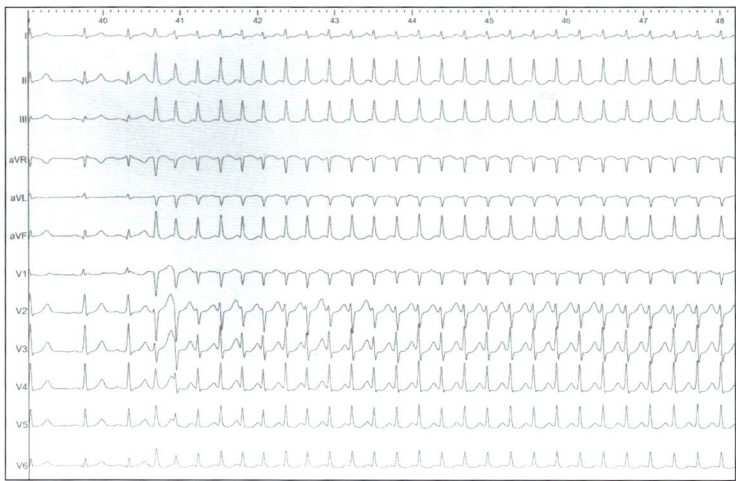

Figura 10-8. Taquicardia ortodrómica desencadenada tras dos extrasístoles supraventriculares.

cardia de QRS ancho, llamada **taquicardia antidrómica**. En este caso, dado que el estímulo baja por la vía accesoria, el QRS será ancho, como consecuencia de una preexcitación máxima por la conducción hacia el ventrículo solo por la vía.

Existe un tipo especial de taquicardia ortodrómica mediada por una vía accesoria, conocida como **taquicardia incesante de Coumel.** Presenta una conducción muy lenta y únicamente retrógrada con propiedades decrementales (retraso en la conducción a frecuencias altas). Su comportamiento es incesante y puede desembocar en una taquicardiomiopatía. Electrocardiográficamente se manifiesta como rachas incesantes de taquicardia con RP largo y ondas P negativas en derivaciones inferiores (**Fig. 10-9**).

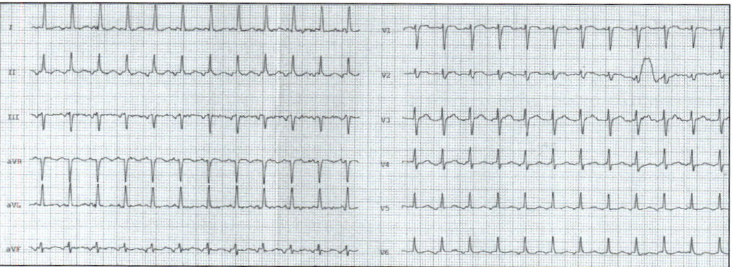

Figura 10-9. Taquicardia de Coumel.

Durante el episodio agudo, puede ser muy difícil, a veces imposible, distinguir ambos tipos de taquicardia supraventricular paroxística (la taquicardia intranodal o el síndrome de Wolff-Parkinson-White). El ECG basal intercrisis puede ser en ocasiones diagnóstico. Mientras el ECG basal de los pacientes con taquicardia por reentrada intranodal es normal, el ECG de los pacientes con síndrome de Wolff-Parkinson-White presenta un patrón de preexcitación caracterizado por un intervalo PR corto (< 0,12 s) y empastamiento inicial del complejo QRS conocido como *onda delta* (**Fig. 10-10**). La morfología de la onda delta y la polaridad del QRS pueden orientar sobre la localización de la vía accesoria (**Fig. 10-11**).

Sin embargo, este patrón de preexcitación puede ser intermitente (**Fig. 10-12**) y ser evidente solo en algunos momentos. También puede ocurrir que la vía accesoria tenga solamente conducción retrógrada y no ser evidente en el ECG basal, denominándose *vía accesoria oculta*.

Una vía accesoria puede conducir de aurículas a ventrículos durante otras arritmias supraventriculares (taquicardia, *flutter* o fibrilación auriculares, incluso durante una taquicardia por reentrada intranodal), sin requerir su participación para el mantenimiento de la taquicardia («taquicardia preexcitada»), pero puede añadir gravedad en su presentación clínica, fundamentalmente en el caso de la fibrilación auricular (fibrilación auricular preexcitada) (**Fig. 10-13**), si la vía accesoria tiene un período refractario anterógrado corto y es capaz de conducir muchos impulsos a los ventrículos. Su peligrosidad radica en el hecho de que puede degenerar en una fibrilación ventricular y, por lo tanto, supone una causa de muerte súbita en pacientes con síndrome de Wolff-Parkinson-White.

El síndrome de Wolff-Parkinson-White conlleva un riesgo pequeño pero bien definido de muerte súbita, y la secuencicon el que lleva hasta ella suele ser: taquicardia ortodrómica que degenera en fibrilación auricular, conducción muy rápida a los ventrículos por la vía accesoria y degeneración del ritmo a fibrilación ventricular.

En el manejo de la taquicardia antidrómica aguda o de las taquicardias preexcitadas (ambas con QRS ancho), está indicada la cardioversión eléctrica si la arritmia es mal tolerada. Si la arritmia es bien tolerada se puede emplear como alternativa el tratamiento farmacológico, pudiendo utilizar únicamente aquellos fármacos que enlentezcan la conducción por la vía accesoria, como la procainamida o la flecainida, si bien el tratamiento farmacológico suele ser ineficaz o mal tolerado.

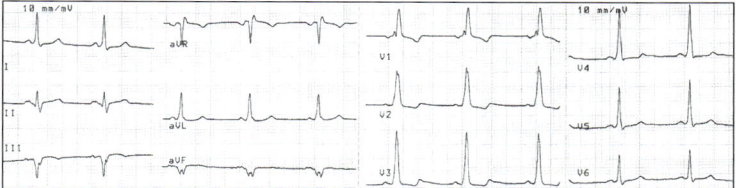

Figura 10-10. ECG que muestra preexcitación: un intervalo PR corto y un empastamiento inicial del complejo QRS denominado *onda delta*.

En el tratamiento a largo plazo, la ablación representa el tratamiento de elección al ser curativa, ya que elimina tanto los síntomas como el riesgo de muerte súbita. Su eficacia supera el 90 % en la mayoría de las localizaciones, siendo mayor en las vías de pared libre y menor en las septales, y con una baja incidencia de complicaciones (en torno al 1 %, fundamentalmente en relación con la punción arterial).

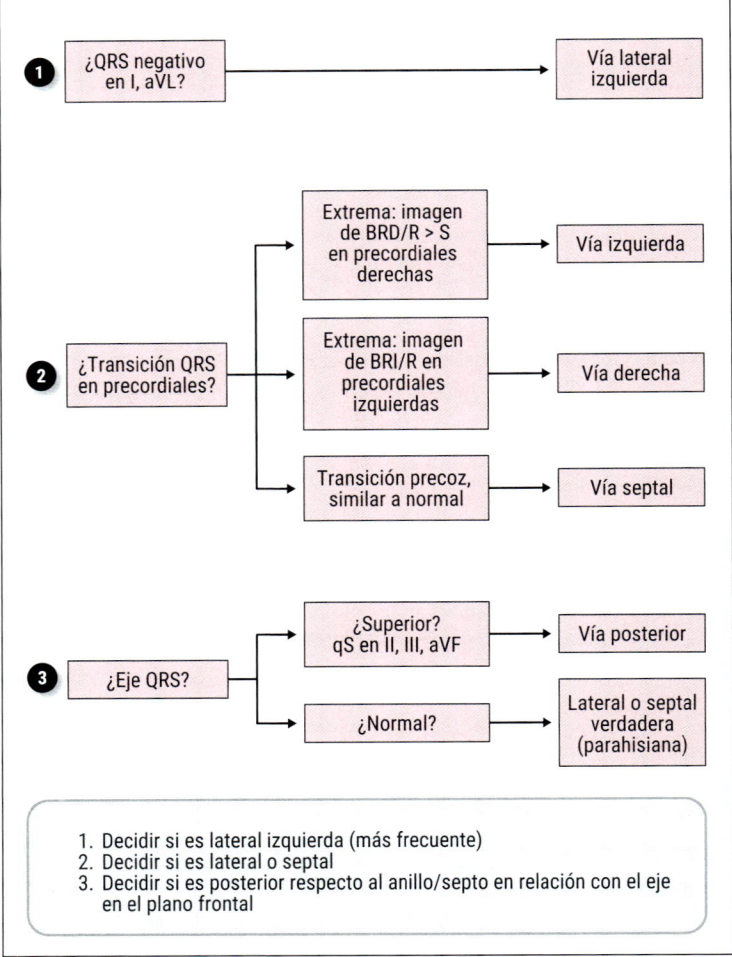

Figura 10-11. Algoritmo para la localización de las vías accesorias más comunes.

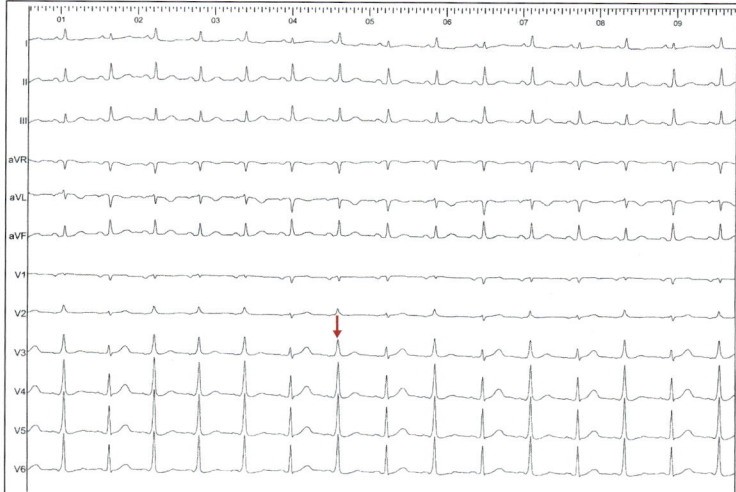

Figura 10-12. Preexcitación intermitente. Se observan complejos preexcitados (flecha) alternando con complejos normales.

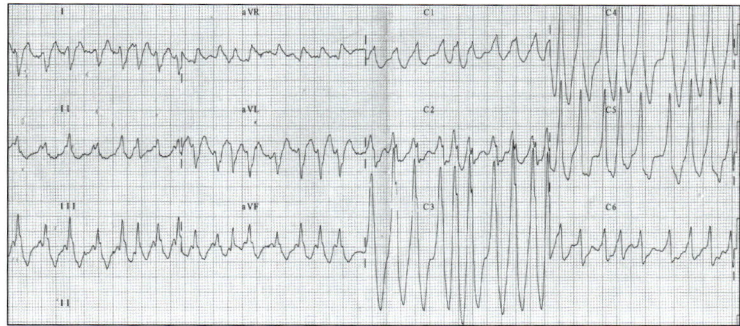

Figura 10-13. Fibrilación auricular preexcitada a través de una vía lateral izquierda.

TAQUICARDIA AURICULAR

Son taquicardias que se originan en una zona concreta de la aurícula, desde donde activan centrífugamente al resto del tejido auricular, no precisando del nodo AV ni del tejido ventricular para su inicio y mantenimiento. Su mecanismo de acción puede ser por automatismo aumentado, actividad desencadenada o reentrada.

Según el número de focos ectópicos auriculares que tengan de base, se dividen en taquicardia auricular focal o multifocal.

Taquicardia auricular focal

Esta taquicardia es poco frecuente y habitualmente de pronóstico benigno, excepto en los casos incesantes. Electrocardiográficamente se caracteriza por la aparición de taquicardias de QRS estrecho, generalmente regulares, con ondas P' de morfología diferente a la sinusal, generalmente sobre la onda T precedente. El RP suele ser largo (mayor que el PR) (**Figs. 10-14** y **10-15**).

La respuesta ventricular dependerá del grado de bloqueo que ejerce el nodo AV sobre los estímulos generados en las aurículas (bloqueo 2/1, 3/1, etc.). El diagnóstico definitivo del tipo y mecanismo de la taquicardia solo puede establecerse con seguridad a través del estudio electrofisiológico.

Aunque se pueden originar en cualquier punto de las aurículas, hay algunas zonas más arritmogénicas: en la aurícula derecha, la *crista terminalis* y el *ostium* del seno coronario, y en la aurícula izquierda, las venas pulmonares. La morfología de la onda P' nos puede orientar sobre la zona de origen de la taquicardia (por ejemplo, si es negativa en I y aVL, se origina en la aurícula izquierda).

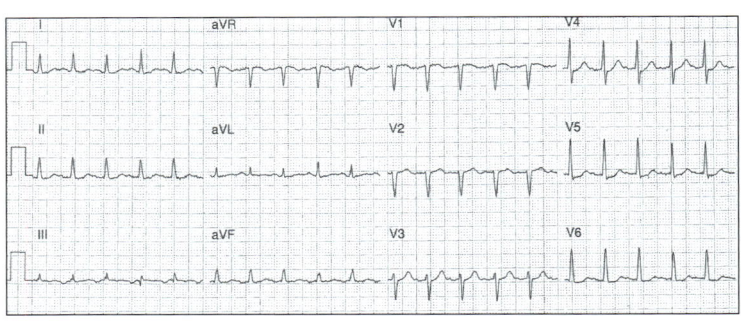

Figura 10-14. Taquicardia auricular focal.

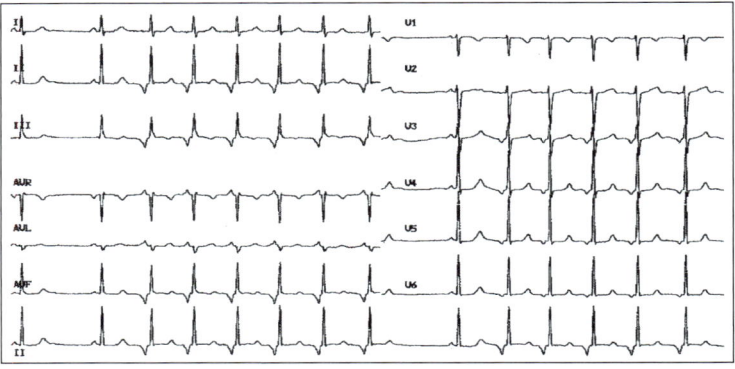

Figura 10-15. Ritmo sinusal seguido de taquicardia auricular, con origen en el *ostium* del seno coronario.

Se asocia con frecuencia a una cardiopatía subyacente, por lo que requiere ser evaluada por un cardiólogo, aunque también puede ocurrir en pacientes sin cardiopatía subyacente.

Puede presentarse en forma paroxística, con el fenómeno de «calentamiento-enfriamiento» (aceleración al inicio y desaceleración al final del episodio) o de forma incesante. En la intoxicación digitálica se observa normalmente una taquicardia auricular con bloqueo AV.

Taquicardia auricular multifocal

En otros casos, la taquicardia auricular presenta varias morfologías de ondas P. En la taquicardia auricular multifocal se observa una taquicardia irregular con tres o más morfologías diferentes de onda P' a diferente frecuencia. Esto se conoce como *taquicardia auricular multifocal* o *ritmo auricular caótico* (**Fig. 10-16**), que suele tener un ciclo irregular y que no se debe confundir con una fibrilación auricular.

Aparece generalmente en relación con enfermedades pulmonares (bronconeumopatía crónica) o con alteraciones hidroelectrolíticas. El tratamiento se dirige al control de la enfermedad subyacente. Este tipo de pacientes no suele requerir una valoración cardiológica específica.

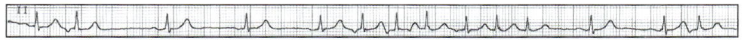

Figura 10-16. Ritmo auricular caótico con racha de taquicardia auricular multifocal.

OTRAS CONSIDERACIONES: FIBRILACIÓN AURICULAR Y *FLUTTER* AURICULAR CON CONDUCCIÓN RÁPIDA Y MANIOBRAS VAGALES

Aunque han sido descritos en capítulos específicos previos, conviene tener en consideración algún aspecto. El *flutter* auricular puede presentarse electrocardiográficamente como una arritmia regular de QRS estrecho. Se caracteriza por una actividad auricular a una frecuencia de 250-300 lpm organizada en su característica onda F «en dientes de sierra». El nodo AV bloquea parcialmente la conducción de estímulos auriculares, y, dependiendo del grado de bloqueo ejercido por el nodo AV, la conducción puede ser variable y la frecuencia resultante, de 150 lpm en el *flutter* 2:1 o de 100 lpm en el 3:1. La presencia de una taquicardia regular a una frecuencia de 150 lpm siempre debe hacer pensar en la presencia de un *flutter* auricular.

Por otra parte, la fibrilación auricular es una arritmia cuya característica más importante es la actividad auricular caótica, que se manifiesta como la oscilación de la línea de base en forma de onda f y la irregularidad en sus ciclos RR. Siempre hay que tener presente que cuando la respuesta ventricular es muy rápida puede tornarse a un aspecto más o menos regular, lo cual puede llevar a confusión.

La realización de maniobras vagales o la aplicación de fármacos bloqueadores del nodo AV (adenosina, betabloqueantes, diltiazem o verapamilo) pueden servir como maniobra diagnóstico-terapéutica en las taquicardias de QRS estrecho. Mientras que esta actuación hace finalizar bruscamente las taquicardias supraventriculares paroxísticas por reentrada intranodal o del síndrome de Wolff-Parkinson-White (**Fig. 10-17**), tiene un efecto diferente sobre las taquicardias auriculares, el *flutter* y la fibrilación auricular, ya que no los finaliza, sino que aumenta el grado de bloqueo en el nodo AV, apareciendo más nítidamente las onda F de *flutter*, las ondas P de las taquicardias auriculares o la actividad caótica e irregular de la fibrilación auricular.

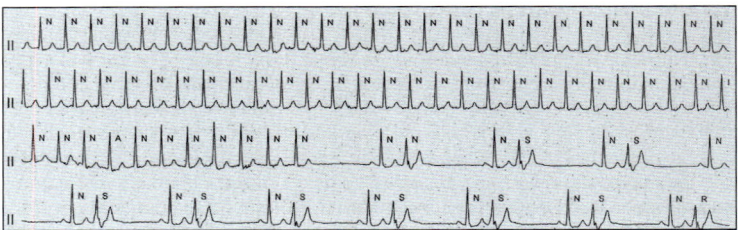

Figura 10-17. Taquicardia supraventricular paroxística finalizada con maniobras vagales. Se restaura el ritmo sinusal con extrasistolia en bigeminismo.

PUNTOS CLAVE

- La taquicardia sinusal es una repuesta fisiológica normal ante un estrés físico o emocional.
- La taquicardia sinusal puede ser la manifestación de una enfermedad subyacente.
- La taquicardia sinusal se caracteriza por la presencia de ondas P de morfología sinusal (positivas en II, III y aVF y negativas en aVR) con una frecuencia mayor de 100 lpm.
- La taquicardia de QRS estrecho tiene origen supraventricular.
- Se considera taquicardia al ritmo cardíaco superior a 100 lpm.
- La taquicardia presenta un QRS estrecho por seguir la vía normal de despolarización ventricular.
- Las taquicardias supraventriculares paroxísticas se manifiestan como paroxismos de taquicardias rápidas de inicio y fin bruscos.
- Las taquicardias supraventriculares paroxísticas suelen presentarse en personas jóvenes sin cardiopatía estructural.
- El mecanismo de la taquicardia supraventricular paroxística es por reentrada intranodal o por reentrada AV a través de una vía accesoria (Wolff-Parkinson-White).
- Las taquicardias auriculares se originan en focos del músculo auricular, sin necesitar otras estructuras para su inicio y mantenimiento.
- La morfología de la onda P en la taquicardia auricular es diferente a la onda P sinusal y depende del lugar de la aurícula donde se origine.
- La taquicardia auricular bloqueada puede indicar intoxicación digitálica.
- Una taquicardia regular a 150 lpm debe hacer pensar en un *flutter* auricular con conducción 2:1 a los ventrículos.

(Continúa)

PUNTOS CLAVE (*Cont.*)

- Una fibrilación auricular con respuesta ventricular muy rápida puede tornarse de aspecto regular y llevar a confusión.
- Las maniobras vagales o el uso de fármacos bloqueadores del nodo AV pueden ser una herramienta diagnóstico-terapéutica.
- Las taquicardias de origen supraventricular se presentan como taquicardias de QRS estrecho, pero, en caso de conducción aberrada, también pueden presentarse como taquicardias de QRS ancho.
- Una taquicardia de QRS ancho en presencia de cardiopatía estructural importante siempre debe hacer pensar en un origen ventricular como primera opción.

BIBLIOGRAFÍA

Beasley BM. Understanding EKGs: a practical approach. 4th ed. Boston: Pearson; 2014.

Bennett DH. Bennett's. Cardiac Arrhythmias. Practical Notes on Interpretation and Treatment. 8th ed. Oxford: Wiley-Blackwell; 2012.

Davis D. Interpretación del ECG. Su dominio rápido y exacto. 4ª ed. Buenos Aires: Editorial Médica Panamericana; 2008.

Ebert H. ECG Fácil. Interpretación. Diagnóstico diferencial. Barcelona: Thieme J&C; 2005.

Hamm CW, Willems S. El Electrocardiograma. Su interpretación práctica. 3a ed. Madrid: Editorial Médica Panamericana; 2010.

James S, Nelson K. ECG Interpretation. London: JP Medical Ltd.; 2011.

Levine GN. Arrhythmias 101. The Ultimate Easy-To-Read Introductory Book to Arrhythmias. New Delhi: Jaypee; 2013.

Taquicardias regulares de QRS ancho 11

CONCEPTO Y CLASIFICACIÓN

Son taquicardias de QRS ancho aquellas con una frecuencia igual o mayor a 100 lpm y una duración del QRS igual o superior a 120 ms. La duración del QRS en el electrocardiograma (ECG) es un reflejo del tiempo de activación del miocardio ventricular. En condiciones normales, los impulsos eléctricos originados en la aurícula se propagan a través del sistema de conducción normal (nodo auriculoventricular [AV] haz de His y fibras de Purkinje) de forma rápida y organizada, activando de forma simultánea a ambos ventrículos, lo que da lugar a un QRS estrecho. La mayor duración del QRS de estas arritmias traduce un tiempo más prolongado de activación del miocardio ventricular.

No obstante, se debe destacar que, en la asistencia urgente del paciente, el realizar este diagnóstico diferencial no es relevante, ya que es la tolerancia hemodinámica a la taquicardia la que debe guiar la actitud terapéutica.

Taquicardias ventriculares

Son el tipo más frecuente de taquicardia de QRS ancho (70-80 % de los casos), y se definen por la presencia de tres o más latidos ventriculares consecutivos a una frecuencia superior a 100 lpm.

Son la principal causa de muerte súbita de origen cardíaco. Ocurren con mayor frecuencia en pacientes con cardiopatía estructural (90 % de los casos), principalmente con cardiopatía isquémica, pero también pueden presentarse en pacientes sin cardiopatía estructural (10 % de los casos).

! Se consideran sostenidas si superan los 30 s de duración, producen repercusión hemodinámica o requieren tratamiento para su finalización, y no sostenidas si no reúnen ninguna de las tres condiciones.

Si los complejos QRS mantienen una morfología uniforme a lo largo de una derivación se consideran monomorfas (**Fig. 11-1A**); en cambio, se consideran polimorfas (**Fig. 11-1B**) si existen variaciones de la morfología y del eje.

Taquicardia ventricular no sostenida

La taquicardia ventricular no sostenida (TVNS) es un hallazgo frecuente, tanto en pacientes con cardiopatía estructural como en pacientes sin cardiopatía. Cuando **no existe cardiopatía estructural**, se clasifican en:

• TVNS monomorfa idiopática: supone el 10 % de las arritmias ventriculares evaluadas en las unidades de arritmias. Los pacientes con taquicardia ventricular (TV) idiopática presentan múltiples episodios de TV monomorfa no sostenida y ocasionales episodios de TV sostenida. Su pronóstico es benigno, con una incidencia de muerte súbita muy baja. Pueden presentar diferentes orígenes:

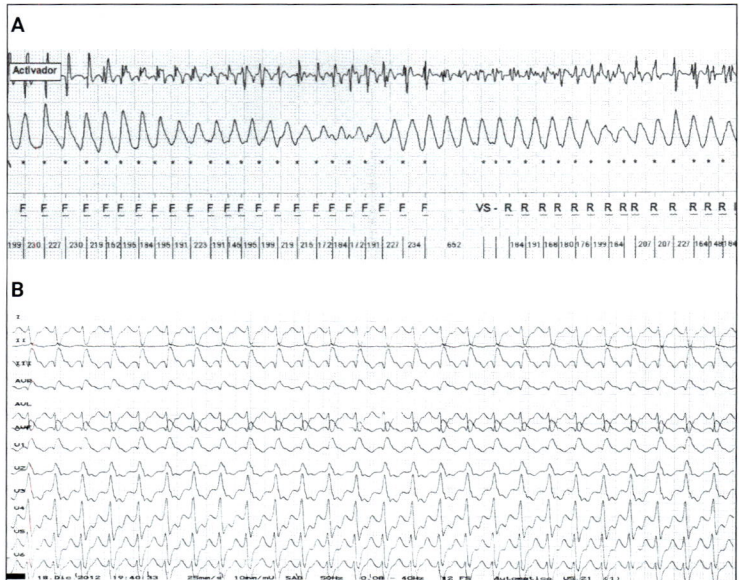

Figura 11-1. Taquicardia ventricular. **A)** Taquicardia ventricular polimorfa, registrada en el electrograma intracavitario de un desfibrilador. **B)** Taquicardia ventricular monomorfa.

- Tracto de salida del ventrículo derecho: es el origen más frecuente (60-80 %). Se caracterizan por una morfología de bloqueo de rama izquierda (BRI) en precordiales y ondas R altas monofásicas en la cara inferior (eje inferior) (**Fig. 11-2**).
- Tracto de salida del ventrículo izquierdo: morfología de BRI o bloqueo de rama derecha (BRD), junto con ondas S profundas en la cara inferior (eje superior).
- Fasciculares: presentan una morfología en derivaciones precordiales similar al BRD, junto con hemibloqueo anterior (TV fascicular posterior [**Fig. 11-3**]) o hemibloqueo posterior (TV fascicular anterior) en derivaciones de miembros. Son característicamente sensibles al verapamilo.

• TVNS inducida por el ejercicio: se trata de un fenómeno relativamente frecuente, pudiendo encontrarse en el 1-4 % de los pacientes sin cardiopatía estructural, siendo más habitual observarlo en varones y aumentando su incidencia con la edad. No se asocia a un aumento significativo del riesgo de muerte de causa cardiovascular. Una entidad que puede manifestarse como TVNS inducida por el ejercicio es la TV catecolaminérgica polimórfica, una canalopatía caracterizada por alteraciones de la regulación del calcio intracelular, que suele provocar la aparición de TV polimórfica o bidireccional durante el ejercicio o en situaciones con estimulación simpática. Se trata de una enfermedad provocada por mutaciones en los genes que codifican el receptor de la rianodina o la proteína calsecuestrina, que conducen a una sobrecarga de calcio y a la aparición de pospotenciales tardíos.

• TVNS en deportistas de élite: se trata de una población proclive a la aparición (o detección) de TVNS inducida por el ejercicio, bien como variante de la normalidad, sin traducir la existencia de una patología estructural ni conllevar un aumento del riesgo de muerte de causa cardiovascular, o en el seno de miocardiopatías o de enfermedades eléctricas primarias. En ellos será preciso

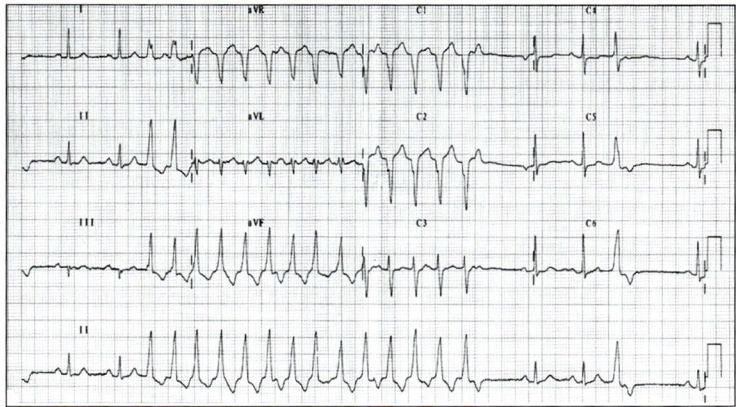

Figura 11-2. Taquicardia del tracto de salida del ventrículo derecho, con morfología de bloqueo de rama izquierda y eje inferior.

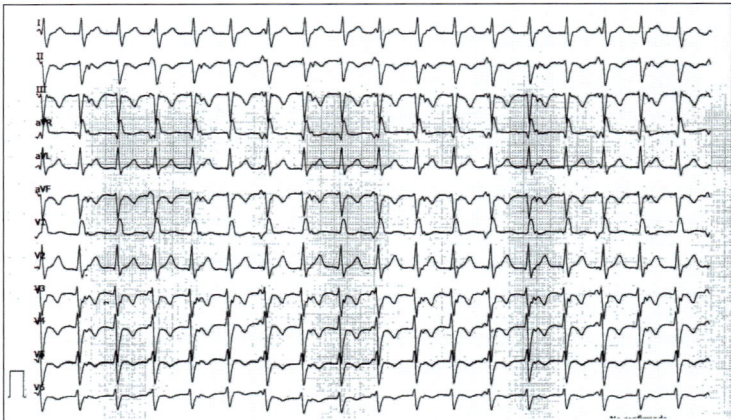

Figura 11-3. Taquicardia ventricular fascicular posterior, con morfología del QRS en precordiales similar al bloqueo de rama derecha y hemibloqueo anterior en derivaciones de miembros.

realizar un diagnóstico diferencial exhaustivo, particularmente entre la hipertrofia ventricular como adaptación al ejercicio y la miocardiopatía hipertrófica.

En otros pacientes con TVNS sí existe **cardiopatía estructural**. La aparición de TVNS en pacientes con cardiopatía isquémica es un fenómeno muy frecuente, que se observa hasta en el 50-80 % de los pacientes. Cuando tienen lugar en las primeras 48 horas tras un evento isquémico carecen de importancia pronóstica, pero cuando ocurren pasado este período sí ensombrecen el pronóstico. En tal caso, el empleo de betabloqueantes ha demostrado mejorar la supervivencia de estos pacientes. Sin embargo, la eliminación completa de las taquicardias mediante el empleo de antiarrítmicos o la ablación con catéter no han demostrado un aumento significativo de la supervivencia, por lo que la presencia de síntomas continúa siendo la guía fundamental para su tratamiento. La aparición de una TVNS en pacientes portadores de desfibrilador automático implantable (DAI) puede ocasionar la administración de choques innecesarios, lo que empeora el pronóstico y la calidad de vida de los pacientes.

 En los pacientes con antecedente de infarto de miocardio o con disfunción ventricular se recomienda el empleo de betabloqueantes, incluso entre los que se encuentran asintomáticos.

Taquicardia ventricular sostenida

Se define como TV sostenida aquella que dura más de 30 s o que requiere una actuación médica precoz por inestabilidad hemodinámica.

Taquicardia ventricular sostenida en pacientes con cardiopatía isquémica

En las fases de isquemia aguda, las arritmias ventriculares a menudo son polimórficas, lo que pone de manifiesto un origen diverso, fundamentalmente debido a la dispersión de la repolarización y al retraso en la conducción local. Pueden autolimitarse o degenerar en una fibrilación ventricular. En ocasiones pueden observarse TV monomórficas. Su aparición en las primeras 48 horas del infarto es rara, documentándose en un 3 % de los pacientes y en un 2 % en relación con una fibrilación ventricular. Su aparición se asocia con un aumento de la mortalidad intrahospitalaria secundaria a parada cardiorrespiratoria o un aumento de las demandas miocárdicas de oxígeno, con exacerbación de la isquemia y aumento del área de infarto; sus implicaciones pronósticas a largo plazo no están claras, ya que a menudo son expresión de mecanismos arritmogénicos transitorios. Sin embargo, existe cierta evidencia de que, en comparación con la fibrilación ventricular o la TV polimórfica, la aparición de TV monomórfica sostenida refleja la existencia de un sustrato arrítmico permanente, lo que aumentaría el riesgo a largo plazo.

Las arritmias ventriculares en la fase subaguda, entre las 48 horas y las 6 semanas, son también raras, pero su aparición sí ensombrece significativamente el pronóstico, habiéndose estimado un incremento de hasta 6 veces en la mortalidad de estos pacientes. Fuera del evento agudo, las arritmias ventriculares suelen ser monomórficas, presentando dos picos de incidencia: uno precoz, aproximadamente a los 3 meses del evento isquémico, asociando una mortalidad elevada (50 % a los 2 años), y otro más tardío, aproximadamente a los 3 años, con una mortalidad estimada del 10 % anual, la mayoría en relación con progresión de la insuficiencia cardíaca.

Sin embargo, pueden documentarse arritmias ventriculares hasta pasados 20 y 30 años del infarto. La aparición de arritmias ventriculares en fase crónica a menudo traduce la existencia de disfunción ventricular significativa. El mecanismo arrítmico subyacente suele ser la macrorreentrada alrededor del tejido necrótico o cicatricial. La tolerancia clínica y hemodinámica de la arritmia generalmente viene dada por su frecuencia, la presencia de una conducción retrógrada, la función ventricular y la integridad de los mecanismos periféricos de compensación.

El manejo terapéutico inicial de los pacientes con TV sostenida depende de la estabilidad hemodinámica. Los pacientes con inestabilidad hemodinámica deben ser tratados mediante cardioversión eléctrica, debiendo recibir un choque sincronizado a 100 J en los desfibriladores bifásicos o de 200 J en los monofásicos. Para los choques siguientes se emplearán energías progresivamente superiores. En el caso de arritmias recurrentes, también debe iniciarse una terapia antiarrítmica y considerar la necesidad de una coronariografía urgente.

En los pacientes estables, puede elegirse entre un modo de cardioversión eléctrica o farmacológica que deberá iniciarse también de manera inmediata. En general, se prefiere el uso de agentes antiarrítmicos como primera opción, reservando la cardioversión eléctrica para los pacientes refractarios. Pueden emplearse distintos agentes antiarrítmicos:

- Procainamida intravenosa: infusión de 20 a 50 mg/min hasta la desaparición de la arritmia, aparición de hipotensión, prolongación del QRS más del 50 % o una dosis máxima de 15 mg/kg. Es considerado el fármaco más efectivo, logrando revertir hasta un 50 % de los episodios o al menos enlentecer el ciclo de la taquicardia, lo que previene el deterioro hemodinámico del paciente.

- Amiodarona intravenosa: bolo de 300 mg en 20 minutos, seguido de 900 mg en 24 horas, o bolo de 150 mg en 10 minutos, seguido de 1 mg/min durante 6 horas y posteriormente 0,5 mg/kg las siguientes 18 horas. Es menos efectiva y tiene un inicio de acción más lento, aunque puede resultar más eficaz en el seno de arritmias refractarias y disminuye la tasa de recurrencias.
- Lidocaína intravenosa: infusión de 25 a 50 mg/min hasta la desaparición de la arritmia o una dosis máxima de 1-1,5 mg/kg. Tiene una efectividad más limitada, logrando terminar el 10-20 % de los episodios, aunque se considera útil en la terminación de las arritmias que tienen lugar en el seno de eventos isquémicos agudos.

A largo plazo, se recomienda el empleo sistemático de betabloqueantes al menos durante los 2 primeros años tras el infarto de miocardio, ya que son los únicos que han demostrado reducir la mortalidad en pacientes con TV sostenidas. En cuanto a los fármacos antiarrítmicos, se prefiere reservar su uso para pacientes portadores de DAI con episodios recurrentes, con el objetivo de reducir la tasa de choques y mejorar su calidad de vida, o para aquellos pacientes que no sean candidatos al implante de DAI o como tratamiento adyuvante a la ablación con catéter.

 Debe considerarse el implante de un DAI en aquellos pacientes con antecedente de TV sostenidas para la prevención secundaria. El uso de otras terapias, como los fármacos antiarrítmicos o la ablación con catéter, debe considerarse como tratamiento coadyuvante y no sustituye el empleo de DAI.

Taquicardia ventricular sostenida en pacientes sin cardiopatía isquémica

El mecanismo de las arritmias ventriculares en ausencia de cardiopatía isquémica es menos conocido, aunque también parece ser que la reentrada es el mecanismo más implicado. Los escenarios más habituales son:

- Miocardiopatía dilatada: es la fase final común de muchas cardiopatías y presenta un elevado riesgo de arritmias ventriculares (el 40-80 % presentan TVNS). La presencia de fibrosis o cicatrices desempeña un papel importante favoreciendo la reentrada. A diferencia de las cicatrices postinfarto, en las miocardiopatías es habitual su disposición subepicárdica y no subendocárdica, con predilección por los segmentos basales del ventrículo izquierdo, excepto en la displasia arritmogénica del ventrículo derecho.
- TV rama-rama: se observa con frecuencia en pacientes con miocardiopatía dilatada, aunque también puede darse en ausencia de cardiopatía. Se trata de una arritmia en la que el circuito está formado exclusivamente por el sistema de conducción normal, aunque su aparición depende de la existencia de retrasos anómalos en la conducción a través del sistema His-Purkinje, siendo frecuente observar un QRS ancho basal, con morfología de trastorno inespecífico de la

conducción o BRI (aunque no se trataría de un verdadero bloqueo de rama, que haría imposible la existencia del circuito en sí, sino de un retraso en la conducción a través de la rama), y un intervalo His-ventrículo prolongado en el estudio electrofisiológico. El mecanismo causante es una macrorreentrada entre las ramas derecha e izquierda, siendo el haz de His un elemento adyacente, aunque no incluido en el circuito. El sentido más habitual del circuito emplea la rama derecha como brazo anterógrado y la rama izquierda como brazo retrógrado, por lo que presenta un patrón de BRI con QRS no muy ancho, aunque en algunos casos se establece el circuito inverso y presenta morfología de BRD. Se inicia con una extrasístole ventricular que encuentra a la rama derecha en período refractario tras el anterior impulso sinusal conducido y a la rama izquierda recuperada de dicho período (ya que presenta un período refractario menor en condiciones normales). El impulso es entonces conducido a la porción más distal del haz de His, desde donde puede invadir anterógradamente a la rama derecha, cerrando el circuito. Cursan con frecuencias cardíacas muy elevadas (200-300 lpm), por lo que clínicamente son mal toleradas, pudiendo comenzar con síncope o incluso muerte súbita. Presentan mala respuesta a fármacos, por lo que el tratamiento de elección es la ablación endocárdica con radiofrecuencia de la rama derecha.

- TV en el seno de la displasia arritmogénica del ventrículo derecho: esta displasia es una enfermedad de herencia autosómica dominante en la que se produce una alteración en los desmosomas (responsables de la unión célula-célula), que lleva a la sustitución fibroadiposa del miocardio, sobre todo del ventrículo derecho. Suele debutar entre los 20 y los 30 años con arritmias ventriculares de todo tipo, siendo la más característica la TV con morfología de BRI y eje no muy inferior. El ejercicio puede acelerar la progresión de la enfermedad, por lo que se estima que podría explicar hasta un 25 % de los episodios de muerte súbita en atletas de élite. En el ECG es característica la presencia de una onda épsilon, el retraso en la parte final del QRS o los potenciales tardíos. A nivel estructural se caracteriza por la presencia de aneurismas ventriculares y de zonas discinéticas. En pacientes con TV sostenida o muerte súbita recuperada se debe implantar un DAI.

Taquicardia ventricular sostenida idiopática

Destacan por su mayor prevalencia tres grupos:

- TV del tracto de salida o sensibles a adenosina: son la causa más frecuente de TV idiopática (80 % de los casos). Las más frecuentes se localizan en el tracto de salida del ventrículo derecho. Su causa es una sobrecarga de calcio intracelular que genera despolarizaciones espontáneas o pospotenciales tardíos. El patrón electrocardiográfico consiste en un QRS positivo en la cara inferior con morfología de BRI en V1 y transición en V3-V4. Para su tratamiento se recomiendan maniobras vagales o adenosina en bolos. A largo plazo, la ablación presenta una eficacia aceptable y pocas complicaciones.
- TV fasciculares o sensibles a verapamilo: son las TV más frecuentes del ventrículo izquierdo. Se deben a una reentrada, generalmente con el fascículo

posterior ejerciendo de brazo retrógrado. Suele darse en varones jóvenes (60-80 %). En el ECG se observa un bloqueo bifascicular (BRD + hemibloqueo), siendo lo más frecuente, al originarse en el fascículo posterior, un QRS con morfología de BRD y eje izquierdo, con un QRS no muy ancho (140-150 ms). Para su tratamiento se recomienda el empleo de verapamilo. Las maniobras vagales, la adenosina o los betabloqueantes no suelen ser efectivos. A largo plazo, se recomienda el tratamiento con verapamilo oral, reservándose la ablación para casos refractarios.

- TV monomorfas adrenérgicas o sensibles a propranolol: suele darse en jóvenes sin cardiopatía subyacente, debido a un aumento del automatismo normal, lo que explica su dependencia de las catecolaminas y su sensibilidad a los betabloqueantes. Su expresión electrocardiográfica depende del ventrículo en el que se originen. Son sensibles a adenosina, pero no a verapamilo. A largo plazo, se recomienda el tratamiento con betabloqueantes ya que la ablación ofrece malos resultados.

Taquicardia supraventricular con aberrancia

Se define como una conducción aberrante al retraso o al bloqueo de la conducción anterógrada del impulso a través del sistema de His-Purkinje. Puede tratarse de un fenómeno fijo (bloqueo de rama preexistente) o producirse en relación con frecuencias cardíacas elevadas (funcional o dependiente de la frecuencia). Esto último ocurre cuando se alcanza el período refractario de alguna de las ramas, por lo que es más frecuente encontrar una imagen de BRD, ya que la rama derecha es la que posee un período refractario más largo.

 Cualquier taquicardia que precise del sistema de conducción fisiológico para que el impulso alcance los ventrículos puede presentar, en determinadas condiciones, una conducción aberrante.

Taquicardia preexcitada

Tiene lugar en pacientes que poseen una vía accesoria con buena capacidad de conducción anterógrada, en la que la vía accesoria actúa obviando al sistema de conducción normal, permitiendo el paso directo de los impulsos eléctricos a los ventrículos, como ocurre en la fibrilación auricular preexcitada (**Fig. 11-4**), o bien en el contexto de una taquicardia antidrómica, en el que la vía accesoria sí es una parte esencial para el mantenimiento de la taquicardia, actuando como brazo anterógrado del circuito, mientras que el sistema de conducción normal actúa como brazo retrógrado.

DIAGNÓSTICO DIFERENCIAL

Para cada caso, hay que considerar los datos clínicos, los criterios electrocardiográficos y los algoritmos diagnósticos.

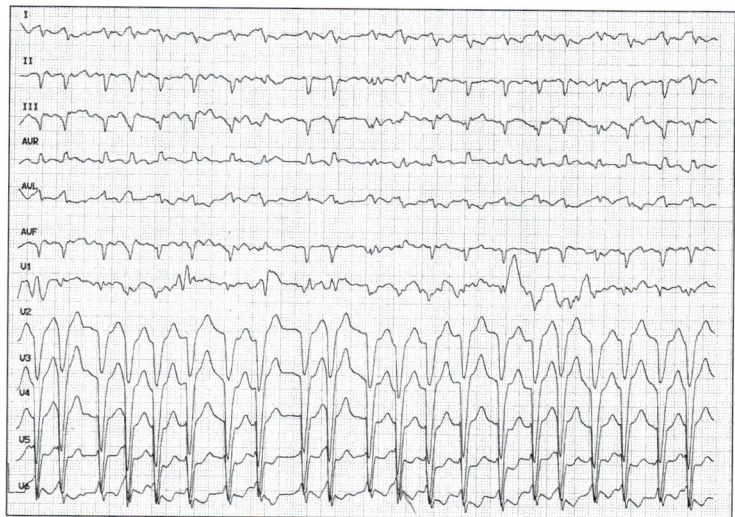

Figura 11-4. Taquicardia irregular de QRS ancho: fibrilación auricular con aberrancia.

Datos clínicos

La anamnesis y la exploración pueden aportar datos relevantes en el diagnóstico diferencial:

- Antecedente de una cardiopatía estructural: la mayor parte de las taquicardias de QRS ancho en pacientes con cardiopatía estructural son TV.
- Tratamiento antiarrítmico: ciertos antiarrítmicos, especialmente los pertenecientes al grupo IC, como la flecainida, tienden a reducir la velocidad de conducción y ensanchar el QRS con la taquicardización, es decir, pueden producir aberrancia dependiente de la frecuencia.
- Fecha de los síntomas: el hecho de que el paciente haya presentado episodios con síntomas similares desde hace años hace poco probable que la taquicardia sea ventricular.
- Exploración física: la presencia de signos físicos de disociación AV, como la presencia de «ondas a cañón» en el latido yugular, inclina la sospecha diagnóstica hacia la TV.

 A pesar de utilizar datos clínicos para fundamentar la sospecha, siempre hay que basar el diagnóstico diferencial de la TV en los hallazgos electrocardiográficos, ya que los criterios clínicos a menudo conducen a error.

Criterios electrocardiográficos

Analizar una tira de ritmo puede conducir a un diagnóstico erróneo, siendo fundamental obtener un ECG de 12 derivaciones. Si existe la posibilidad, comparar el ECG durante la taquicardia con trazados previos resulta de gran utilidad; el cambio de eje y la morfología del QRS durante la taquicardia apoyan el diagnóstico de TV (**Fig. 11-5**). En cambio, si el patrón de bloqueo de rama se asemeja al presente en ritmo sinusal, probablemente se trate de una taquicardia supraventricular (TSV); o si existe preexcitación en ritmo sinusal, probablemente se trate de una taquicardia preexcitada.

 La utilización de adenosina puede resultar útil en el diagnóstico diferencial, al bloquear transitoriamente la conducción AV Producirá el cese o facilitará el diagnóstico de TSV. Debido a su breve vida media, rara vez provoca efectos adversos. Hay que saber que su uso está contraindicado en la taquicardia preexcitada y que se debe usar con precaución en caso de broncopatía o enfermedad coronaria (robo coronario por vasodilatación diferencial).

Los principales criterios electrocardiográficos que se deben tener en cuenta son:

- Disociación AV: el hallazgo de un mayor número de complejos QRS que de ondas P, con disociación entre la actividad ventricular y la auricular, es patognomónico de TV (**Fig. 11-6**). Sin embargo, en el 20-30 % de las TV, cuando existe conducción ventriculoauricular y si la longitud del ciclo de la taquicardia no es muy corta (es decir, si se trata de una TV relativamente lenta), es posible encontrar igual número de complejos QRS que de ondas P situadas tras cada complejo QRS, con una relación 1:1 y un intervalo más o menos constante. Por lo tanto, aunque la presencia de una disociación AV confirma el diagnóstico de TV (valor predictivo positivo [VPP] del 100 %), su ausencia no descarta el diagnóstico (valor predictivo negativo [VPN] del 25-30 %).
- Fusión o captura: ocasionalmente durante una TV, particularmente si se trata de una TV lenta, existe la posibilidad de que un impulso originado en la región

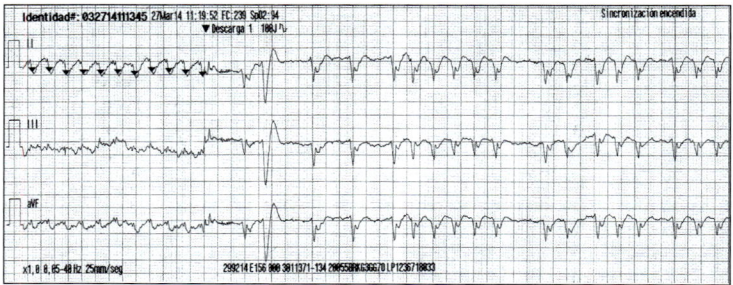

Figura 11-5. Taquicardia de QRS ancho en un paciente hallado en situación de parada cardiorrespiratoria. Nótese el cambio de eje y de morfología del QRS en la taquicardia inicial (ventricular) respecto al ritmo poschoque (fibrilación auricular).

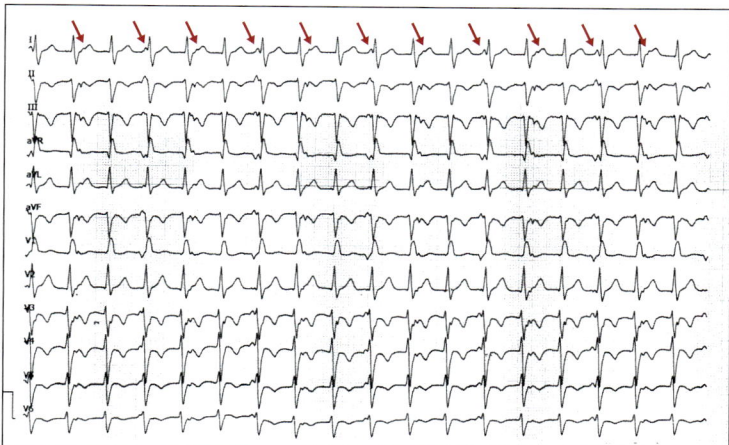

Figura 11-6. Disociación AV. Las flechas señalan ondas P disociadas (no conducidas) con una frecuencia menor a la ventricular.

supraventricular sea conducido a través del sistema del nodo AV y del haz de His, alcanzando el miocardio ventricular antes de que este haya sido completamente despolarizado por el impulso con origen ventricular, lo que daría lugar a un latido con un QRS de duración y morfología intermedias entre el latido con origen ventricular y el supraventricular. A estos complejos se les denomina *complejos de fusión* (**Fig. 11-7**). De forma aún más excepcional, existe la posibilidad de que un impulso con origen supraventricular sea conducido al miocardio ventricular cuando este aún no ha comenzado a despolarizarse, lo que originaría un complejo QRS estrecho, igual al que se observaría en un ritmo con origen supraventricular, lo que recibe el nombre de *complejos de captura*. La presencia de latidos de fusión o de captura es patognomónica de TV. Sin embargo, su hallazgo es extraordinariamente raro, encontrándose únicamente en el 0,5 % de los trazados de TV.

- Duración del QRS: una anchura del QRS mayor de 140 ms en presencia de una morfología de BRD o más de 160 ms en presencia de morfología de BRI son muy sugerentes de TV (con un VPP del 90 %), aunque no es excepcional observar un QRS ancho en el seno de una TSV, especialmente en pacientes con trastornos avanzados del sistema de conducción, miocardiopatías o escaras secundarias a infarto. Por otro lado, también es posible encontrar QRS más estrechos en presencia de TV fascicular o con origen septal, ya que habitualmente cursan con la invasión precoz del sistema de conducción normal, lo que provoca un estrechamiento del QRS.

- Duración de la deflexión intrinsecoide: se denomina *deflexión intrinsecoide* o *tiempo de activación ventricular* al tiempo que transcurre desde el inicio del complejo QRS hasta el vértice de la onda R o el momento en que se inicia el cambio de polaridad de la onda R. Se ha descrito que la duración de la deflexión intrinsecoide es mayor en las TV que en las TSV, habiéndose esta-

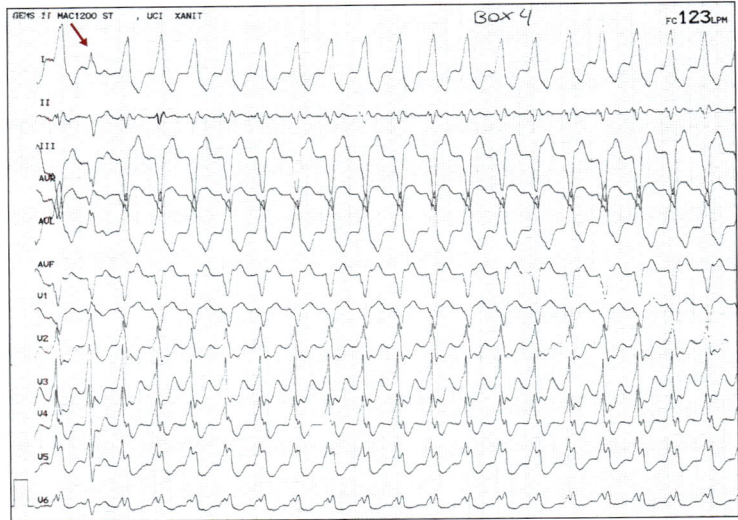

Figura 11-7. Latido de fusión. La flecha señala un latido de fusión, que presenta una morfología intermedia entre la de la taquicardia ventricular y la del ritmo basal del paciente.

blecido que un tiempo de activación ventricular mayor de 50 ms en DII posee un VPP del 93 % y un VPN del 99 % para el diagnóstico de TV.

- Eje del QRS: la presencia de un eje extremo en el plano frontal es sugerente de TV. El análisis del eje no solo es útil en el diagnóstico diferencial, sino que también permite orientar el origen de la TV.
- Concordancia en precordiales: la presencia de complejos QRS de la misma polaridad en todas las derivaciones precordiales es muy sugerente de TV. Aproximadamente el 12 % de las TV presentan concordancia negativa (complejos QRS negativos en todas las derivaciones precordiales, con morfología de BRI) y el 18 % presentan concordancia positiva (complejos QRS positivos en todas las derivaciones precordiales, con morfología de BRD), aunque esto último también puede observarse en taquicardias antidrómicas.
- Ausencia de RS en precordiales: la ausencia de complejos QRS con morfología RS en la totalidad de las derivaciones precordiales es muy sugerente de TV, con un VPP del 93 %.

Algoritmos diagnósticos

Dada la gran cantidad de criterios existentes para tratar de esclarecer el origen ventricular o supraventricular de una taquicardia de QRS ancho, con su distinta sensibilidad y especificidad, han sido múltiples los intentos de aunar estos criterios conformando algoritmos diagnósticos para la identificación de las TV. De entre todos, los más empleados son el algoritmo de Brugada, centrado en el análisis de la morfología del QRS en precordiales, y el algoritmo de Vereckei, enfocado al análisis de la morfología y la duración del QRS en aVR.

En la **figura 11-8** se expone el algoritmo de diagnóstico diferencial propuesto por las sociedades europea y americana de cardiología.

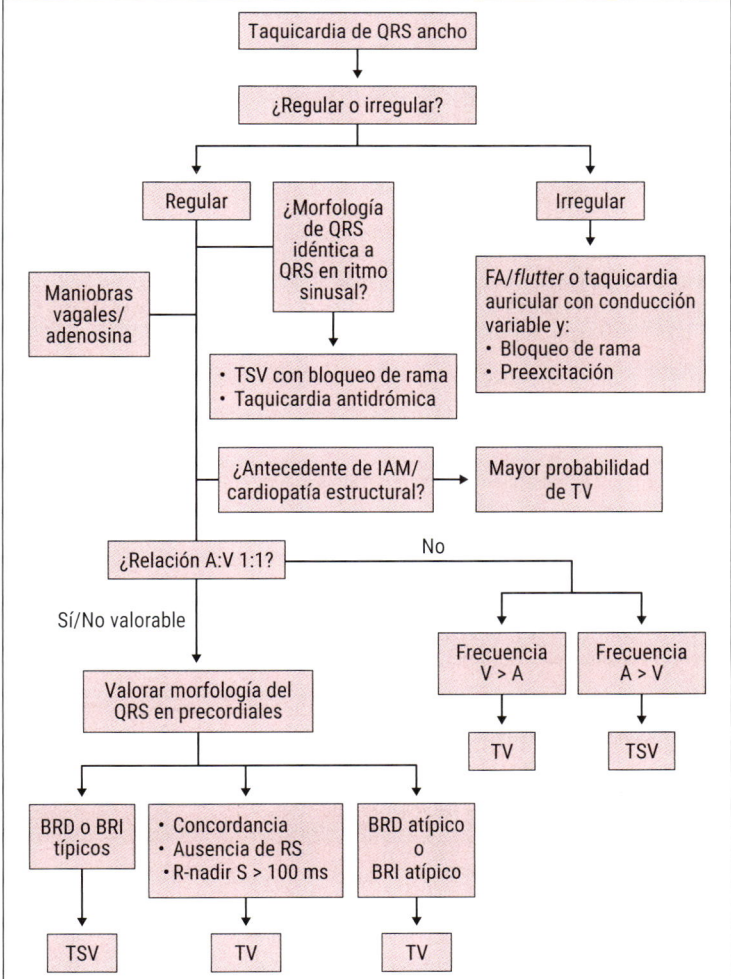

Figura 11-8. Algoritmo diagnóstico diferencial de las taquicardias de QRS ancho. BRD: bloqueo de rama derecha; BRI: bloqueo de rama izquierda; FA: fibrilación auricular: IAM: infarto agudo de miocardio; TSV: taquicardia supraventricular; TV: taquicardia ventricular.

Algoritmo de Brugada

Consiste en buscar datos patognomónicos de TV basados en la morfología del QRS. De forma simplificada, si alguna de las siguientes preguntas realizadas en orden tiene una respuesta afirmativa, se trata de una TV con una gran probabilidad. Si, en cambio, ninguna respuesta es afirmativa, probablemente se trate de una TSV:

1. ¿Ausencia de RS en precordiales?
2. ¿Intervalo RS > 100 ms en alguna derivación precordial?
3. ¿Disociación AV?
4. Criterios morfológicos en V1 y V6 (**Tabla 11-1**).

Algoritmo de Vereckei

Consiste en analizar criterios morfológicos en la derivación aVR, siguiendo un esquema de preguntas escalonadas similar al de Brugada. Si alguna de dichas preguntas tiene respuesta afirmativa probablemente se trate de una TV, sino será más probable que se trate de una TSV:

1. ¿Onda R inicial dominante?
2. ¿Duración de la onda R o Q inicial > 40 ms?
3. ¿Melladura en el brazo descendente de un QRS de inicio y predominio negativo?
4. ¿Cambio en el voltaje en los últimos 40 ms mayor que en los primeros 40 ms?

Algoritmo de Basilea

Es el último de los algoritmos en ser presentado y el primero que no se basa exclusivamente en criterios electrocardiográficos, sino que también incluye antecedentes del paciente. Se deben valorar tres criterios:

• Cardiopatía estructural: definida como la presencia de antecedentes de infarto de miocardio, fracción de eyección del ventrículo izquierdo inferior al 35 %

Tabla 11-1. Algoritmo de Brugada

	BR derecha			BR izquierda		
V1	R monofásica	qR	R > R´	R inicial > 30 ms	Intervalo R-nadir S > 60 ms	Melladura
V6	R < S	QS	R monofásica	QS		QR

BR: bloqueo de rama.

o ser portador de un dispositivo tipo DAI o de terapia de resincronización cardíaca.
- Tiempo hasta el primer pico en la derivación I: > 40 ms.
- Tiempo hasta el primer pico en la derivación aVR > 40 ms.

En caso de que se cumplan al menos dos de estos criterios, se puede diagnosticar una TV con una elevada fiabilidad. En cambio, si no se cumple ningún criterio o únicamente uno de ellos, el diagnóstico debería decantarse hacia una TSV.

Con el nuevo algoritmo de Basilea se ha logrado un diagnóstico de TV más rápido y preciso, con una mayor sensibilidad, especificidad y precisión que con los algoritmos previos.

PUNTOS CLAVE

- Se debe analizar un ECG de 12 derivaciones.
- En las taquicardias de QRS ancho, la duración del complejo QRS es ≥ 120 ms.
- Existen tres tipos de taquicardia de QRS ancho: ventriculares, supraventriculares con aberrancia y preexcitadas.
- La irregularidad de la taquicardia orienta hacia el diagnóstico de TSV.
- El antecedente de una cardiopatía estructural orienta hacia el diagnóstico de TV.
- La tolerancia hemodinámica a la taquicardia es la que debe guiar la actitud terapéutica.

BIBLIOGRAFÍA

Beasley BM. Understanding EKGs. A Practical Approach. 4th ed. Boston: Pearson; 2014.
Bennett DH. Bennett's. Cardiac Arrhythmias. Practical Notes on Interpretation and Treatment. 8th ed. Oxford: Wiley-Blackwell; 2012.
Davis D. Interpretación del ECG. Su dominio rápido y exacto. 4ª ed. Buenos Aires: Editorial Médica Panamericana; 2008.
Ebert H. ECG Fácil. Interpretación. Diagnóstico diferencial. Barcelona: Thieme J&C; 2005.
Hamm CW, Willems S. El Electrocardiograma. Su interpretación práctica. 3a ed. Madrid: Editorial Médica Panamericana; 2010.
James S, Nelson K. ECG Interpretation. London: JP Medical Ltd.; 2011.
Levine GN. Arrhythmias 101. The Ultimate Easy-To-Read Introductory Book to Arrhythmias. New Delhi: Jaypee; 2013.

Bradicardias y bloqueos auriculoventriculares

12

CONCEPTO Y FISIOLOGÍA NORMAL DEL SISTEMA DE CONDUCCIÓN

Las bradicardias y los trastornos de conducción pueden clasificarse ordenadamente según la secuencia normal de formación y la conducción de los impulsos cardíacos que se muestra en la **figura 12-1**.

El sistema de conducción fisiológico está formado por el nodo sinusal, el nodo auriculoventricular (AV) y el haz de His. Este último incluye las ramas derecha e izquierda del haz, así como el sistema de Purkinje. El sistema de conducción puede entenderse como una jerarquía de marcapasos, en la que el nodo sinusal es el marcapasos primario del corazón.

 La irrigación sanguínea del nodo sinusal procede de la arteria del nodo sinusal, que tiene su origen en la arteria coronaria derecha (60 %) o en la arteria circunfleja (40 %).

Excepto en los pacientes que tienen vías accesorias, el nodo AV constituye la única conexión entre las aurículas y los ventrículos. Los impulsos que van de las aurículas al ventrículo están modulados por el nodo AV. Una de sus principales funciones es retrasar y limitar el número de impulsos auriculares que llegan al ventrículo. Además, las extensiones inferiores del nodo AV pueden actuar como marcapasos subsidiario en caso de bloqueo AV. La arteria del nodo AV irriga la parte proximal del nodo AV, mientras que la parte distal tiene una doble irrigación que hace que sea menos vulnerable a la isquemia. La arteria del nodo tiene su origen en la arteria coronaria derecha en un 80-90 % de las personas y en la arteria circunfleja en el 10-20 %.

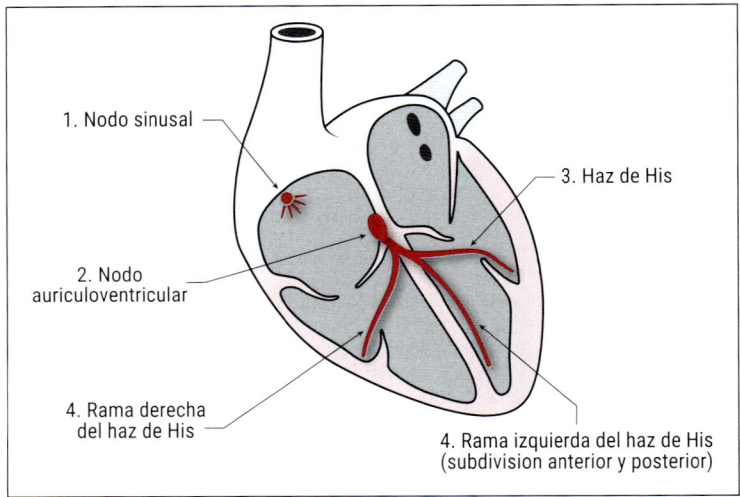

1. Nodo sinusal

3. Haz de His

2. Nodo
auriculoventricular

4. Rama derecha
del haz de His

4. Rama izquierda del haz de His
(subdivision anterior y posterior)

Figura 12-1. Esquema representativo de la formación y propagación normal del impulso eléctrico: nodo sinusal, nodo AV y haz de His (con sus ramas derecha e izquierda).

> ⚠ En consecuencia, las anomalías de la conducción del nodo AV durante el infarto agudo de miocardio suelen estar causadas por un infarto de cara inferior.

El sistema de conducción cardíaco recibe una inervación abundante, tanto del sistema nervioso simpático como del parasimpático. La estimulación del sistema nervioso simpático aumenta el automatismo, potencia la conducción y acorta los períodos refractarios. El sistema parasimpático tiene los efectos opuestos. No obstante, la conducción en el haz de His no se ve influida por la estimulación simpática ni por la vagal.

Las bradiarritmias y los bloqueos de la conducción son frecuentes y pueden ser una reacción fisiológica, como, por ejemplo, en deportistas sanos, o corresponder a un trastorno patológico. De manera arbitraria, las bradiarritmias se definen por la presencia de una frecuencia cardíaca < 60 latidos por minuto. Pueden clasificarse en función del nivel de la alteración dentro de la jerarquía del sistema de conducción cardíaco normal, distinguiéndose entre las relacionadas con la disfunción del nodo sinusal, del nodo AV y del sistema de His-Purkinje (bloqueos de rama).

DISFUNCIÓN DEL NODO SINUSAL

La disfunción del nodo sinusal o síndrome del seno enfermo consiste en un espectro de diversos trastornos que afectan a la generación del impulso por parte del nodo sinusal y a su transmisión en el interior de las aurículas; puede causar tanto bradiarritmias como taquicardias. Se produce principalmente en ancianos y se asocia a cardiopatía subyacente, aunque también puede verse en jóvenes y niños sin otra cardiopatía subyacente. Sus posibles manifestaciones electrocardiográficas son:

- Bradicardia sinusal persistente: en la mayoría de los casos se debe a una reacción fisiológica por un aumento del tono vagal, típica de deportistas y adultos jóvenes sanos en reposo y por la noche. Se considera patológica si se documentan frecuencias < 40 lpm durante el día asociadas a síntomas de bradicardia.
- Pausas sinusales: indican un fallo en la generación del impulso o en la conducción del impulso a la aurícula. Está indicada la implantación de un marcapasos en pacientes sintomáticos con pausas > 3 s, pero no hay datos de que estas pausas impliquen una mayor mortalidad. Su presencia es frecuente en el seno del síndrome de bradicardia-taquicardia, cuando una taquiarritmia auricular finaliza espontáneamente y el tiempo de recuperación del nodo sinusal es prolongado.
- Bloqueo de salida sinoauricular.
- Incompetencia cronotrópica: incapacidad del corazón de ajustar adecuadamente su frecuencia cardíaca en respuesta al cambio de las demandas metabólicas. El principal criterio para su diagnóstico es no alcanzar el 80 % de la frecuencia cardíaca máxima esperada (220 menos la edad) en una prueba de esfuerzo.
- Taquicardia auricular: las taquiarritmias auriculares ya se han abordado en capítulos previos, por lo que no se repetirán en este apartado.
- Síndrome de bradicardia-taquicardia.

Para establecer el diagnóstico, es crucial encontrar una relación causal entre los síntomas de los pacientes y las anomalías del electrocardiograma; para ello es útil el empleo de un Holter electrocardiográfico de larga duración.

El tratamiento debe limitarse a los pacientes en los que se ha documentado una clara correlación entre los síntomas y el ritmo. Los pacientes asintomáticos no requieren un tratamiento específico. En los sintomáticos, lo primero que hay que hacer es descartar y tratar las causas extrínsecas reversibles como los fármacos cronotropos negativos, el hipotiroidismo, la apnea del sueño, las alteraciones electrolíticas o los aumentos del tono vagal. Si no hay ningún trastorno reversible, debe implantarse un marcapasos en un modo que preserve la sincronía AV (AAIR o DDDR).

BLOQUEO DE LA CONDUCCIÓN AURICULOVENTRICULAR

El bloqueo de la conducción AV es un trastorno en el que los impulsos auriculares son conducidos con retraso o no son conducidos a los ventrículos en un momento en el que la vía de conducción AV no está en un período refractario fisiológico.

Durante el bloqueo AV, la obstrucción al impulso puede encontrarse en el propio nodo AV, en el haz de His o en las ramas fasciculares, derecha o izquierda, del haz de His (v. **Fig. 12-1**).

> ❗ En casos de taquicardia como la fibrilación o el *flutter* auricular, las causas pueden ser múltiples: orgánicas, congénitas, relacionadas con la edad, inflamación o isquemia, tóxicas y funcionales, por lo que podrán ser reversibles o irreversibles.

Pueden clasificarse en función del nivel de bloqueo: suprahisiano, intrahisiano o infrahisiano.

BLOQUEO AURICULOVENTRICULAR DE PRIMER GRADO

Se define como la prolongación del intervalo PR > 200 ms. Todas las ondas P se siguen de un complejo QRS, con un intervalo PR prolongado de forma constante (**Fig. 12-2**).

El retraso en la conducción suele ocurrir en el propio nodo AV, aunque también podría ubicarse en el sistema de His-Purkinje. Los pacientes suelen estar asintomáticos en reposo y los síntomas se desencadenan durante el ejercicio, ya que el intervalo PR no sufre el acortamiento apropiado a medida que se reduce el intervalo RR.

Tiene un pronóstico favorable y generalmente no requiere tratamiento específico.

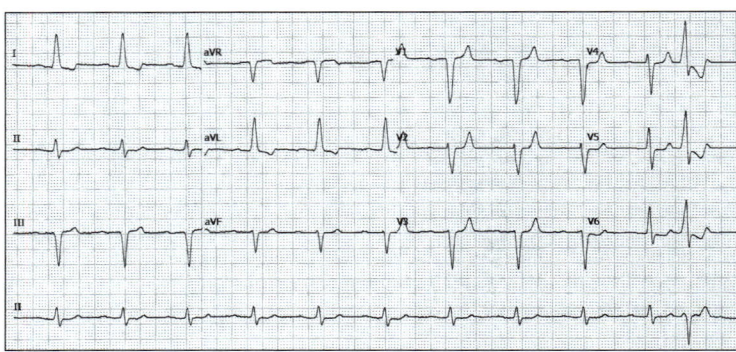

Figura 12-2. Patrón típico de un bloqueo AV de primer grado asociado a trastornos de la conducción en las ramas del haz de His, concretamente en la rama izquierda, que presenta un enlentecimiento de la conducción, dando lugar a un QRS de unos 100-110 ms (bloqueo incompleto de rama izquierda). Se podría sospechar, por tanto, que el alargamiento del PR (280 ms) se debe a una prolongación del tiempo de conducción del haz de His en lugar de en el nodo AV. En este registro se aprecia asimismo una extrasístole ventricular, justo en el último latido.

BLOQUEO AURICULOVENTRICULAR DE SEGUNDO GRADO

El término *bloqueo AV de segundo grado* se aplica cuando se produce un fallo intermitente de la conducción AV. Se distinguen dos tipos, de interés pronóstico, pero que no deben servir para localizar anatómicamente el bloqueo, ya que la clasificación en tipo I o II solo hace referencia a los patrones electrocardiográficos:

- **Mobitz I o de tipo Wenckebach.** Se caracteriza por un alargamiento progresivo del intervalo PR hasta que deja de conducirse una onda P (**Fig. 12-3**). Tras esta P bloqueada, el intervalo PR vuelve a ser corto como al principio. Existe, por tanto, un acortamiento progresivo del intervalo RR hasta que la onda P se bloquea. Si los complejos QRS son normales, este tipo de bloqueo no suele progresar a formas más avanzadas de trastornos de la conducción y, típicamente, ocurre a nivel del nodo AV en personas jóvenes en estados de vagotonía. Si se presenta en personas de edad avanzada, se debe investigar la toma de medicamentos, y si se asocia a alteraciones de la conducción de las ramas del haz de His se debe sospechar un origen infranodal (de peor pronóstico en términos de progresión a formas más avanzadas de bloqueo AV).
- **Mobitz II.** Se caracteriza por la presencia de una onda P no conducida, sin alargamiento previo del QRS. La pausa que engloba la onda P bloqueada es igual a dos ciclos PP. Generalmente, las causas son siempre patológicas y habitualmente adquiridas: enfermedad coronaria, infarto agudo de miocardio, miocardiopatías y fármacos. Dependiendo de la frecuencia ventricular el paciente puede presentar mareos o síncope.

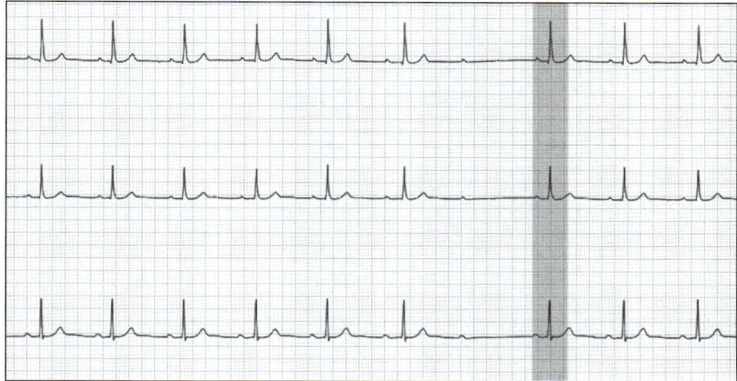

Figura 12-3. Patrón típico de bloqueo AV Mobitz I o de Wenckebach. Se aprecia cómo el PR en el primer latido es de 200 ms, en el tercero es de 220 ms y en el sexto latido es de 240 ms. Posteriormente se aprecia una P no conducida. Tras esta P bloqueada se reinicia un latido con PR de nuevo de 200 ms. Corresponde a un paciente asintomático y se registró durante el sueño en un Holter ECG de 24 horas.

BLOQUEO AURICULOVENTRICULAR 2:1

En el bloqueo AV 2:1, también denominado *bloqueo AV avanzado*, se conduce solo una de cada dos ondas P (**Fig. 12-4**). No puede clasificarse como bloqueo AV de segundo grado de tipo I o de tipo II, ya que no se puede valorar si existe un alargamiento progresivo del PR. La localización anatómica puede estar en el nodo AV o en el sistema de His-Purkinje.

> Es importante diferenciar si se trata de un Mobitz I o II, ya que de ello va a depender la necesidad del implante de un marcapasos. Para ello se puede emplear el masaje del seno carotídeo, la realización de ejercicio físico o la administración de atropina.

BLOQUEO AURICULOVENTRICULAR DE TERCER GRADO

Se caracteriza por el fallo de la conducción al ventrículo en cada onda P o cada impulso auricular, con lo que se produce una disociación AV completa, con unas frecuencias auriculares superiores a las ventriculares (**Fig. 12-5**).

Puede ser congénito o adquirido y estar localizado en el nodo AV, el haz de His o las ramificaciones de las ramas derecha e izquierda del haz. El ritmo de escape ventricular revela la localización anatómica del bloqueo: un bloqueo AV completo con un ritmo de escape de 40 a 60 lpm y un complejo QRS estrecho en el electrocardiograma (ECG) de superficie se encuentra, generalmente, dentro de la unión AV y se observa a menudo en el bloqueo AV congénito; en cambio, un complejo QRS ancho o una frecuencia de 20 a 40 lpm implican un bloqueo en el sistema de His-Purkinje, como ocurre la mayoría de las veces en los bloqueos AV adquiridos.

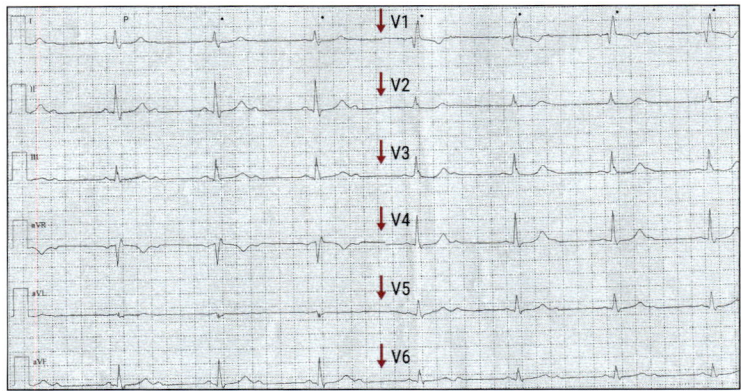
Figura 12-4. Patrón típico de bloqueo AV Mobitz II con conducción 2:1. Se trata de un registro en ritmo sinusal con bloqueo de rama derecha. Nótese que no existe alargamiento previo de PR antes del bloqueo.

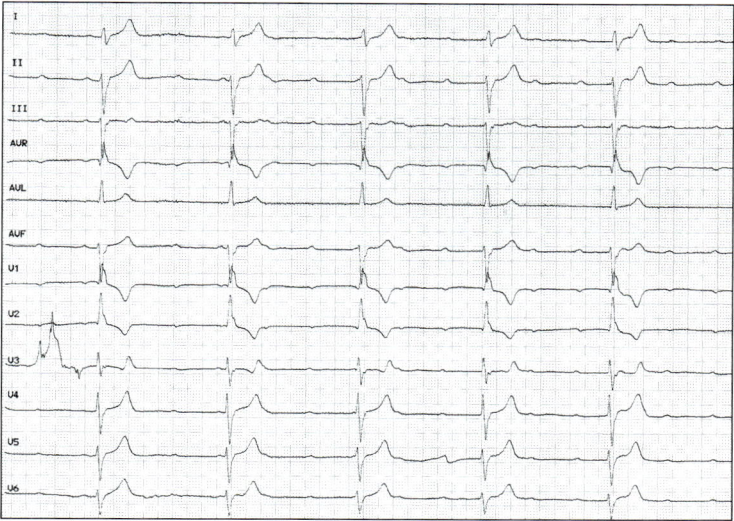

Figura 12-5. Patrón típico de bloqueo AV de tercer grado con una disociación completa entre la actividad eléctrica auricular y ventricular. El ritmo de escape ventricular es de morfología de bloqueo de rama derecha, con una frecuencia ventricular de entre 30 y 35 lpm.

 La frecuencia del ritmo de escape ventricular y la morfología del QRS tienen un gran interés pronóstico, pues este puede ser muy variable. Así, un QRS lento y aberrado tiene más riesgo de asistolia ventricular que uno estrecho y de mayor frecuencia (**Figs. 12-6** y **12-7**, respectivamente).

Se debe advertir que, a veces, en un mismo paciente pueden combinarse distintos tipos de bloqueo AV, que se alternan a lo largo del día.

MANEJO Y TRATAMIENTO DEL BLOQUEO AURICULOVENTRICULAR

Al igual que en la disfunción sinusal, el tratamiento del bloqueo AV debe empezar con la búsqueda de posibles causas reversibles como, por ejemplo, la enfermedad de Lyme o la isquemia miocárdica. Si es posible, se deben suspender los fármacos que causan un retraso de la conducción dentro del nodo AV, como la digoxina, los betabloqueantes o los antagonistas del calcio.

En la situación aguda, se puede tratar el bloqueo AV sintomático con fármacos vagolíticos por vía intravenosa, como la atropina o las catecolaminas (isoproterenol). Si estos fármacos no son efectivos, está indicado el uso de un marcapasos

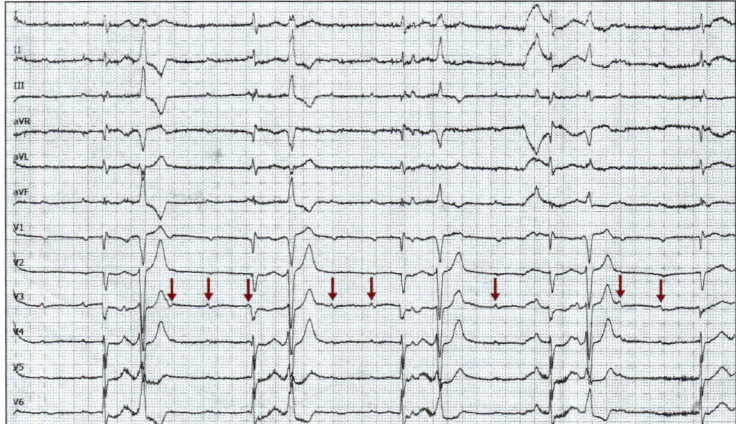

Figura 12-6. Bloqueo AV de tercer grado. Obsérvese cómo el ritmo de escape ventricular es un compuesto entre un ritmo nodal (QRS estrecho) acoplado con extrasístoles ventriculares en forma de bigeminismo (QRS ancho con morfología de bloqueo de rama izquierda).

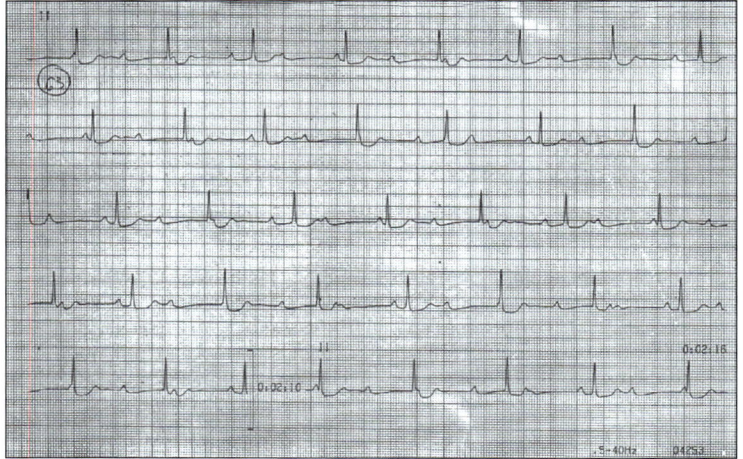

Figura 12-7. Bloqueo auriculoventricular completo con ritmo de escape de QRS estrecho a 45 lpm. Se aprecian las ondas P sin ninguna relación con los QRS.

transitorio. En el tratamiento de urgencia inmediata de las bradiarritmias sintomáticas graves (sin ritmo de escape), se puede aplicar la estimulación transcutánea.

El marcapasos es el tratamiento de elección en la mayoría de los casos de bloqueo AV completo sintomático (sin causa reversible, como el uso de fármacos cronotropos negativos). La indicación depende del tipo y de la localización del bloqueo AV, y de los síntomas, el pronóstico y las enfermedades concomitantes.

Los pacientes con un bloqueo AV de primer grado generalmente no necesitan un marcapasos cardíaco. No obstante, si el intervalo PR no se adapta a la frecuencia cardíaca durante el ejercicio y es lo suficientemente prolongado como para causar síntomas por la pérdida de la sincronía AV, se debe considerar la posible conveniencia de implantar un marcapasos DDD.

El bloqueo AV de segundo grado de tipo I (Wenckebach) asintomático se considera casi siempre un trastorno benigno, con un pronóstico excelente en individuos jóvenes. Sin embargo, existe cierta controversia respecto al pronóstico y la necesidad de un marcapasos permanente en ancianos.

> **!** En los pacientes con un bloqueo AV de segundo grado de tipo II o de tercer grado se debe implantar un marcapasos, independientemente de la presencia de síntomas asociados.

BRADIARRITMIAS ASOCIADAS A INFARTO AGUDO DE MIOCARDIO

Las bradiarritmias que aparecen en el contexto de un infarto agudo de miocardio son frecuentes. La bradicardia sinusal es uno de los trastornos del ritmo más frecuentemente relacionados con el infarto de miocardio, sobre todo en los casos de afección de la coronaria derecha. Las principales anomalías de la conducción asociadas al infarto de miocardio son los trastornos de la conducción AV e intraventriculares.

Los retrasos de la conducción intraventricular son transitorios en un 18 % de los pacientes y en aproximadamente un 5 % son persistentes.

> El tratamiento agudo del bloqueo AV de alto grado sintomático incluye la administración intravenosa de atropina o el implante de un marcapasos transitorio.

Rara vez se necesita implantar un marcapasos permanente en el bloqueo AV asociado a un infarto agudo de miocardio, sobre todo en casos de infarto de cara inferior, ya que el bloqueo AV persistente es muy infrecuente.

Las recomendaciones para el implante de un marcapasos permanente son:

- Bloqueo AV de tercer grado persistente, precedido o no por trastornos de la conducción intraventricular.
- Bloqueo AV de segundo grado de tipo Mobitz II persistente asociado a bloqueo de rama.
- Bloqueo AV de segundo grado de tipo Mobitz II o de tercer grado transitorio asociado a bloqueo de rama de nueva aparición.

El enorme problema que plantean las recomendaciones para el uso de marcapasos cardíacos en el infarto agudo de miocardio es la definición de «persistente». Según las guías de la Sociedad Europea de Cardiología, las alteraciones de la conducción son persistentes si no se resuelven tras más de 14 días. Sin embargo, esto ha sido y sigue siendo objeto de discusión.

PUNTOS CLAVE

- El bloqueo AV de primer grado se caracteriza por un intervalo PR > 200 ms.
- El bloqueo AV de segundo grado de tipo Mobitz I se caracteriza por un alargamiento progresivo del intervalo PR hasta que una onda P no es seguida por un QRS.
- El bloqueo AV de segundo grado de tipo Mobitz II se caracteriza por la aparición de una onda P bloqueada o no conducida sin alargamiento de los intervalos PR previos. Puede seguir una secuencia fija de bloqueo (cada dos, tres o más QRS, una onda P bloqueada) o variable.
- El bloqueo de tercer grado se caracteriza por la interrupción completa de la conducción entre aurícula y ventrículos, apreciándose ondas P y QRS sin relación entre ellos, con frecuencias variables.

BIBLIOGRAFÍA

Beasley BM. Understaking EKGs. A Practical Approach. 4th ed. Boston: Pearson; 2014.

Bennett DH. Bennett's. Cardiac Arrhythmias. Practical Notes on Interpretation and Treatment. 8th ed. Oxford. Wiley-Blackwell. 2012.

Davis D. Interpretación del ECG. Su dominio rápido y exacto. 4ª ed. Buenos Aires: Editorial Médica Panamericana; 2008.

Ebert H. ECG Fácil. Interpretación. Diagnóstico diferencial. Barcelona: Thieme J&C; 2005.

Hamm CW, Willems S. El Electrocardiograma. Su interpretación práctica. 3a ed. Madrid: Editorial Médica Panamericana; 2010.

James S, Nelson K. ECG Interpretation. London: JP Medical Ltd.; 2011.

Levine GN. Arrhythmias 101. The Ultimate Easy-To-Read Introductory Book to Arrhythmias. New Delhi: Jaypee; 2013.

Caso clínico III.1

Observar e interpretar el siguiente ECG:

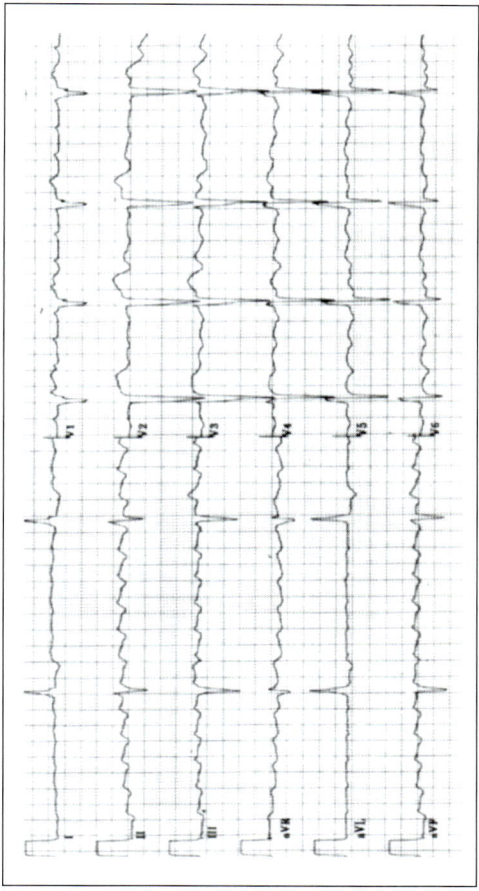

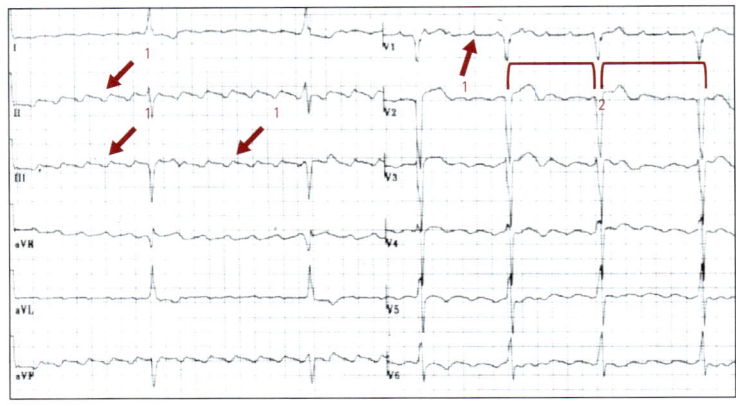

Hallazgos

- Ritmo irregular, sin ondas P sinusales:

  - Presencia de ondas F (1), negativas y más evidentes en DII, DIII y aVF y positivas en V1.
  - Presencia de QRS con intervalos RR' irregulares (2).

- Relación variable entre las ondas F y los complejos QRS (este siempre precedido de onda F).

Conclusiones

Trazado compatible con *flutter* auricular común con conducción auriculoventricular variable.

Caso clínico III.2

Observar e interpretar el siguiente ECG:

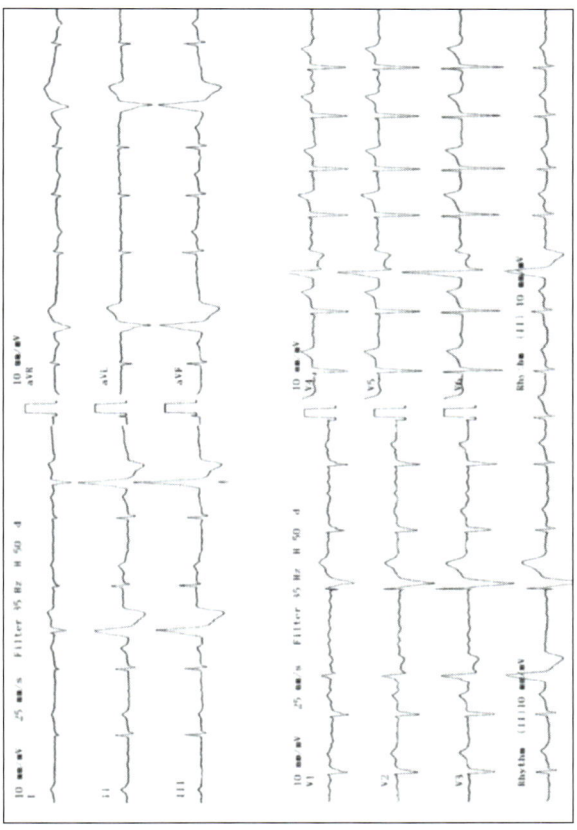

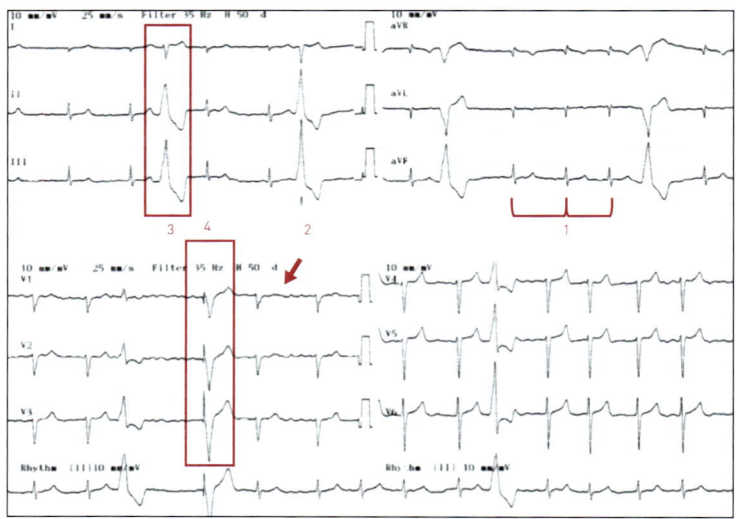

Hallazgos

- Ritmo irregular, sin ondas P sinusales:

    - Intervalos RR' irregulares (1).
    - Presencia de ondas F (2), más evidentes en V1, V2 y V3.

- Presencia de complejos ventriculares prematuros (3), con QRS ancho y SST invertido.
- Presencia de complejo ventricular estimulado por marcapasos (4), con espícula precedente, tras una pausa compensadora que continúa a un complejo ventricular prematuro.

Conclusiones

Trazado compatible con fibrilación auricular con complejos ventriculares prematuros frecuentes y estimulación aislada por marcapasos.

Caso clínico III.3

Observar e interpretar el siguiente ECG:

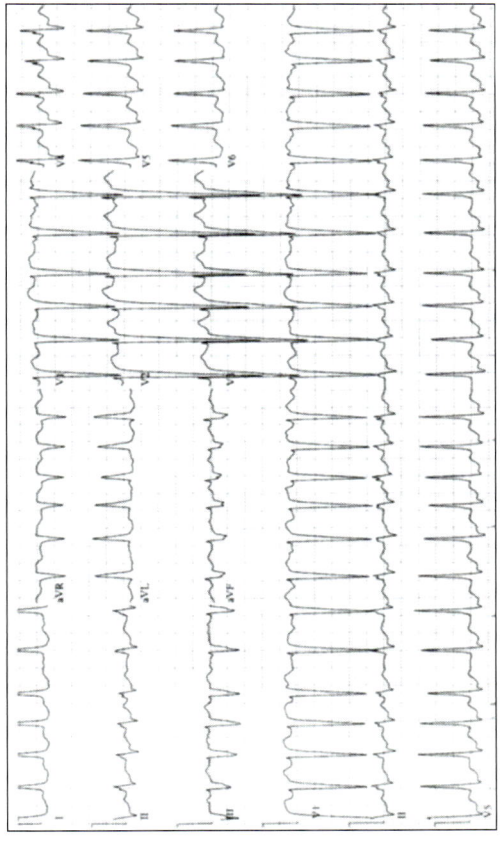

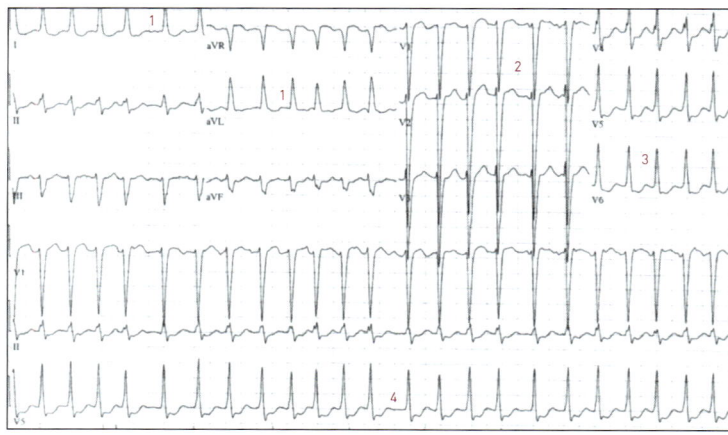

Hallazgos

- Ritmo rápido irregular en torno a 130-160 lpm.
- Presencia de complejos QRS anchos, en torno a 120 ms, con:

  - Eje de QRS desviado a la izquierda (positivo en DI y aVL) (1).
  - Empastamiento negativo en V1 (2) y positivo en V6 (3).

- Presencia de alteración difusa e inespecífica de la repolarización ventricular.

Conclusiones

Trazado compatible con fibrilación auricular con respuesta ventricular rápida y bloqueo de rama izquierda. Trastorno secundario de la repolarización.

Caso clínico III.4

Observar e interpretar el siguiente ECG:

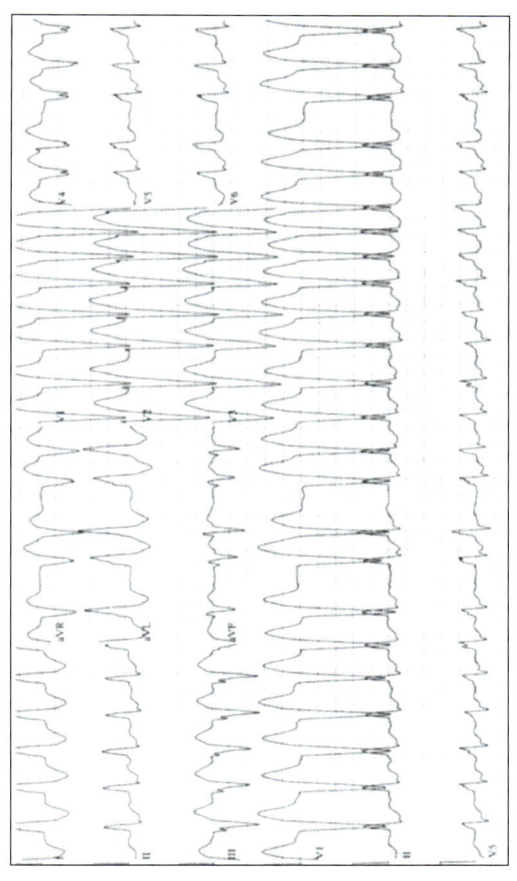

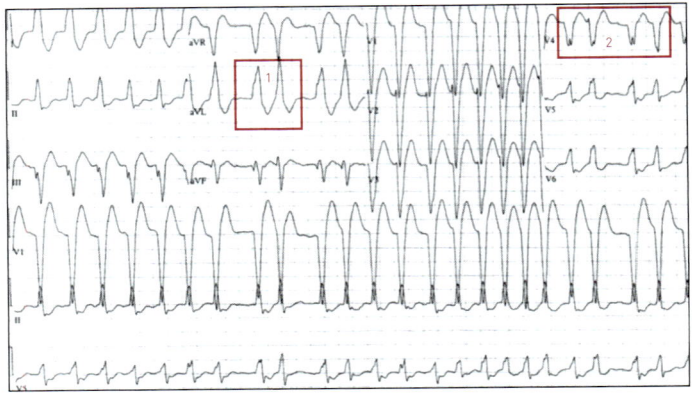

Hallazgos

- Ritmo rápido irregular en torno a 130-180 lpm.
- Presencia de complejos QRS anchos:

  - Anchura variable del QRS (1).
  - Morfología del QRS cambiante (2).

- Presencia de alteración difusa de la repolarización ventricular.

Conclusiones

Trazado compatible con fibrilación auricular con respuesta ventricular rápida y preexcitación tipo Wolff-Parkinson-White.

Caso clínico III.5

Observar e interpretar el siguiente ECG:

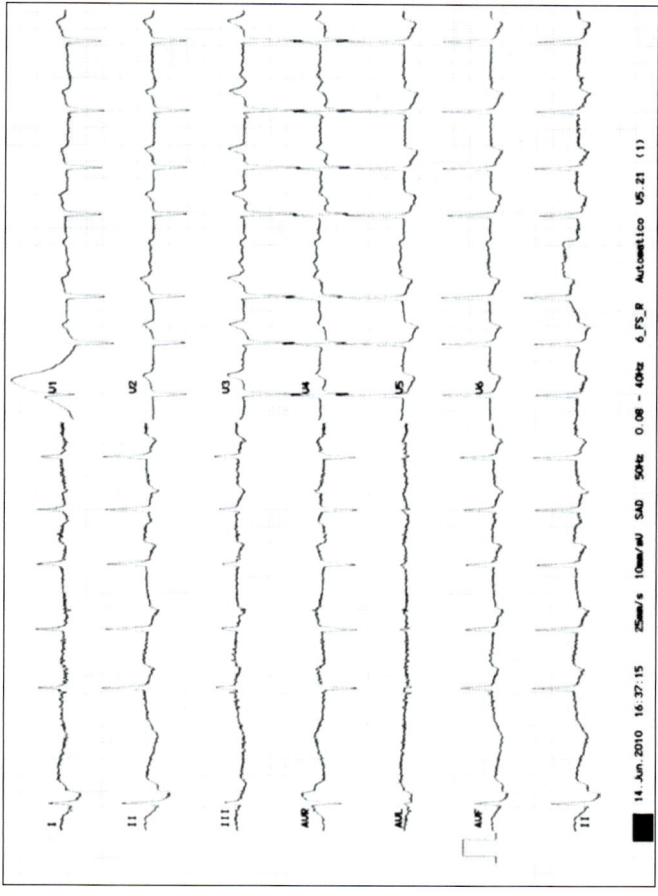

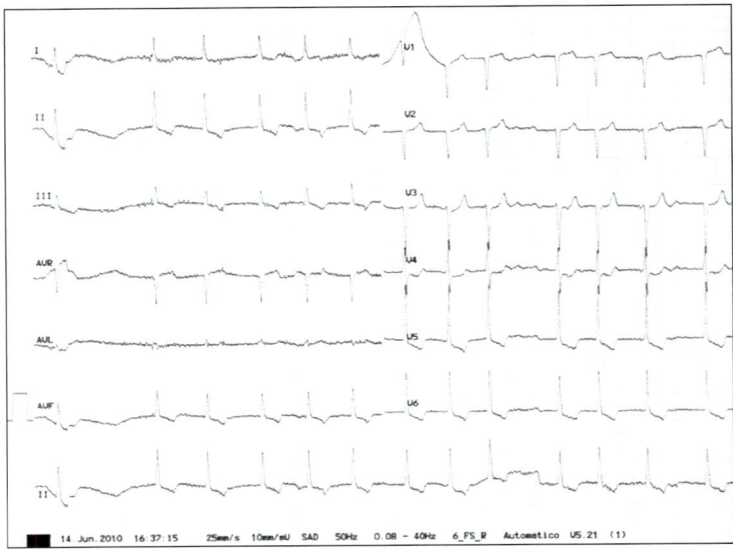

14.Jun.2010 16:37:15   25mm/s 10mm/mU SAD   50Hz   0.08 - 40Hz   6_FS_P   Automatico V5.21 (1)

Hallazgos

- Ritmo irregular en torno a 60-80 lpm.
- Presencia de complejos QRS estrechos.
- Presencia de alteración de la repolarización ventricular en forma de cubeta en derivaciones anterolaterales y laterales altas.

Conclusiones

Trazado compatible con fibrilación auricular con respuesta ventricular controlada y alteración de la repolarización, fundamentalmente en derivaciones anterolaterales y laterales altas, en probable relación con tratamiento con digitálicos («cubeta digitálica»).

Caso clínico III.6

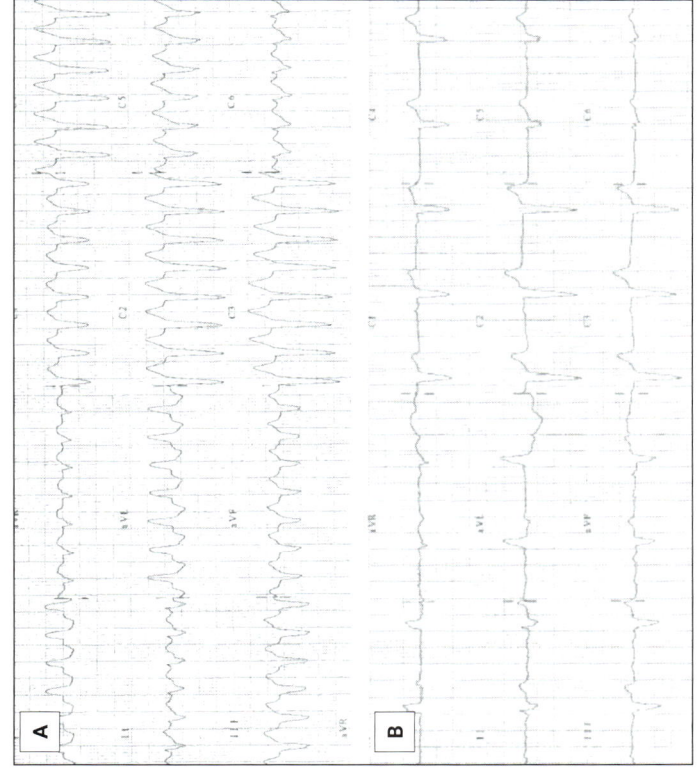

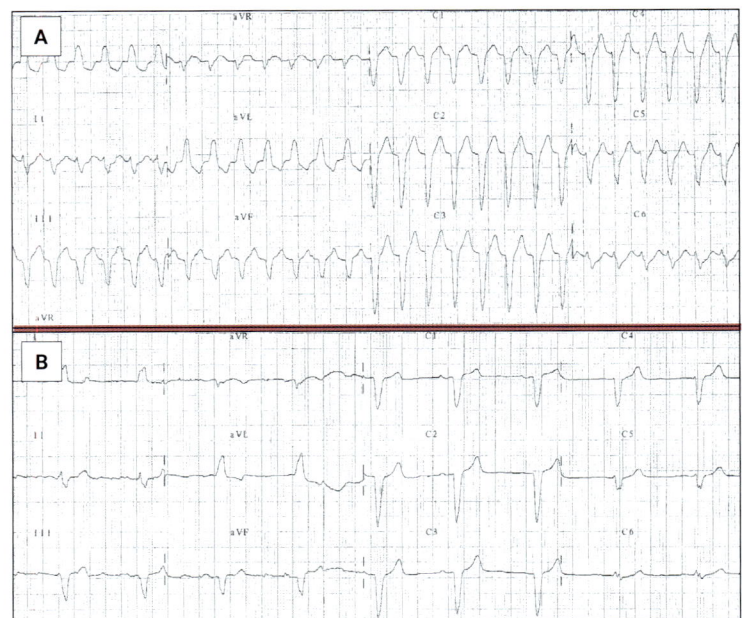

Hallazgos

A. ECG en taquicardia:
  • Taquicardia regular de QRS ancho a 180 lpm con morfología de bloqueo de rama izquierda sin onda P visible.
B. ECG basal:
  • Ritmo sinusal a 60 lpm, intervalo PR normal, QRS ensanchado (mayor de 0,12 s) con morfología de bloqueo de rama izquierda y alteraciones secundarias de la repolarización.

Conclusiones

El patrón de bloqueo de rama izquierda durante la taquicardia es igual al patrón de bloqueo de rama izquierda presente en el ECG basal. Se trata de una taquicardia supraventricular con conducción aberrada.

Electrocardiografía en el paciente portador de marcapasos

IV

Principales modos de estimulación por marcapasos

13

OBJETIVOS

- Conocer, a partir de unos conceptos básicos, los distintos tipos de estimulación cardíaca y la nomenclatura.
- Reconocer e informar correctamente de la lectura del electrocardiograma del paciente con marcapasos.
- Identificar posibles malos funcionamientos de estos dispositivos.

INTRODUCCIÓN Y CONCEPTOS BÁSICOS

Los dispositivos de estimulación cardíaca (incluyendo bajo esta denominación los marcapasos, los resincronizadores y los desfibriladores implantables) han tenido una rápida evolución a medida que han aparecido nuevas indicaciones para su uso. Esto se refleja en el número de pacientes que los portan, exponiendo a profesionales de distintas áreas de la salud a la interpretación de sus electrocardiogramas (ECG). Si bien esta tarea puede parecer titánica, al adquirir conceptos básicos sobre el funcionamiento de estos dispositivos, la lectura de estos ECG se convierte en una tarea lógica que puede ser realizada en poco tiempo y con muy buen grado de certeza.

Los marcapasos cardíacos son tratamientos efectivos para una variedad de bradiarritmias, al proporcionar una respuesta adecuada de la frecuencia cardíaca por medio de la generación de estímulos eléctricos y la detección de la actividad eléctrica miocárdica espontánea. A grandes rasgos, su función es sustituir la ausencia de estímulo propio para garantizar la contracción cardíaca.

Los marcapasos constan de un **generador** (batería, procesador, receptor de radiofrecuencia, etc.) y de los **electrodos** que terminan insertados en el músculo cardíaco.

Los marcapasos pueden ser unicamerales, bicamerales o tricamerales, dependiendo de la cantidad de electrodos implantados. Los sitios de implantación son: aurícula derecha, ventrículo derecho y ventrículo izquierdo (a través del sistema venoso). El tipo de marcapasos depende de la enfermedad que ocasiona la bradiarritmia y las enfermedades subyacentes. Los marcapasos bicamerales son los más implantados, ya que están indicados en las enfermedades del nodo sinusal y del nodo auriculoventricular (AV)

Los marcapasos biventriculares (tricamerales si tienen además un electrodo en la aurícula derecha) tienen un electrodo en el ventrículo derecho y otro electrodo en el sistema venoso del ventrículo izquierdo. Su objetivo es la estimulación biventricular sincronizada, intentando corregir la asincronía producida por el bloqueo de rama izquierda o los marcapasos convencionales, en pacientes con disfunción del ventrículo izquierdo. Se denominan por esa razón *marcapasos de resincronización*.

Para analizar el ECG de un paciente portador de marcapasos es necesario comprender los principios básicos de estimulación:

- **Estimulación:** es la función del marcapasos mediante la cual se suministra un impulso eléctrico con el fin de lograr la despolarización del miocardio. La estimulación no es sinónimo de captura, tan solo hace alusión a la generación de un impulso eléctrico por parte del marcapasos.
- **Salida:** es la energía liberada durante la estimulación y se cuantifica en miliamperios (mA) o voltios (V).
- **Ancho de pulso:** es la duración del impulso generado durante la estimulación. Se mide en milisegundos (ms).
- **Captura:** es la despolarización del miocardio secundaria a un estímulo eléctrico.
- **Umbral de captura:** es el mínimo de energía necesario para producir una despolarización del miocardio.
- **Impedancia:** es la resistencia al paso de la energía. Se mide en ohmios (ohm).
- **Detección:** es la capacidad del marcapasos para percibir la actividad eléctrica intrínseca cardíaca.
- **Polaridad de estimulación:** la estimulación del corazón puede ser unipolar o bipolar. En el modo unipolar la energía discurre desde el electrodo distal del cable hasta la carcasa del marcapasos, haciendo visible la clásica espiga de gran amplitud en el ECG. En cambio, en el modo bipolar el estímulo va desde un electrodo ubicado en el extremo distal del cable hasta un electrodo que se encuentra 1 cm proximal del primero, lo cual crea un circuito más corto, y, por lo tanto, crea una espiga muy pequeña, siendo en ocasiones imperceptible (**Fig. 13-1**). De esta manera, la estimulación auricular, que puede generar ondas P similares a la onda P sinusal (positiva en II, III y aVF), en ocasiones puede ser difícil de identificar si no se ve claramente la espícula del marcapasos que la precede (**Fig. 13-2**).
- **Polaridad de detección:** utilizando el mismo concepto de la polaridad de estimulación, al establecer la polaridad de detección en modo unipolar se detecta la actividad eléctrica en un área comprendida entre el electrodo distal del cable y la carcasa. En el modo bipolar se detecta la actividad eléctrica entre el electrodo distal y el electrodo proximal del cable. Al tener un circuito más amplio, la detección unipolar es propensa a recibir interferencias por otros potenciales eléctricos, ya sean miopotenciales provenientes de músculos extracardíacos o por interferencia eléctrica.

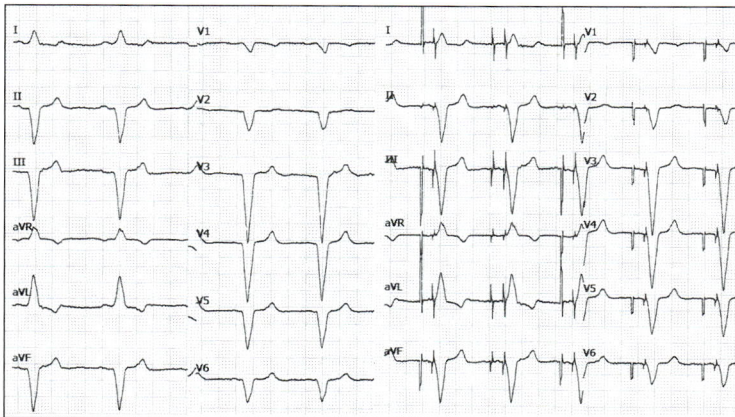

Figura 13-1. Dos ECG del mismo paciente. El de la izquierda, con estimulación bipolar en ambas cámaras. El de la derecha, con estimulación monopolar, donde se aprecian claramente las espículas del marcapasos.

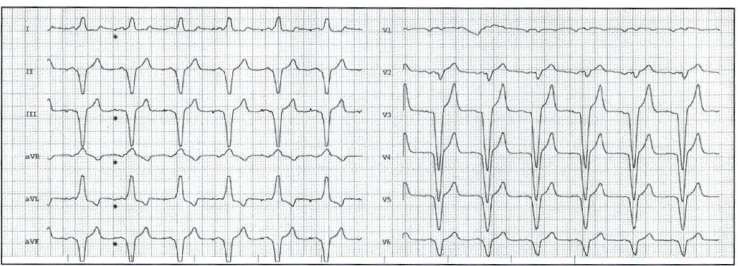

Figura 13-2. ECG de estimulación en bipolar, en el que las espículas se aprecian solo en algunas derivaciones (asteriscos), con onda P positiva en II, III y aVF. En las derivaciones precordiales, no se distingue la espícula en ninguna de ellas.

NOMENCLATURA DEL MARCAPASOS

Hay que conocer el sistema de códigos que se utiliza para denominar a los distintos modos de estimulación por marcapasos. Internacionalmente, existe un consenso en describir los marcapasos según el Código NASPE/BCG (*North American Society of Pacing and Electrophisiology / British Pacing Group*). El código consta de cinco letras que describen las funciones más importantes.

- La primera letra designa la cámara donde se produce la estimulación: ninguna (O), ventricular (V), auricular (A) o las dos (D).
- La segunda letra indica la cámara donde se produce el sensado o detección: ninguna (O), ventricular (V), auricular (A) o las dos (D).

- La tercera letra indica el modo en que se responde al sensado o detección: inhibiéndose (I), estimulando (T, de *triggered*), las dos (D) o ninguna de ellas (O).
- La cuarta letra indica la presencia (R) o ausencia (O) de modulación de frecuencia cardíaca.
- La quinta letra indica si hay la presencia de estimulación multisitio (es decir, más de un sitio de estimulación en una sola cámara): ninguna (O), auricular (A), ventricular (V) o cualquier combinación de A y V (D).

> **!** Por ejemplo, VVIR indicaría que el marcapasos detecta y estimula solo en el ventrículo, que la detección de la actividad ventricular intrínseca por encima de la frecuencia determinada inhibe la estimulación y que es capaz de elevar la frecuencia de estimulación ventricular durante el ejercicio si el paciente no lo hace.

Buscando simular la respuesta normal del nodo sinusal ante la actividad física, los fabricantes de marcapasos han ideado una serie de sensores (los cuales se basan en acelerómetros o en mediciones de impedancia) que permiten aumentar la frecuencia cardíaca ante lo que se consideraría un incremento en la actividad física. Esto se conoce como *respuesta adaptativa en frecuencia*, y es representada por la cuarta letra en la nomenclatura del marcapasos (R).

Adicionalmente, estos sensores permiten detectar períodos de inactividad, durante los cuales, en condiciones normales, se esperaría una disminución de la frecuencia cardíaca. Al utilizar uno de estos sensores se puede programar una frecuencia de sueño, es decir, una caída de la frecuencia cardíaca durante períodos de inactividad por debajo del límite establecido. Por lo tanto, encontrar un marcapasos que permita la caída de la frecuencia cardíaca por debajo del límite establecido durante el reposo no implica la disfunción del dispositivo.

La evolución de estos sistemas ha facilitado, además, la creación de los sensores de asa cerrada (CLS, según sus siglas en inglés), que permiten que el marcapasos detecte cambios bruscos en la impedancia cardíaca (similares a los que se producen durante las fases iniciales de un síncope neuromediado) y que pueda responder a través de un aumento de la frecuencia cardíaca. El uso de estos sensores disminuye los síntomas en pacientes con disautonomía y síncope neuromediado.

MODOS DE ESTIMULACIÓN Y DETECCIÓN

El objetivo de la estimulación cardíaca es garantizar una frecuencia cardíaca mínima en pacientes con alteraciones en el sistema eléctrico del corazón. Dichas alteraciones pueden darse en la generación del impulso eléctrico (enfermedad del nodo sinusal) o bien en la conducción del impulso a través del sistema específico de conducción (bloqueo AV).

La despolarización del músculo cardíaco provocada por un estímulo de un marcapasos se caracteriza por ir precedida de una espícula eléctrica. Dicha espícula puede ser claramente visible o solo visible en algunas derivaciones, en función de la configuración del estímulo: monopolar o bipolar.

Según la nomenclatura del marcapasos que se ha mencionado, los modos de programación más comúnmente encontrados en la práctica clínica son los siguientes:

- **Modo AAI:** el marcapasos estimula y detecta la aurícula, y se inhibe cuando percibe una actividad intrínseca auricular, por lo que es útil en el manejo de la disfunción del nodo sinusal. Se debe tener en cuenta que es indispensable la presencia de un sistema de conducción AV intacto para que el estímulo pueda llegar al ventrículo.
- **Modo VVI:** en este modo el ventrículo es la cámara detectada y estimulada. El dispositivo se inhibe cuando detecta actividad ventricular. Si bien permite asegurar la estimulación ventricular, no hay sincronía AV, por lo que, generalmente, se utiliza en pacientes con trastornos de la conducción AV y aurículas no estimulables (fibrilación auricular o *flutter* auricular). En pacientes con actividad auricular intacta y bloqueo AV, este modo puede generar asincronía AV, que se traduce en efectos hemodinámicos importantes, conocidos como *síndrome del marcapasos*.
- **Modo VDD:** en este modo el marcapasos detecta la actividad auricular y ventricular, y estimula únicamente el ventrículo, característica que permite su uso en pacientes con bloqueo AV y función sinusal normal, ya que el marcapasos puede seguir el ritmo auricular para asegurar la estimulación ventricular y mantener la sincronía AV. No obstante, cuando la frecuencia auricular del paciente cae por debajo de la frecuencia básica del dispositivo, se pierde dicha sincronía y el marcapasos, a efectos prácticos, se comporta como un VVI.
- **Modo DDD:** en este modo tanto las aurículas como los ventrículos son detectados y estimulados con una respuesta dual ante un estímulo detectado; un estímulo auricular detectado inhibe la estimulación auricular y desencadena un estímulo ventricular. La principal ventaja de este modo es evitar la asincronía AV.

La colocación de un imán sobre un marcapasos genera una estimulación asincrónica, por lo general a 100 lpm. En el caso de los marcapasos bicamerales, la estimulación es bicameral, con un intervalo AV fijo corto, lo que permite la estimulación de ambas cámaras.

> **!** En los desfibriladores, la colocación de un imán inactiva las terapias durante el tiempo que el imán esté colocado sobre el dispositivo, sin cambios en la estimulación. Al retirar el imán, las terapias se reactivan y el dispositivo vuelve a su modo normal.

En conclusión, el imán produce en el marcapasos un efecto que puede ser registrado en el ECG de superficie, mientras que en el desfibrilador no tiene ningún efecto que se pueda registrar en el ECG.

CARACTERÍSTICAS DE LOS ELECTROCARDIOGRAMAS CON MARCAPASOS SEGÚN EL SITIO DE ESTIMULACIÓN

En función del sitio en el que estimule el marcapasos se encontrarán diferentes hallazgos electrocardiográficos:

- **Conducción propia:** el marcapasos está inhibido por sensar la actividad cardíaca propia. En el ECG se observa conducción propia del paciente, sin espículas de marcapasos. Esto es un funcionamiento normal del marcapasos, que se suele confundir con las alteraciones del mismo. Ante la duda, se puede colocar un imán sobre el dispositivo para cambiar a modo asíncrono (VOO o DOO), permitiendo observar la estimulación del marcapasos.
- **Estimulación auricular:** espículas del marcapasos seguidas de ondas P diferentes de la onda P sinusal. Las ondas P son seguidas del QRS normal (QRS estrecho si no hay otra alteración).
- **Estimulación ventricular:**
  - Ventrículo derecho: los complejos QRS son similares a los del bloqueo completo de rama izquierda. En muchos pacientes con morfología de bloqueo completo de rama izquierda en derivaciones precordiales derechas, también se puede observar un complejo QRS predominantemente negativo en V5 y V6. En la mayoría de los casos, el electrodo está ubicado en el ápex del ventrículo derecho (**Fig. 13-3**). La despolarización desde el ápex hasta la base provoca complejos QRS negativos en las derivaciones inferiores. Si el sitio de estimulación es el tracto de salida del ventrículo derecho o el septo interventricular, el eje del QRS suele ser vertical y los complejos QRS predominantemente positivos en la cara inferior con patrón de bloqueo completo de rama izquierda del haz de His (**Fig. 13-4**). Si el electrodo está localizado inmediatamente debajo de la válvula pulmonar, el eje del QRS será vertical o estará desviado a la derecha.
  - Aurícula y ventrículo derechos: dos espículas de marcapasos, la primera seguida de onda P y la otra seguida de un QRS ancho con morfología de bloqueo de rama izquierda en V1.

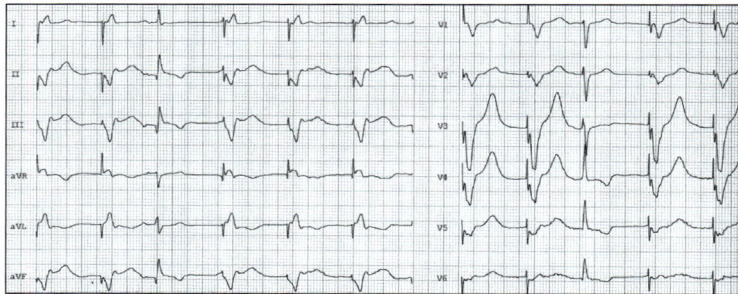

Figura 13-3. Estimulación ventricular en modo VVI con patrón característico de bloqueo completo de rama izquierda del haz de His y eje izquierdo.

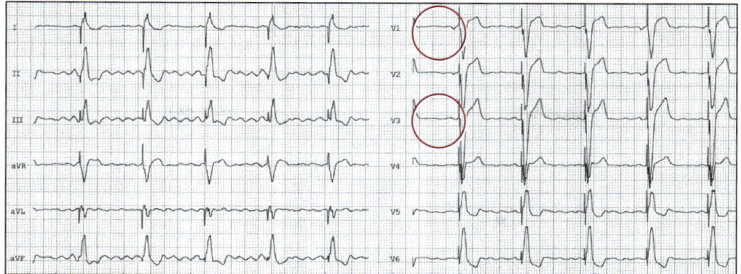

Figura 13-4. ECG de marcapasos bicameral con electrodo ventricular situado en el tracto de salida del ventrículo derecho. Patrón de bloqueo completo de rama derecha del haz de His y eje inferior. Viendo la línea de base, el ECG sugiere un ritmo de aleteo auricular; sin embargo, si se observa el primer latido en V1 y V3 (círculos) se advierte que es un ritmo sinusal y que el aleteo es producido por temblor muscular.

– Estimulación biventricular (resincronización): la resincronización ventricular se ha convertido en un tratamiento establecido para pacientes con disfunción de ventrículo izquierdo con asincronía secundaria a alteraciones de la conducción intraventricular. El complejo QRS estimulado suele ser menos ancho que el QRS provocado por la estimulación en el ventrículo derecho. El QRS suele ser positivo en V1 cuando el electrodo del ventrículo derecho está ubicado en el ápex.

CÓMO LEER E INFORMAR DEL ELECTROCARDIOGRAMA DE UN PACIENTE CON MARCAPASOS

Leer e informar de un ECG de un paciente con marcapasos es mucho más complejo que escribir «ritmo de marcapasos». Al escribir en un informe «ritmo de marcapasos» se está trasmitiendo que lo único que se está viendo en el ECG son las espículas del marcapasos.

> **!** Como en un ECG estándar, lo primero que hay que observar es el ritmo cardíaco de base. Hay que olvidarse por un momento de las espículas del marcapasos y concentrarse en el ritmo de base, en cómo se inicia el latido.

Búsqueda de las ondas P

En primer lugar, hay que buscar las ondas P:

• **Ondas P sinusales propias:** si se observan ondas P sinusales, se describe como estimulación auricular sinusal (o estimulación auricular ectópica si las ondas P no son sinusales).

- **Ondas P precedidas de espícula de marcapasos:** cuando se observa que las ondas P están precedidas de espículas del marcapasos, se describe como estimulación auricular por marcapasos.
- **Ausencia de ondas P:** en ausencia de ondas P, se describe como *flutter* auricular si se observan las ondas F «en diente de sierra» o como fibrilación auricular de base si no se observan ondas.

Si se entiende esto, se domina la parte más difícil de la interpretación de un ECG con marcapasos.

Estimulación ventricular

El paso siguiente es determinar cómo son estimulados los ventrículos; para ello se observarán los complejos QRS:

- **QRS estrecho sin espícula previa:** se describe una estimulación ventricular propia, con la descripción del complejo QRS.
- **QRS ancho que se inicia con espícula:** se describe una estimulación ventricular por marcapasos con morfología de bloqueo de rama izquierda (QS en V1) o de bloqueo de rama derecha (RsR' en V1).

PUNTOS CLAVE

- El objetivo de la estimulación cardíaca es garantizar una frecuencia cardíaca mínima.
- La estimulación VVI se realiza en el ventrículo derecho.
- La estimulación bicameral (DDD) puede estimular la aurícula y el ventrículo de forma indistinta o ambos a la vez.
- Con la estimulación bicameral no solo se pretende garantizar una frecuencia cardíaca mínima, sino también conservar la sincronía AV.
- Las indicaciones para la estimulación cardíaca son fundamentalmente debidas a alteraciones en el nodo sinusal, en el auriculoventricular o en ambos.

BIBLIOGRAFÍA

Beasley BM. Understanding EKGs. A Practical Approach. 4th ed. Boston: Pearson; 2014.
Bennett DH. Bennett's. Cardiac Arrhythmias. Practical Notes on Interpretation and Treatment. 8th ed. Oxford: Wiley-Blackwell; 2012.Davis D. Interpretación del ECG. Su dominio rápido y exacto. 4ª ed. Buenos Aires: Editorial Médica Panamericana; 2008.
Ebert H. ECG Fácil. Interpretación. Diagnóstico diferencial. Barcelona: Thieme J&C; 2005.
Hamm CW, Willems S. El Electrocardiograma. Su interpretación práctica. 3a ed. Madrid: Editorial Médica Panamericana; 2010.
James S, Nelson K. ECG Interpretation. London: JP Medical Ltd.; 2011.
Levine GN. Arrhythmias 101. The Ultimate Easy-To-Read Introductory Book to Arrhythmias. New Delhi: Jaypee; 2013.

Detección, captura e histéresis. Breve explicación sobre la técnica de implante de un marcapasos

14

OBJETIVOS
- Aprender a realizar una correcta lectura del electrocardiograma en el paciente portador de marcapasos.
- Saber los conceptos de captura, sensado e histéresis.
- Establecer la programación más apropiada, más fisiológica.
- Conocer los conceptos clave para el implante de un dispositivo.

CONCEPTO DE CAPTURA

Como se ha explicado en el capítulo anterior, la captura se define como la despolarización del miocardio secundaria a un estímulo eléctrico, siendo el umbral de captura el mínimo de energía necesario para producir una despolarización del miocardio.

Cuando se produce una estimulación ventricular con una captura adecuada se genera un complejo QRS estimulado con una morfología que tiene unas características que lo hacen fácilmente reconocible.

! Se dice que un marcapasos captura correctamente cuando cada espícula es capaz de generar una despolarización en la cámara estimulada (**Fig. 14-1**).

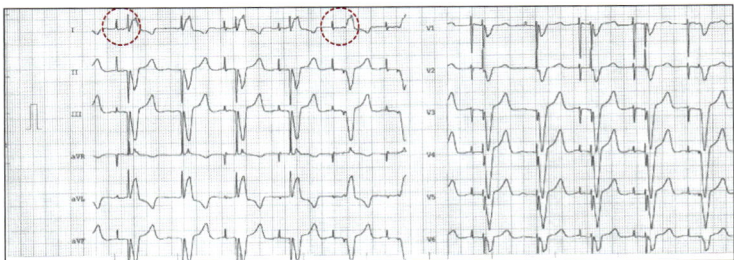

Figura 14-1. Marcapasos bicameral en el que cada espícula despolariza la cámara estimulada. El segundo latido es detectado en la aurícula; por tanto, no hay espícula. La onda P estimulada es muy aplanada, por lo que es difícil apreciarla, salvo en DI, que se inscribe como negativa.

CONCEPTO DE DETECCIÓN

La detección o sensado se define como la capacidad del marcapasos de percibir la actividad intrínseca cardíaca.

Hoy en día, todos los marcapasos son «a demanda»; por tanto, se inhiben en presencia de ritmo propio a una frecuencia superior a la frecuencia mínima programada en el marcapasos. Es decir, detectan la actividad cardíaca propia y no lanzan un estímulo. Por el contrario, cuando la frecuencia intrínseca (frecuencia propia del paciente) es inferior a la frecuencia mínima programada, el ritmo es inducido por el marcapasos (**Fig. 14-2**).

Por lo tanto, ante la actividad auricular o ventricular propia, el marcapasos debe inhibirse si detecta correctamente esta actividad. Un registro con frecuencia y ritmo adecuados no mostrará espículas de estimulación.

CONCEPTO DE HISTÉRESIS

Los estudios clínicos han demostrado que la estimulación ventricular de forma sostenida y por tiempo prolongado puede resultar deletérea sobre la función ventricular, describiéndose disfunción ventricular hasta en un 20 % de los pacientes con estimulación mantenida. Por esta razón, uno de los objetivos de los marcapasos actuales es reducir la estimulación ventricular innecesaria.

La histéresis es una programación automática destinada a reducir la estimulación ventricular innecesaria. Tiene la finalidad de no estimular cuando la frecuencia intrínseca del paciente sea ligeramente inferior a la frecuencia de estimulación programada.

La frecuencia mínima de estimulación define el intervalo de estimulación. De esta forma, una frecuencia mínima programada de 60 lpm determina un intervalo de 1.000 milisegundos (ms); si el marcapasos tiene programada la función de his-

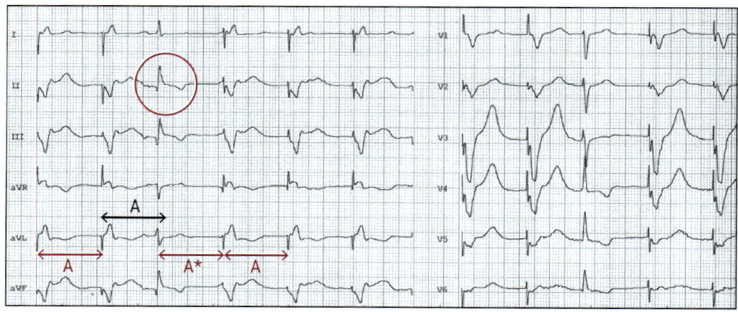

Figura 14-2. Marcapasos en modo VVI, con latido intrínseco sinusal (círculo), que inhibe el disparo y reinicia el ciclo de estimulación. En granate (A), el ciclo de estimulación programado. En granate (A*), el ciclo de estimulación programada con acoplamiento al latido detectado. En negro (A), el lugar donde debería haber estimulado en caso de no haber latido propio.

téresis a 50 lpm, quiere decir que este no comenzará a estimular a la frecuencia mínima programada (60 lpm) hasta que la frecuencia intrínseca no cumpla con un intervalo de 1.200 ms (50 lpm) (**Fig. 14-3**).

Tras un evento ventricular detectado, el intervalo hasta un próximo estímulo es más largo que tras uno estimulado; esta diferencia constituye la histéresis. Por ejemplo, si el marcapasos está programado a 60 lpm y la histéresis está programada a 50 lpm, en caso de un ritmo propio, el marcapasos se inhibirá hasta que la frecuencia de contracción ventricular sea inferior a 50 lpm, pero, una vez que se alcance una frecuencia inferior a dicho umbral, el marcapasos iniciará la estimulación ventricular a 60 lpm.

El marcapasos analiza la actividad, latido a latido. De esta forma, la histéresis solo se activa después de un latido intrínseco detectado y se desactiva cuando el latido es estimulado. Se recomienda activar la histéresis en pacientes con ritmo espontáneo adecuado.

Los beneficios de la histéresis se refieren a la histéresis auriculoventricular (AV), es decir, aquella búsqueda automática de eventos ventriculares espontáneos durante un intervalo AV prolongado. En cambio, en el caso de la estimulación auricular se debe evitar realizar este tipo de programación, ya que la histéresis auricular puede favorecer la entrada en fibrilación auricular.

> **!** Como simplificación, se podría decir que la histéresis da un margen de frecuencias entre la programada y la propia del paciente para disminuir la estimulación innecesaria.

FRECUENCIA DE ESTIMULACIÓN

La función básica de los marcapasos es la estimulación a una frecuencia cardíaca básica, lo que quiere decir que el dispositivo solamente estimulará en caso de que la frecuencia cardíaca del paciente caiga por debajo de este límite establecido. Cuando la frecuencia cardíaca está por encima de este límite, el marcapasos se inhibe.

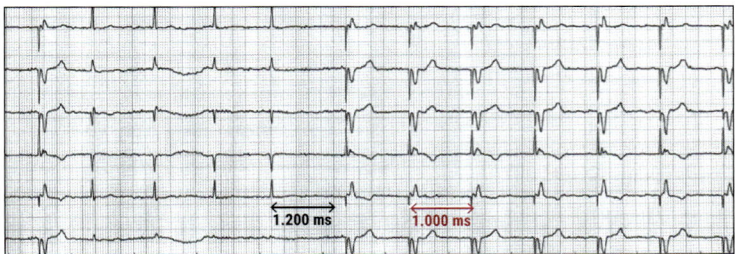

Figura 14-3. Algoritmo de histéresis: en el ECG se puede apreciar que el intervalo de estimulación (frecuencia mínima programada) es de 1.000 ms (60 lpm), pero la programación de histéresis permite el ritmo propio hasta un intervalo de 1.200 ms (50 l.p.m).

Por ejemplo, si un marcapasos está programado a una frecuencia cardíaca de 60 lpm, y el ritmo propio del paciente es de 70 lpm, el marcapasos se inhibirá. Si, por el contrario, la frecuencia cardíaca del individuo cae a 50 lpm, el dispositivo debe comenzar a estimular a 60 lpm y se mantendrá así hasta el momento en el que el paciente supere dicha frecuencia cardíaca.

De esto se derivan dos observaciones básicas indispensables para interpretar el electrocardiograma (ECG) de un paciente con marcapasos:

- Los marcapasos no estimulan de manera continua, solo lo hacen cuando la frecuencia del paciente cae por debajo de la frecuencia programada.
- No ver estimulación cardíaca no implica disfunción del dispositivo; puede suceder que la frecuencia del paciente sea superior a la programada.

En el caso de un marcapasos en programación VVI, la frecuencia de estimulación está condicionada exclusivamente por la frecuencia mínima programada.

En un marcapasos en programación DDD, se estimulará la aurícula cuando el nodo sinusal descargue a una frecuencia inferior a la frecuencia mínima programada. En estos marcapasos, la estimulación ventricular se realizará siempre y cuando tras un evento auricular (estimulado o detectado) no haya un latido ventricular; en caso de que el estímulo auricular baje por el sistema de conducción y no se bloquee en el nodo AV y, por tanto, el ventrículo se despolarice a través del sistema de conducción, el canal ventricular se inhibirá y no lanzará una espícula. Suele suceder en pacientes con disfunción sinusal y conducción intacta por el nodo AV y/o cuando se programan intervalos AV largos o algoritmos para la reducción de la estimulación ventricular (**Fig. 14-4**).

> **!** El marcapasos garantiza una frecuencia auricular o ventricular mínima, que será programada para cada paciente. En los casos de estimulación bicameral (DDD), se intentará conservar la actividad propia ventricular mediante la programación del intervalo AV.

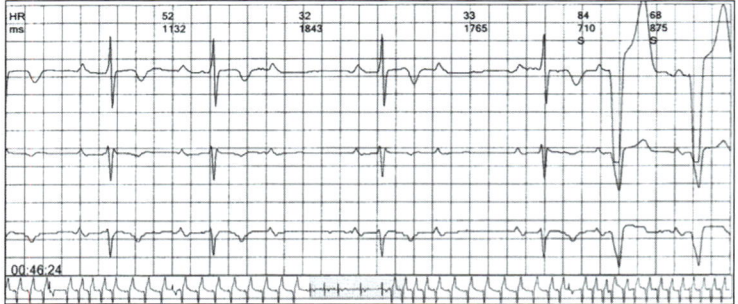

Figura 14-4. Registro de un ECG Holter: los algoritmos de reducción de la estimulación ventricular en marcapasos bicamerales permiten hasta dos ondas P bloqueadas consecutivas o dos de cuatro ondas P bloqueadas, con el objetivo de favorecer el ritmo propio y evitar la estimulación ventricular.

Es fundamental conocer la funcionalidad del imán colocado sobre el generador, puesto que puede aportar mucha ayuda sobre el dispositivo.

El uso de los imanes en los marcapasos produce un efecto en el interior del dispositivo. Al aplicar un imán externo, se activará la programación del marcapasos establecida por el fabricante para cuando se aplique un imán externo.

Esa programación es la frecuencia magnética, consistente en una estimulación asincrónica y a máximo voltaje. Este efecto se mantiene hasta que el imán es retirado y, generalmente, no se requiere reprogramar.

> **!** Por tanto, colocar un imán no apaga el marcapasos y tiene un efecto que desaparece al retirar el imán.

Al tratarse de una estimulación asincrónica, se puede producir un riesgo proarrítmico. Es decir, existe riesgo de estimulación del tejido eléctrico cardíaco en período vulnerable, la llamada *estimulación sobre la onda T*, que induce taquicardia ventricular o fibrilación ventricular. Por eso, siempre que se coloque un imán, se debe tener un desfibrilador y el carro de paradas al lado. En pacientes con taquicardia ventricular monomorfa sostenida lenta, aplicar el imán puede acelerar la taquicardia ventricular e incluso generar fibrilación ventricular.

Algunos marcapasos pueden estar programados para que su comportamiento sea «mudo» ante un imán (modo imán en «OFF»), en cuyo caso no se producirá ningún cambio al aplicar el imán.

La frecuencia del marcapasos al aplicar el imán suele oscilar entre 90 y 100 lpm e indica alta durabilidad de la batería; frecuencias más bajas de 60-70 lpm suelen indicar batería con poca durabilidad. Incluso, frecuencias inferiores a 50 lpm podrían aparecer y serían indicativas de batería prácticamente agotada. La frecuencia al aplicar el imán está determinada por la marca y el modelo de marcapasos, pero lo habitual son las frecuencias que se han descrito.

BÚSQUEDA DE UNA CONTRACCIÓN FISIOLÓGICA. NUEVOS ALGORITMOS

Desde la década de los 80, los marcapasos han ido incorporando nuevas funciones que principalmente intentan remedar lo más exactamente posible las características del funcionamiento normal de la activación eléctrica del corazón o luchar contra la aparición de fibrilación auricular, para así lograr una contracción ventricular estimulada lo más parecida a lo que debería ser en ausencia de trastornos del ritmo subyacentes.

Para lograr dicho objetivo se plantean tres objetivos principales:

- **Estimular lo menos posible:** a raíz de lo cual surgió el concepto de la histéresis, del griego *ὑστέρησις*, que significa «retraso».
- **Mantener la sincronía AV:** mediante el cambio de modo automático. En función de la presencia o ausencia de un ritmo sinusal propio, se puede proteger al paciente frente al desarrollo de taquiarritmias auriculares, así como hacer el seguimiento de taquicardias paroxísticas auriculares.

- **Reproducir comportamientos fisiológicos:**
  - Bradicardia relativa por la noche, con una frecuencia cardíaca diurna mayor a la nocturna.
  - Acortamiento del PR con el ejercicio.
  - Respuesta en frecuencia, ajustando la frecuencia cardíaca a la actividad física. Si existe incompetencia cronotrópica será necesaria la autorregulación en frecuencia para aumentar la frecuencia cardíaca con el ejercicio.
  - Amortiguación de la caída en frecuencia.

Respuesta en frecuencia

Algunos pacientes pierden la capacidad de elevar la frecuencia sinusal al realizar algún ejercicio o actividad. Esta situación se conoce como *incompetencia cronotrópica* y en sus formas más graves puede dar lugar a una marcada intolerancia a cualquier actividad.

Su presencia no es infrecuente dentro de la enfermedad del nodo sinusal e incluso en los pacientes con bloqueo AV completo. Por este motivo, en los años 80 aparecieron los marcapasos con respuesta en frecuencia, lo que hace referencia a la cuarta letra (R) de la nomenclatura oficial internacional de los marcapasos (por ejemplo, VVIR o DDDR).

Su presencia indica que el marcapasos dispone de un sensor de la actividad del paciente, detectando si el paciente se pone en movimiento y evaluando si en ese momento el marcapasos incrementa de forma adecuada la frecuencia en el ventrículo (VVIR) o en la aurícula (AAIR o DDDR). En caso de no hacerlo, el marcapasos incrementa la frecuencia progresivamente hasta que el ejercicio cesa, momento en el que vuelve a su frecuencia basal programada. Esto puede dar lugar a que, si se realiza un ECG inmediatamente después de haber caminado, el paciente aún siga con una frecuencia elevada, superior a la básica programada. Pero si se conoce esta posibilidad, se evitarán sospechas de disfunciones del marcapasos ante dichas situaciones. Simplemente hay que esperar unos minutos para repetir el ECG, y este mostrará la vuelta a la frecuencia básica de estimulación.

Existe una gran variedad de sensores para programar la respuesta en frecuencia, pero los más aceptados en el mercado son los **sensores de actividad**, que detectan movimientos físicos, y los **sensores de ventilación-minuto**, que miden los cambios en la frecuencia respiratoria y el volumen corriente a través de la lectura de la impedancia transtorácica.

La respuesta en frecuencia o estimulación con frecuencia variable está indicada para:

- Pacientes con incompetencia cronotrópica.
- Pacientes con fibrilación auricular crónica con respuesta ventricular lenta.

! Cuando las necesidades de sangre oxigenada se incrementen, el marcapasos asegurará el incremento de la frecuencia cardíaca para proporcionar el gasto cardíaco adicional.

Preferencia de estimulación auricular

Se trata de un algoritmo empleado para la prevención de la fibrilación auricular y es útil cuando coexiste esta con una disfunción sinusal.

Consiste en que el marcapasos intenta que la mayoría de las ondas P sean estimuladas para evitar oscilaciones de la frecuencia sinusal, ya que parecen favorecer el desarrollo de fibrilación auricular. Por lo tanto, se puede encontrar una frecuencia auricular estimulada por encima de la frecuencia básica programada.

Cuando se activa, el marcapasos comprueba la frecuencia sinusal intrínseca, y si es superior a la frecuencia básica programada, empieza a estimular 5-10 latidos por encima de la misma. Periódicamente cesa unos segundos de estimular, verifica la frecuencia y vuelve a ajustar la estimulación para estar la mayor parte del tiempo con aurículas estimuladas.

A diferencia de la respuesta en frecuencia, que cesa de actuar cuando el paciente está en reposo, la preferencia de estimulación auricular está actuando constantemente, excepto los escasos segundos que dedica a reevaluar la frecuencia sinusal.

> **!** Por lo tanto, una frecuencia auricular estimulada por encima de la programada puede ser normal si está activado un algoritmo de sobreestimulación.

Reducción de la estimulación ventricular

Clásicamente, se intentaba evitar que el estímulo ventricular apareciera si no era necesario, para reducir el consumo de corriente y prolongar la vida del generador. Para este objetivo se prolongaba el intervalo AV, aunque dentro de los límites fisiológicos (hasta 200-220 ms, como mucho).

Sin embargo, en la primera década de este siglo, numerosos estudios han confirmado que un porcentaje elevado de estimulación apical ventricular derecha, especialmente a partir del 40 %, conlleva un riesgo elevado de deterioro de la función sistólica ventricular izquierda, con cambios tanto funcionales como estructurales.

Por ello, se han diseñado algoritmos que prolongan de forma marcada el intervalo AV, es decir, el tiempo que el marcapasos espera para disparar el estímulo eléctrico en el ventrículo tras una onda P propia o estimulada. Dentro de dichos algoritmos, el más agresivo es el MVP (del inglés, *minimal ventricular pacing*), que alarga tanto el intervalo AV (buscando el ritmo propio), e incluso se puede llegar a ver una onda P sin QRS a continuación.

En realidad, el funcionamiento es el de un marcapasos AAI que cuando detecta que una onda P no es conducida cambia automáticamente a DDD. Si la conducción AV se reanuda, el dispositivo vuelve al modo AAIR o AAI.

Suelen representarse frecuentemente como modos AAIR ↔ DDDR y AAI ↔ DDD, según esté o no activada la respuesta en frecuencia.

> **!** Por lo tanto, una onda P no conducida, es decir, que no da lugar a una espícula y captura el ventrículo, no significa necesariamente una disfunción del marcapasos. De hecho, hoy en día lo más habitual es que si esto ocurre, se trate de un algoritmo de búsqueda de la activación ventricular intrínseca.

CONCEPTOS BÁSICOS PARA EL IMPLANTE DE UN MARCAPASOS

Idealmente, el implante del marcapasos debe llevarse a cabo en un quirófano. En su defecto, puede realizarse en una sala de hemodinámica o de radiología, siempre con estrictas condiciones de asepsia.

Para asegurar la correcta posición de los electrodos, es fundamental medir los parámetros eléctricos que corroboran la correcta colocación de los mismos. Estos parámetros se basan en el contacto entre el electrodo y el miocardio:

- Amplitud de la señal intracardíaca (mV): esta medida indica la calidad del contacto del electrodo, así como la comprobación de la colocación del electrodo en la cavidad correcta. Los electrodos son responsables de enviar al dispositivo la señal intracardíaca asociada a la actividad intrínseca del corazón, es decir, la contracción miocárdica, con el fin de que el generador interprete dicha señal como propia y se inhiba su funcionamiento en caso de que haya estímulo. El nivel de señal que es capaz de interpretar el dispositivo se conoce también como *sensibilidad*. Clásicamente, se aceptan medidas de **ondas R > 5 mV** para el ventrículo y **ondas P > 2 mV** para la aurícula.
- Impedancia (Oh): la medida de la impedancia asegura un buen contacto. Sirve tanto en el implante como en las siguientes revisiones, para comprobar la integridad de los electrodos. Una caída de la impedancia reflejaría una rotura del aislamiento que provocaría alteraciones en la detección. Por el contrario, un aumento de la impedancia debe llevar a sospechar una rotura del conductor, una dislocación del electrodo o algún problema en la conexión. En el seguimiento de los marcapasos es fundamental conocer la impedancia de las mediciones anteriores, para poder conocer el estado del electrodo, ya que cambios de impedancia mayores a 200 Oh podrían significar alteraciones en el electrodo, y la comprobación del correcto estado del electrodo no debería demorarse, a pesar de que el paciente esté asintomático.
- Umbral de estimulación (V): es el umbral conocido para la despolarización del miocardio al aplicar una corriente eléctrica sobre este, equiparable al umbral de despolarización de las células excitables, y se conoce como *potencial de acción*. La cantidad de energía mínima que se necesita para que dicho impulso eléctrico se siga de una respuesta de contractilidad del miocardio es el umbral de estimulación. Es importante conseguir durante el implante un umbral de estimulación con la menor amplitud de impulso posible. Se considera como un buen umbral de estimulación durante el implante el **inferior a 1 V**. Gracias a los avances tecnológicos se consiguen umbrales de 0,4-0,6 V.

Las complicaciones tras el implante del marcapasos dependen de la técnica empleada, de la habilidad del implantador y del tipo del marcapasos (suelen ocurrir más complicaciones en los marcapasos bicamerales).

Por norma general, tras el implante del marcapasos se realiza un ECG de superficie y una radiografía de tórax para comprobar su correcta colocación, así como para tratar de identificar problemas surgidos durante el implante.

Por otra parte, las complicaciones pueden ser precoces, cuando ocurren en el primer mes tras el implante, o tardías, si se producen después del primer mes. Lógicamente, las complicaciones precoces suelen ir ligadas a la técnica de implante y pueden ser la punción accidental de una arteria, un nervio, el conducto torácico o la pleura, la perforación cardíaca con riesgo de taponamiento cardíaco, la estimulación del ventrículo izquierdo o la estimulación extracardíaca (diafragmática), la rotura accidental del electrodo o la mala conexión, el síndrome de la vena cava superior, la trombosis venosa o complicaciones relacionadas con el bolsillo que aloja el generador como hematomas, dehiscencia de la sutura de la pared, migración del marcapasos o infección del bolsillo.

Se debe prestar especial atención a la presencia de estas complicaciones para aplicar un tratamiento lo más precoz posible.

PUNTOS CLAVE

- La identificación de las alteraciones en el funcionamiento de un marcapasos requiere la identificación de la estimulación normal.
- La detección y la captura son los conceptos básicos para comprobar el normal funcionamiento del marcapasos.
- Se debe reconocer la histéresis para evitar falsos errores de funcionamiento.
- Algunos nuevos algoritmos también pueden dar lugar a ECG que pueden llevar a pensar erróneamente que el dispositivo funciona incorrectamente.

BIBLIOGRAFÍA

Beasley BM. Understanding EKGs. A Practical Approach. 4th ed. Boston. Pearson; 2014.

Bennett DH. Bennett's. Cardiac Arrhythmias. Practical Notes on Interpretation and Treatment. 8th ed. Oxford: Wiley-Blackwell; 2012.

Davis D. Interpretación del ECG. Su dominio rápido y exacto. 4ª ed. Buenos Aires: Editorial Médica Panamericana; 2008.

Ebert H. ECG Fácil. Interpretación. Diagnóstico diferencial. Barcelona: Thieme J&C; 2005.

Hamm CW, Willems S. El Electrocardiograma. Su interpretación práctica. 3a ed. Madrid: Editorial Médica Panamericana; 2010.

James S, Nelson K. ECG Interpretation. London: JP Medical Ltd.; 2011.

Levine GN. Arrhythmias 101. The Ultimate Easy-To-Read Introductory Book to Arrhythmias. New Delhi. Jaypee. 2013.

Fallos de los dispositivos marcapasos

15

INTRODUCCIÓN

Los marcapasos eléctricos, como todo dispositivo, pueden presentar alteraciones en su funcionamiento. En estos casos, el electrocardiograma (ECG) es la primera herramienta con la que se cuenta para detectarlas. Aunque existen muchas causas de disfunción de un marcapasos, los errores en la captura y la detección pueden ser reconocidos en un ECG de superficie. Teniendo en cuenta que el ECG es el primer examen que se realiza a muchos pacientes y que la disfunción de un marcapasos puede tener consecuencias graves para el portador (incluso la muerte en el caso de pacientes dependientes de marcapasos), es importante manejar con soltura la lectura de estos ECG.

Las disfunciones de los marcapasos se clasifican en trastornos de la estimulación (producción o trasmisión del estímulo) o del sensado (mala detección del estímulo cardíaco o de la falta del mismo).

A continuación, se ahonda en las diferentes alteraciones que pueden sufrir los marcapasos, cómo reconocerlas en el ECG de superficie y cómo se pueden resolver.

FALLOS DE LA CAPTURA O LA ESTIMULACIÓN

Los trastornos de estimulación del marcapasos ocurren cuando el estímulo eléctrico del dispositivo no se produce o no se trasmite al miocardio. La captura adecuada del dispositivo implica que tras cada estímulo existe una despolarización del miocardio auricular (evidenciado en el ECG como una onda P) o ventricular (visto como un complejo QRS) (**Fig. 15-1**). Las causas principales de los fallos en la estimulación suelen ser la fractura o el desplazamiento del cable, el agotamiento de la batería, una alteración electrolítica o el tratamiento antiarrítmico (en estos dos últimos la función del marcapasos es correcta, pero este no es capaz de estimular al músculo).

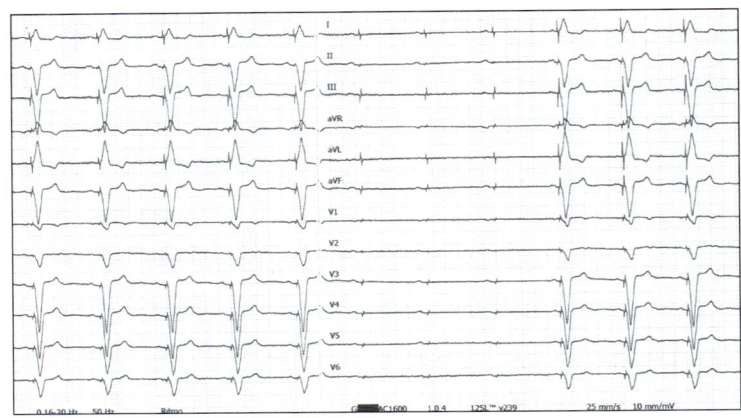

Figura 15-1. ECG que muestra un ritmo de marcapasos DDD con fallos de captura ventricular. Se observa actividad auricular propia (ondas P) que se continúa con espículas de estimulación ventricular que no siempre logran una despolarización ventricular.

En condiciones normales, en la estimulación a demanda, la detección correcta de las señales apropiadas a una frecuencia adecuada conlleva la ausencia fisiológica de espículas. En estos casos, la aplicación de un imán sobre el generador pondrá en evidencia las espículas, lo que indica el buen funcionamiento del sistema. La ausencia de espículas bajo la aplicación del imán puede ser debida a una auténtica disfunción, como las que ocurren con el agotamiento de la batería, o si existen alteraciones entre las conexiones del generador con el electrocatéter, alteraciones del conductor o dislocaciones del cable.

> ! La ausencia total o parcial de espículas no significa que haya un problema de estimulación del marcapasos, pues este puede estar inhibido por un ritmo propio mayor.

Pero también pueden darse seudodisfunciones, como sucede en la estimulación bipolar, en la que el tamaño reducido de la espícula puede hacer que sea difícilmente reconocible en el ECG en situación basal. En estos casos se puede aplicar un imán y observar un incremento de la frecuencia sin cambios del patrón de despolarización, confirmando el normal funcionamiento del sistema.

El fallo de captura real siempre es una urgencia, especialmente si ocurre en pacientes dependientes del marcapasos, porque supone un peligro vital. En estos casos es obligatorio colocar un marcapasos provisional mientras se identifica y soluciona la causa del problema.

Intermitencia de las espículas del marcapasos

Si lo que se observa es una ausencia intermitente de las espículas sin una causa que la justifique, esto implica, en general, una disfunción del sistema de estimulación. Suele deberse a una fractura incompleta del conductor del electrocatéter, lo que indica un fallo esporádico en la emisión de la energía como consecuencia de la apertura paroxística del circuito. La incorrecta aplicación del imán sobre el generador también puede causar la aparición de espículas intermitentes.

Otras causas de frecuencia inadecuada de las espículas pueden ser el agotamiento de la batería y el envejecimiento o la alteración de los cables como consecuencia de su exposición a algunos procedimientos diagnósticos o terapéuticos (resonancia magnética, cardioversión eléctrica, etc.).

Fallos de captura del marcapasos

Si se observan espículas, pero estas no capturan, puede ser signo de agotamiento de la batería o de un fallo en la programación de la salida por defecto o por un incremento del umbral (por alteraciones en la interfase electrodo-miocardio, necrosis miocárdica o alteración del equilibrio hidroelectrolítico, como sucede en la hiperpotasemia, o por la acción de fármacos antiarrítmicos) (**Fig. 15-2**).

En las primeras horas tras la implantación de un marcapasos puede observarse la pérdida de la captura, sin que ello implique una alteración de la disposición radiológica del electrocatéter como signo de la microdislocación del electrodo.

También pueden darse pérdidas de la captura por pérdida de la estanqueidad del electrocatéter, lo que supone una fuga de corriente por un lugar distinto del electrodo que provoca que no llegue a él la corriente necesaria para lograr la

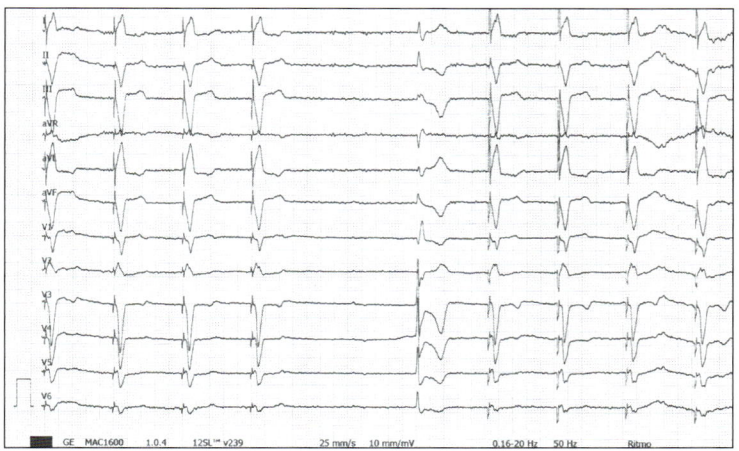

Figura 15-2. ECG de marcapasos VVI que súbitamente deja de estimular (ausencia de espículas), probablemente por sobredetección.

excitación del miocardio. En este caso, la fractura del aislante se acompaña de una caída de la impedancia. En el otro extremo, una impedancia muy alta (como sucede en la rotura del electrocatéter) puede hacer que la corriente administrada sea incapaz de producir captura.

En ausencia de cualquiera de las causas de pérdida de captura anteriormente expuestas, se debe pensar por último en un fallo electrónico del dispositivo.

Estimulación extracardíaca

La estimulación extracardíaca suele producirse cuando hay un desplazamiento de uno de los electrodos del marcapasos, quedando fuera del corazón, y, en consecuencia, estimulando otros grupos musculares (esqueléticos o diafragmáticos). El caso más frecuente es la contracción diafragmática por estimulación del nervio frénico.

En el ECG se suele ver la ausencia de espículas de marcapasos. Para confirmar el diagnóstico, basta con una radiografía de tórax que permite ver el electrodo desplazado.

FALLOS DE LA DETECCIÓN O EL SENSADO

En los trastornos de sensado, el marcapasos no reconoce correctamente los estímulos cardíacos, ya sea por exceso o por defecto (**Fig. 15-3**). Las principales causas de

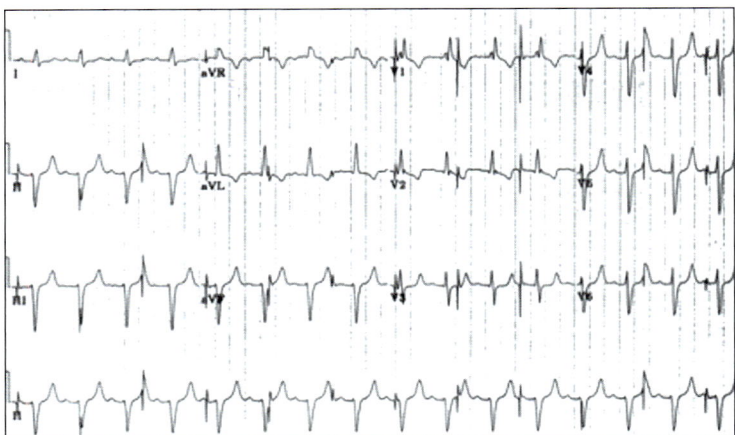

Figura 15-3. Registro electrocardiográfico en el que se registra un ritmo sinusal a 75 lpm, con intervalo PR largo, bloqueo de rama derecha y hemibloqueo anterior izquierdo. Destaca la presencia de actividad auricular (espículas) que no es seguida de despolarización, aun encontrándose fuera del período refractario, así como la falta de inhibición al existir ritmo propio, con espículas sobre complejos QRS. Es un ejemplo claro de fallo de detección y captura.

los trastornos del marcapasos por sensado suelen ser una mala programación del dispositivo, las alteraciones del circuito y el desplazamiento o la fractura del cable.

Los primeros marcapasos no poseían la capacidad de detectar el ritmo cardíaco propio, es decir, estaban programados en modo VOO, lo que implicaba que el marcapasos estimulaba a ritmo fijo hubiera o no complejos del paciente. Esto podía llevar a administrar un estímulo en un período vulnerable del ventrículo e inducir fibrilación ventricular o a la presencia de ritmos competitivos con la existencia simultánea de latidos propios y estimulados. La aparición de la capacidad de detección evitaba estas complicaciones y, como se sabe hoy en día, lo normal es que la presencia de un complejo intrínseco dentro del intervalo de escape evite que el marcapasos estimule.

Por tanto, los marcapasos actuales han de inhibirse obligatoriamente en presencia de ritmo propio. Un funcionamiento anómalo en la detección puede originar dos tipos de problemas: exceso de detección (en inglés, *oversensing*) o defecto de detección o infrasensado.

Exceso de detección

En estos casos, la estimulación por marcapasos se inhibe (no estimula) al reconocer erróneamente señales cardíacas o extracardíacas. El marcapasos detecta como latidos propios señales que no deberían ser detectadas; los ejemplos más típicos son confundir como QRS propios la onda T, potenciales musculares del pectoral debajo del generador o señales anormales generadas cuando un electrocatéter se fractura parcialmente y genera señales en ese punto, que el marcapasos confunde con latidos.

> **!** La sobredetección de una interferencia por miopotenciales es, con mucho, la causa más común de pausas del marcapasos que se observan en la práctica clínica. Los miopotenciales de los músculos pectorales se han considerado como la fuente principal de inhibición de un marcapasos, pero también el músculo recto del abdomen y el diafragma pueden producir miopotenciales capaces de inhibir un marcapasos AAI o VVI. En la actualidad, la programabilidad de los marcapasos permite corregir estos problemas.

Por otro lado, también se puede producir la inhibición de la estimulación por la detección del potencial eléctrico de una cámara cardíaca por un electrodo situado en una cámara cardíaca diferente. Dicho fenómeno se conoce como *inhibición por cross-talk* o *detección cruzada* y existe cuando el electrodo ventricular detecta la actividad en la aurícula y asume que está sucediendo en el ventrículo.

Cuando la sensibilidad auricular se sitúa por debajo de 0,5 mV, el nivel de sensibilidad puede llegar a ser susceptible de sobredetección de señales no deseadas, tales como las ondas R de campo lejano (en inglés, *far-field QRS*). Si el canal ventricular detecta el voltaje del impulso producido por la estimulación auricular, esto es interpretado como una onda R, y, en consecuencia, la estimulación ventricular se inhibe, con los riesgos que esto supone en pacientes dependientes de marcapasos. La sobredetección auricular puede llevar a una disociación AV debido a un cambio automático de modo (que es una programación muy frecuente en los marcapasos de doble cámara), a causa de la elevada incidencia de fibrilación auricular en los pacientes portadores de marcapasos. Además, la detección de señales falsas también puede inducir fibrilación auricular.

La sobredetección provoca que el marcapasos no estimule a la frecuencia correcta, generando un ECG con espículas de marcapasos a una frecuencia de estimulación inferior a la programada para el dispositivo, o la ausencia de espículas en el ECG.

Los errores de sobredetección generalmente llevan a errores en la estimulación. En pacientes dependientes de marcapasos, esta inhibición puede poner en riesgo su vida y debe ser detectada a tiempo.

Defecto de detección o infrasensado

El marcapasos no detecta las ondas propias, estimulando como si no hubiese ritmo subyacente. Si los complejos propios no alcanzan un milivoltaje suficiente no serán detectados por el marcapasos y, por lo tanto, este interpretará que no hay latidos propios, estimulando sin tener que hacerlo.

> ! El defecto de detección se observa en el ECG como espículas de marcapasos con un ritmo constante, con algunas espículas estimuladas, otras no estimuladas, latidos de fusión y QRS propios en el mismo ECG.

Un defecto de detección puede deberse a problemas del sistema de estimulación, como la fractura o el desplazamiento del electrodo. Aparte de esto, la señal intrínseca que llega al electrodo debe tener una amplitud y una velocidad suficientes para activar el circuito del marcapasos.

A menudo se asume que la detección por el circuito del marcapasos de un estímulo cardíaco se produce al comienzo de la onda P o del complejo QRS, como se observa en el ECG de superficie, pero esto no es así. Hay que recordar que la onda P o el QRS del ECG son la suma de todos los eventos ocurridos a nivel celular. El electrograma intracavitario se genera cuando la onda de despolarización pasa por debajo del electrodo.

Los problemas de detección que se presentan en los marcapasos pueden ser causados por fallos en el aislamiento o en el conductor, por disminución de la carga de la batería, por fallos en los componentes del circuito o ser debidos a errores de programación. Es de gran importancia una programación adecuada del período refractario, ya que si este es muy largo puede causar infradetección.

Por otro lado, los pacientes portadores de marcapasos pueden presentar otros eventos clínicos como infarto de miocardio, bloqueos de rama o extrasistolia ventricular, lo que causa que la señal intracardíaca sea insuficiente y no permita una detección adecuada. También influyen en la amplitud de la señal el ejercicio y la posición del cuerpo.

Tampoco hay que olvidar que la descarga eléctrica de un desfibrilador puede causar una pérdida de la detección (temporal o permanente). Esto sucede cuando se produce el paso de una corriente de alta potencia por el circuito del marcapasos que da lugar a una cauterización del miocardio que puede disminuir o eliminar el electrograma local.

Fenómeno *runaway*

Entre las alteraciones de la detección, el fenómeno *runaway* (embalar) es una complicación poco frecuente. Se trata de un fallo en la electrónica, es decir, de una alteración del circuito del generador y, por lo tanto, el dispositivo pierde por completo la posibilidad de detección.

Puede presentarse de dos formas: como una bradicardia extrema, por la incapacidad del ventrículo para capturar los impulsos rápidos de baja amplitud, o como una taquicardia ventricular inducida por el marcapasos. Ambas situaciones suponen una emergencia, ya que ponen en peligro la vida del paciente.

Se debe pensar en el fenómeno *runaway* cuando la frecuencia de estimulación del marcapasos se encuentra por encima del límite superior establecido para este, lo cual excluye la posibilidad de una taquicardia mediada por marcapasos.

El fenómeno *runaway* no responde a la reprogramación del generador ni a la sobreestimulación o desfibrilación, ni al uso del imán, dado que el problema es intrínseco del marcapasos. El único tratamiento es la desconexión de los electrodos del generador, con su consiguiente recambio.

SEUDODISFUNCIÓN DEL MARCAPASOS

La seudodisfunción del marcapasos corresponde a un conjunto de situaciones de funcionamiento normal del marcapasos que pueden confundirse con un mal funcionamiento del mismo.

Las principales causas de seudodisfunción del marcapasos son la presencia de latidos de fusión y seudofusión, los cambios en la frecuencia de estimulación por terapias específicas, determinados intervalos AV y períodos refractarios que pueden parecer anómalos y el infrasensado funcional al aplicar un imán sobre el marcapasos.

Latidos de fusión y seudofusión

Tanto en los latidos de fusión como de seudofusión coinciden simultáneamente un latido propio y una espícula del marcapasos. La espícula es emitida unos milisegundos antes de que el frente de activación propio alcance el electrodo y, por lo tanto, no da tiempo al marcapasos a detectarlo e inhibirse.

Se habla de **fusión** cuando el estímulo del marcapasos es emitido justo unas milésimas de segundo antes del estímulo propio. El complejo resultante, normalmente más estrecho que el estimulado, es una combinación de los latidos intrínsecos y los inducidos por el marcapasos.

En cambio, la **seudofusión** (**Fig. 15-4**) aparece cuando la espícula es emitida cuando el frente de activación intrínseco está tan cerca del electrodo del marcapasos que, aunque aún no ha sido detectada por el mismo, todo el miocardio circundante al electrodo ya se ha activado y no consigue capturar ninguna porción significativa de tejido. Por lo tanto, el complejo resultante es un latido propio con una espícula superpuesta en su porción inicial, pero sin cambiar su morfología.

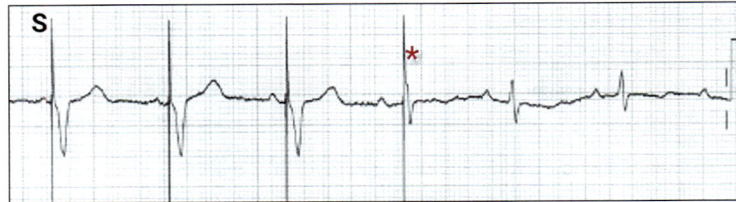

Figura 15-4. Seudofusión: se trata de un modelo VVI. El dispositivo emite la espícula (S) en ausencia de ritmo propio y origina un complejo QRS estimulado (tres primeros latidos). Los dos últimos QRS son latidos propios que al ser detectados por el marcapasos lo inhiben. El asterisco marca el latido de seudofusión.

No tienen ninguna repercusión clínica ni funcional, ya que no interfieren en el funcionamiento del marcapasos. Únicamente conviene evitarlas porque representan un consumo inútil de batería. La forma de solucionar dichas alteraciones en los marcapasos VVI es reducir el límite inferior de frecuencia o activando la histéresis. En los marcapasos DDD se actúa de la misma manera para evitarlas en la aurícula; y para evitarlas en los ventrículos se prolonga el intervalo auriculoventricular (AV).

> **!** La presencia de espículas al inicio de un complejo propio no suele representar fallos de detección, sino la coincidencia temporal de la espícula con un complejo propio antes de que este pueda ser detectado.

Cambios en la frecuencia por terapias específicas

Existen determinados modos de programación del marcapasos que, en caso de desconocimiento de su existencia, pueden llevar a pensar que hay una disfunción del marcapasos. Se han explicado en el capítulo previo, pero a modo de recordatorio son los siguientes:

- **Histéresis:** permite que el paciente mantenga su ritmo intrínseco, incluso si es menor que el límite de frecuencia inferior. Por ejemplo, se puede tener una frecuencia de histéresis a 50 lpm y el límite inferior a 70 lpm. Esta función ayuda a prolongar la vida del generador.
- **Respuesta en frecuencia:** el aumento o disminución de la frecuencia puede malinterpretarse como una disfunción del marcapasos, por lo que hay que recordar que se establece un límite inferior y un límite superior de frecuencia.
- **Cambio de modo de estimulación:** en el caso de que el paciente presente una fibrilación auricular, el marcapasos bicameral cambiará a un modo de estimulación VVI.
- **Función de sueño:** esta función permite una frecuencia menor que el límite de frecuencia inferior en el horario en el que el paciente suele estar dormido.

Intervalos auriculoventriculares y períodos refractarios que pueden parecer anómalos

Principalmente se trata de modos de configuración del marcapasos que también pueden llevar a confusión y que, por lo tanto, se deben conocer:

- **Retraso AV adaptado a la frecuencia:** el intervalo AV se acorta conforme aumenta la frecuencia.
- **Respuesta a la frecuencia:** el marcapasos estimula a una frecuencia mayor cuando se detecta una caída brusca de la frecuencia, como puede ocurrir en pacientes con síncope neurocardiogénico.
- **Período refractario auricular posventricular variable:** es el período en el que el canal atrial es refractario e inicia con un estímulo ventricular o con una onda R sensada. Los parámetros nominales son de 275 ms, y también se acorta conforme aumenta la frecuencia.
- **Respuesta a extrasístoles ventriculares:** en este caso, el período refractario auricular posventricular se puede alargar hasta 400 ms para evitar sensar una onda P retrógrada.

PUNTOS CLAVE

- Las disfunciones de los marcapasos tienen un origen multifactorial, pero se manifiestan de una forma sindrómica como fallos en la detección o en la estimulación.
- Los fallos de detección lo son por sobredetección o infradetección.
- La repercusión sobre la estimulación es la inversa del problema de detección, es decir, la infradetección produce sobreestimulación y la sobredetección lleva a la infraestimulación.

BIBLIOGRAFÍA

Beasley BM. Understanding EKGs. A Practical Approach. 4th ed. Boston. Pearson; 2014.

Bennett DH. Bennett's. Cardiac Arrhythmias. Practical Notes on Interpretation and Treatment. 8th ed. Oxford: Wiley-Blackwell; 2012.

Davis D. Interpretación del ECG. Su dominio rápido y exacto. 4ª ed. Buenos Aires: Editorial Médica Panamericana; 2008.

Ebert H. ECG Fácil. Interpretación. Diagnóstico diferencial. Barcelona: Thieme J&C; 2005.

Fernandez R, Mihos CG, Torres JL,et al. Inappropriate pacing due to T-wave oversensing. J Thorac Dis. 2020;12(5):2983-5.

Hamm CW, Willems St. El Electrocardiograma. Su interpretación práctica. 3a ed. Madrid: Editorial Médica Panamericana; 2010.

James S, Nelson K. ECG Interpretation. London: JP Medical Ltd.; 2011.

Levine GN. Arrhythmias 101. The Ultimate Easy-To-Read Introductory Book to Arrhythmias. New Delhi: Jaypee; 2013.

Safavi-Naeini P, Saeed M. Pacemaker Troubleshooting: Common Clinical Scenarios. Tex Heart Inst J. 2016;43(5):415-8.

Taquicardias en pacientes portadores de marcapasos

16

 OBJETIVOS
- Conocer las taquicardias no habituales en pacientes portadores de marcapasos bicamerales que están condicionadas por la presencia del propio dispositivo.
- Saber reconocer en la presentación electrocardiográfica las diferencias de las arritmias auriculares en pacientes portadores de marcapasos bicamerales.

TAQUICARDIA DE ASA CERRADA

La forma más clásica de taquicardia mediada por marcapasos es la taquicardia de asa cerrada (en inglés, *endless loop tachycardia*). Es una taquicardia que se presenta en portadores de marcapasos bicamerales que mantienen una conducción retrógrada desde el ventrículo a la aurícula; en estos casos se puede producir que, tras una extrasístole ventricular, se despolarice la aurícula por conducción ventriculoauricular. Esta activación de la aurícula no puede volver al ventrículo por el camino normal, pero es detectada por el marcapasos, y tras el intervalo auriculoventricular (AV) programado estimula el ventrículo; este latido puede ser de nuevo conducido a la aurícula y generar un mecanismo de taquicardia similar a las taquicardias por reentrada AV. El mecanismo es idéntico a un circuito de taquicardia por macrorreentrada AV.

El circuito de la taquicardia queda constituido por:

- **Brazo retrógrado:** existencia de conducción retrógrada ventriculoauricular, que permite que un estímulo ventricular alcance la aurícula.
- **Brazo anterógrado:** el marcapasos bicameral, que tras una aurícula detectada estimula el ventrículo.

La taquicardia se inicia de forma típica por un latido prematuro ventricular, pero también puede aparecer tras un QRS estimulado normal cuando se programan intervalos AV prolongados, que consiguen que el frente de activación se encuentre un camino retrógrado capaz de ser activado, tras salir del período refractario.

Las características clave en el electrocardiograma (ECG) de la taquicardia son (**Fig. 16-1**):

- Taquicardia regular de QRS ancho (estimulado, con espícula siempre delante de todos los complejos).

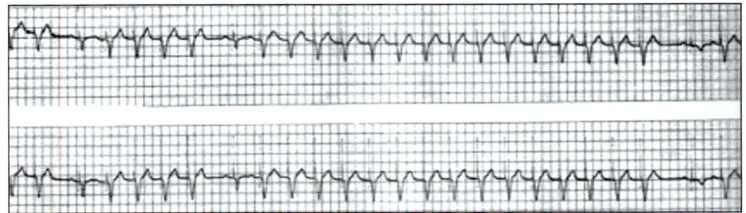

Figura 16-1. Registro electrocardiográfico de una taquicardia de asa cerrada, con frecuencia ventricular estimulada alta y ausencia de ondas P sinusales. El patrón incesante se debe a la puesta en marcha de los algoritmos de supresión que cortan la taquicardia, aunque no evitan que se inicie de nuevo. Obsérvese que la taquicardia se inicia con una extrasístole auricular, con un intervalo AV de más de 200 ms que da tiempo a que la aurícula salga del período refractario tras el estímulo ventricular.

- La frecuencia de la taquicardia es igual o algo inferior al límite superior de frecuencia programado.
- La onda P estará inscrita o después del ST, aunque puede no verse si la repolarización ventricular es muy abigarrada al corresponder a QRS estimulados.
- Si es visible, la onda P es negativa en la cara inferior y positiva en aVR (onda P retrógrada).

> La frecuencia de la taquicardia nunca excederá el límite superior de frecuencia programado.

Dependiendo del motivo de la disociación AV, la taquicardia de asa cerrada puede significar disfunción del marcapasos (fallo de detección o de estimulación auricular) o seudodisfunción (extrasístoles ventriculares, detección por el canal auricular de señales externas como miopotenciales o interferencias electromagnéticas, o un intervalo AV excesivamente largo).

Desde hace bastantes años, los dispositivos cuentan con algoritmos para la prevención y terminación de dichas taquicardias, por lo que hoy en día es difícil ver una de ellas en la práctica clínica. Para prevenir la taquicardia de asa cerrada, se debe programar un período refractario auricular posventricular largo, retraso AV corto y función de respuesta a extrasístole.

Si la presentación del electrocardiograma (ECG) sugiere esta taquicardia, la taquicardia cederá inmediatamente con la aplicación de un imán sobre el generador del marcapasos. Si no cede, no es taquicardia de asa cerrada.

TAQUIARRITMIAS AURICULARES EN PORTADORES DE MARCAPASOS BICAMERALES

Los marcapasos bicamerales (VDD, DDD) tienen como principal ventaja que restauran la sincronía AV, a diferencia de los VVI. Esto lo llevan a cabo porque tras la detección de actividad auricular (onda P propia o estimulada) se produce una estimulación secuencial en el ventrículo, siempre y cuando dicha actividad no despolarice el ventrículo por el sistema específico de conducción. En el caso de un *flutter*, taquicardia o fibrilación auricular, la gran cantidad de ondas auriculares hace que el marcapasos estimule el ventrículo a la frecuencia máxima de seguimiento, siendo esta la más frecuente de las taquicardias en portadores de marcapasos. Con diferencia, la arritmia más frecuente es la fibrilación auricular.

Las características del ECG de una taquiarritmia auricular en un paciente con marcapasos bicamerales varían ligeramente, dependiendo de la situación de la conducción AV intrínseca:

- **Conducción AV bloqueada o deteriorada** (todos los pacientes con bloqueo AV y algunos con enfermedad del nodo sinusal):
  - Taquicardia regular o irregular de QRS ancho (estimulado, con espícula siempre delante de todos los complejos).
  - La frecuencia de la taquicardia es igual al límite superior de frecuencia programado.
  - La onda auricular (generalmente ondas f de fibrilación auricular) será múltiple, aunque puede no verse si la repolarización ventricular es muy abigarrada al corresponder a QRS estimulados.
- **Conducción AV conservada** (la mayoría de los pacientes con enfermedad del nodo sinusal):
  - Taquicardia irregular presentando tanto QRS anchos (estimulados, con espícula delante de los complejos) como nativos o estrechos.
  - La frecuencia de la taquicardia puede ser mayor que límite superior de frecuencia programado (los complejos estimulados nunca irán más rápidos, pero los QRS intrínsecos sí).
  - Onda auricular aún más difícil de ver (los RR suelen ser más cortos que cuando hay bloqueo AV).

Habitualmente los marcapasos disponen de algoritmos para el cambio de modo automático a VVI cuando la frecuencia auricular supera unos límites programados (160-180 lpm), pero en ocasiones, dado que la señal eléctrica en la fibrilación auricular es de un voltaje más bajo que la actividad sinusal, se pueden producir infradetecciones de dichas señales, que, sin superar la frecuencia programada para el cambio de modo, sin embargo, son lo suficientemente altas para elevar la frecuencia de estimulación ventricular. En otros casos es debido simplemente a que no está programado el cambio automático de modo.

Esta situación se puede solucionar de dos formas:

- **Solución transitoria:** activar con el programador el cambio de modo.
- **Solución definitiva:** interrumpir la taquicardia mediante cardioversión eléctrica o farmacológica, siempre y cuando la arritmia lleve menos de 48 horas en marcha o el paciente esté correctamente anticoagulado.

En la **figura 16-2** se observa un registro electrocardiográfico de marcapasos en probable *flutter*/taquicardia auricular basal, estimulando en el ventrículo derecho a la frecuencia máxima de seguimiento.

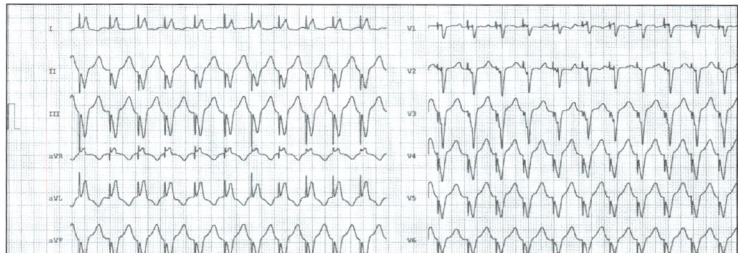

Figura 16-2. *Flutter* auricular en un paciente con marcapasos bicameral. En este caso, el canal ventricular estimula a la frecuencia máxima de seguimiento, 140 lpm. No se observan claramente ondas P. Probablemente el algoritmo de cambio de modo a VVI no esté activado.

SÍNDROME DEL MARCAPASOS

El síndrome del marcapasos es un fenómeno asociado con la pérdida de sincronía AV y se observa con mayor frecuencia en los marcapasos unicamerales VVI.

Se define como un conjunto de signos y síntomas secundarios al impacto hemodinámico asociado a pérdida de la sincronía AV, lo que conlleva una limitación de la capacidad del paciente para alcanzar el estado funcional óptimo. Los síntomas más comunes incluyen malestar general, fatiga, disnea, ortopnea, tos, mareos, dolor torácico atípico y plenitud gástrica. Con menor frecuencia puede provocar presíncope o síncope. El examen físico puede revelar hipotensión, estertores, aumento de la presión venosa yugular y edemas periféricos.

Aunque la reducción del gasto cardíaco por la pérdida de la contribución mecánica de la sístole auricular es un componente importante en la fisiopatología del síndrome del marcapasos, hay otros mecanismos humorales y reflejos que contribuyen a su desarrollo.

La contribución relativa de la sístole auricular al rendimiento cardíaco general tiene una gran variabilidad entre individuos, pero su efecto positivo se ha demostrado tanto en corazones sanos como en pacientes con cardiopatía subyacente. La correcta sincronía AV mantiene una presión auricular media baja, lo que facilita el retorno venoso y mejora la precarga, optimizando el rendimiento cardíaco de acuerdo con la ley de Frank-Starling.

Aunque la contribución de la sístole al gasto cardíaco en términos absolutos es mayor en pacientes con función ventricular normal, se encuentra una mayor mejoría en términos relativos en pacientes con disfunción ventricular izquierda y ante una alteración importante de la función diastólica, como sucede en la miocardiopatía hipertrófica obstructiva o en miocardiopatías restrictivas.

El efecto hemodinámico de la pérdida o inadecuada sincronía AV se debe a la contribución mecánica de la sístole ventricular izquierda, y también influye en la aparición de regurgitación mitral presistólica.

Además de los efectos hemodinámicos adversos debidos a la pérdida de la sístole auricular, los reflejos vasculares iniciados por la distensión auricular o las presiones auriculares elevadas también desempeñan un papel importante. La estimulación VVI con actividad auricular se asocia a un menor volumen sistólico y a una menor presión arterial sistólica media. Se sabe que ambas consecuencias son activadoras del sistema nervioso simpático por vía de los barorreceptores arteriales. Sin embargo, a la vasoconstricción simpática se oponen la elevación de las presiones auriculares y pulmonares, la distensión auricular izquierda y los reflejos cardioinhibidores y vasodepresores de origen vagal. El desequilibrio entre estos dos reflejos opuestos lleva a una disminución en el tono vascular y a una inadecuada respuesta vasoconstrictora, y parece ser la causa de parte de los signos y síntomas del síndrome del marcapasos.

El síndrome del marcapasos puede aparecer también en el contexto de la estimulación AAI o AAIR. El mecanismo más frecuente es la aparición de asincronía AV, provocada por un retraso excesivo en la conducción AV nodal en el contexto de frecuencias de estimulación elevadas.

Una vez que se identifica el síndrome del marcapasos y se define su mecanismo, esta complicación es generalmente corregible. El tratamiento requiere, en la mayor parte de los casos, la actualización del sistema de estimulación a modo DDD mediante la implantación de un electrodo auricular.

INTERFERENCIAS SOBRE EL MARCAPASOS

Las interferencias electromagnéticas se definen como las señales eléctricas de origen no fisiológico que afectan o pueden afectar a la función normal de un marcapasos. Los marcapasos definitivos, como detectores de señales eléctricas, están sujetos a interferencias desde fuentes electromagnéticas.

Los sistemas de detección **unipolar** son más susceptibles de interferencias que los bipolares, ya que los programados con detección unipolar pueden sufrir interferencia a lo largo del electrodo; en cambio, en la detección bipolar la longitud del electrodo sobre el que se pueden producir interferencias es muy pequeña.

Los marcapasos **bicamerales** son más susceptibles de sufrir interferencias que los monocamerales debido a que poseen dos electrodos sobre los que se puede producir una interferencia.

Las principales fuentes de interferencia en el área médica que afectan a los marcapasos son el bisturí eléctrico o electrocoagulador, los desfibriladores, la resonancia magnética, la litotricia y la estimulación nerviosa transcutánea.

La desfibrilación eléctrica externa conlleva una gran cantidad de energía que es trasmitida al miocardio, y en pacientes portadores de marcapasos, dada su proximidad a este, se pueden ocasionar daños, tanto en el generador como en el miocardio, produciéndose una quemadura miocárdica en el punto de contacto con el electrodo distal. Los posibles efectos que se pueden presentar tras una cardioversión son el cambio de modo, el aumento del umbral y la infradetección.

El grado del daño miocárdico parece relacionarse con la distancia de las palas al generador, por ello todos los fabricantes recomiendan colocar las palas lo más lejos posible del marcapasos.

PUNTOS CLAVE

- La forma más clásica de taquicardia mediada por marcapasos es la taquicardia de asa cerrada.
- La frecuencia de la taquicardia nunca excederá el límite superior de frecuencia programado.
- Para prevenir la taquicardia de asa cerrada se debe programar un período refractario auricular posventricular largo.
- Habitualmente, los marcapasos disponen de algoritmos para el cambio de modo automático a VVI cuando la frecuencia auricular supera unos límites programados (160-180 lpm). El síndrome del marcapasos es un fenómeno asociado con la pérdida de sincronía AV y se observa con mayor frecuencia en los marcapasos unicamerales VVI.
- El síndrome del marcapasos puede aparecer también en el contexto de la estimulación AAI o AAIR.
- Los sistemas de detección unipolar son más susceptibles de interferencias que los bipolares.
- Los marcapasos bicamerales son más susceptibles de sufrir interferencias que los monocamerales debido a que poseen dos electrodos sobre los que se puede producir una interferencia.

BIBLIOGRAFÍA

Beasley BM. Understanding EKGs. A Practical Approach. 4th ed. Boston: Pearson; 2014.

Bennett DH. Bennett's. Cardiac Arrhythmias. Practical Notes on Interpretation and Treatment. 8th ed. Oxford: Wiley-Blackwell; 2012. Davis D. Interpretación del ECG. Su dominio rápido y exacto. 4ª ed. Buenos Aires: Editorial Médica Panamericana; 2008.

Ebert H. ECG Fácil. Interpretacion. Diagnóstico diferencial. Barcelona: Thieme J&C; 2005.

Fernandez R, Mihos CG, Torres JL, et al. Inappropriate pacing due to T-wave oversensing. J Thorac Dis. 2020;12(5):2983-5.

Hamm CW, Willems S. El Electrocardiograma. Su interpretación práctica. 3a ed. Madrid: Editorial Médica Panamericana; 2010.

James S, Nelson K. ECG Interpretation. London: JP Medical Ltd.; 2011.

Levine GN. Arrhythmias 101. The Ultimate Easy-To-Read Introductory Book to Arrhythmias. New Delhi: Jaypee; 2013.

Safavi-Naeini P, Saeed M. Pacemaker Troubleshooting: Common Clinical Scenarios. Tex Heart Inst J. 2016;43(5):415-8.

Caso clínico IV.1

Observar e interpretar el siguiente ECG:

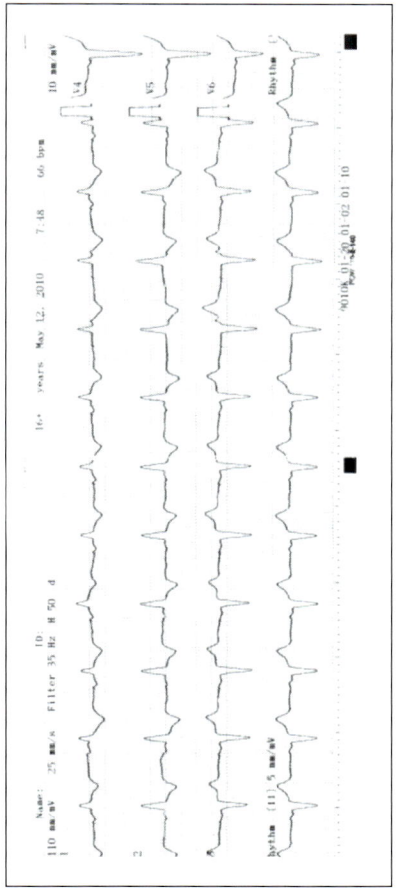

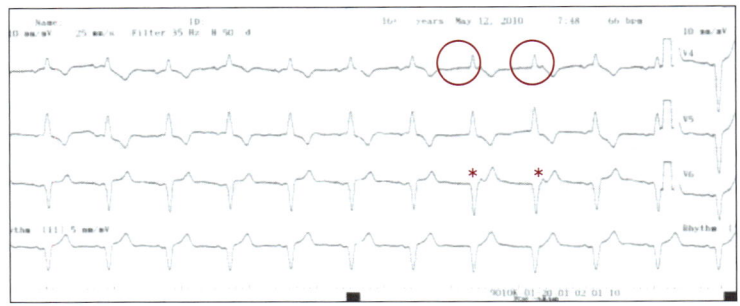

Hallazgos

- Marcapasos bicameral con pérdida de captura intermitente del electrodo auricular (marcado con un círculo).
- Se puede apreciar la onda P retrógrada (marcada con un asterisco) en los latidos en los que el marcapasos no captura la aurícula.

Conclusiones

Disfunción de marcapasos por fallo de captura auricular.

Caso clínico IV.2

Observar e interpretar el siguiente ECG:

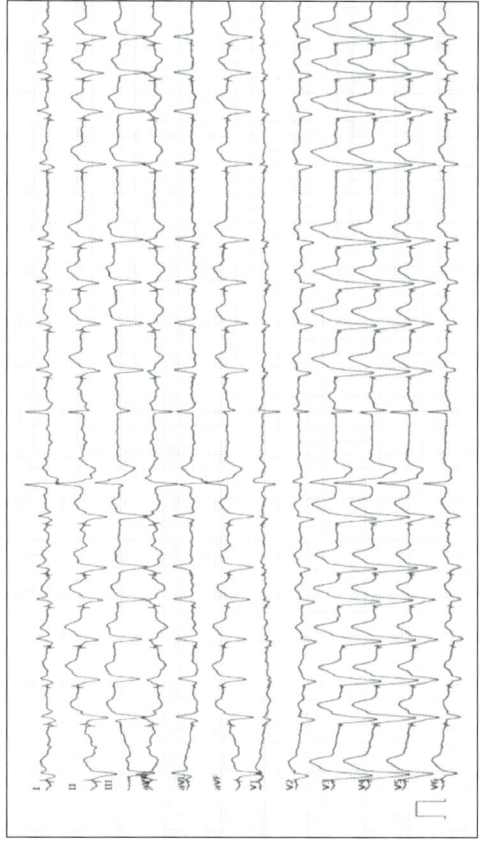

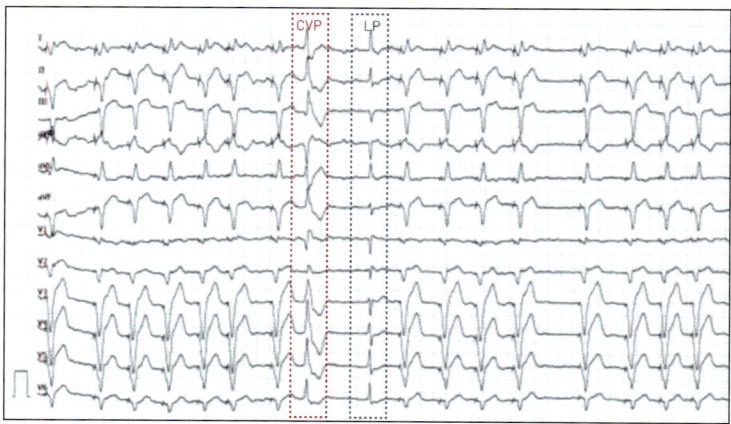

CVP: contracción ventricular prematura; LP: latido propio.

Hallazgos

- Fibrilación auricular con estimulación ventricular por marcapasos.
- Se puede observar que los intervalos de estimulación son desiguales, lo que sugiere que no toda la actividad auricular es detectada correctamente.

Conclusiones

ECG compatible con marcapasos bicameral con ritmo intrínseco en fibrilación auricular y seguimiento irregular del canal ventricular por infradetección de la actividad auricular.

Caso clínico IV.3

Observar e interpretar el siguiente ECG:

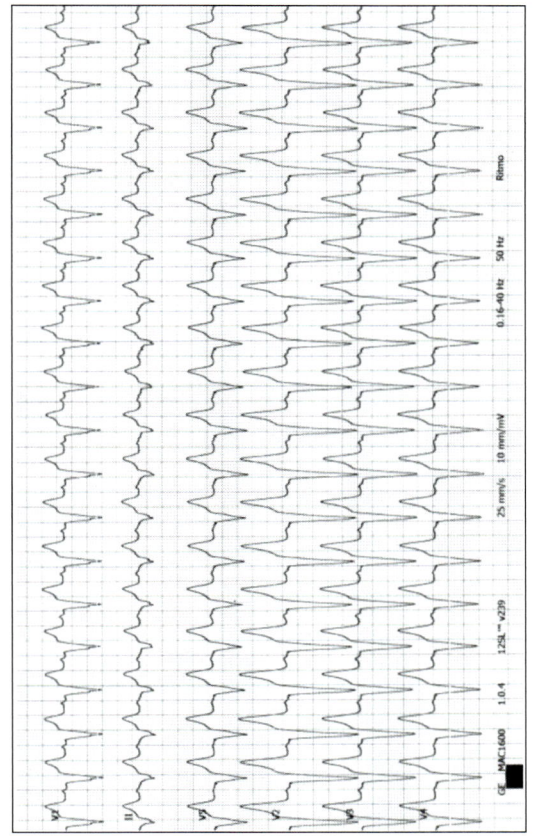

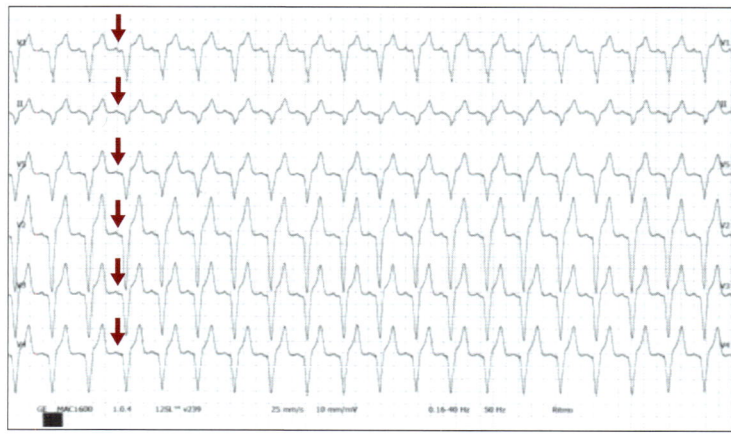

Hallazgos

- Ritmo sinusal a 100 lpm (marcado con flechas) con ondas P sinusales positivas en DII.
- Captura ventricular en seguimiento secuencial a la aurícula propia.

Conclusiones

Marcapasos de doble cámara con seguimiento a la aurícula por taquicardia sinusal a 100 lpm.

Anomalías electrocardiográficas frecuentes

V

Bloqueos de rama

17

 OBJETIVOS

- Detectar las anomalías de la conducción intraventricular.
- Conocer la fisiología de las anomalías de la conducción intraventricular.
- Identificar las alteraciones y conocer el pronóstico y tratamiento de las anomalías de la conducción intraventricular.

ANOMALÍAS DE LA CONDUCCIÓN INTRAVENTRICULAR

El haz de His se bifurca en las ramas derecha e izquierda (esta última a su vez presenta una subdivisión anterior y otra posterior). Un impulso eléctrico proveniente del nodo auriculoventricular (AV) conducido normalmente a través de ambas ramas, producirá una despolarización sincrónica de ambos ventrículos y dará lugar a un QRS estrecho. Cuando dicho impulso eléctrico encuentra obstáculos para ser conducido a través del sistema eléctrico de conducción específico del corazón, se habla de *anomalías de la conducción intraventricular*.

Características electrocardiográficas de las anomalías de la conducción intraventricular

Cuando parte del sistema de conducción eléctrico intraventricular queda bloqueado, se pueden observar modificaciones en diversas características del trazado del electrocardiograma (ECG). Las anomalías de la conducción intraventricular incluyen el bloqueo de la rama derecha del haz, de la rama izquierda del haz o de los fascículos, o combinaciones de ellos. Se observan con frecuencia en los ECG periódicos de pacientes ancianos, pero pueden darse también en pacientes jóvenes como dato aislado o de forma asociada a una miocardiopatía.

La mayor parte de los pacientes con bloqueo de rama son asintomáticos, a menos que muestren otros problemas cardíacos. El ECG constituye la herramienta principal para detectar el problema eléctrico. Todos los bloqueos de rama comparten características comunes:

- QRS ensanchado: 120 ms o superior. La razón es que los ventrículos no presentan una despolarización simultánea. Cuando se produce el bloqueo de la rama derecha, la señal eléctrica discurre normalmente por la rama izquierda y da lugar a la despolarización del ventrículo izquierdo. Después, el ventrículo derecho se despolariza más tarde, a medida que la señal eléctrica se dirige a través de una vía posterior, mientras que tiene lugar la despolarización del ventrículo izquierdo.

- Alteración en la configuración del QRS: la forma del complejo QRS no es normal debido a que la señal discurre por una vía diferente y anómala a través de los ventrículos.
- Inversión de la onda T: al igual que en el bloqueo hay una alteración de la despolarización, también se altera la repolarización. La repolarización anómala da lugar a una desviación de la onda T en dirección opuesta a la desviación principal del complejo QRS. Es decir, si la mayor parte del complejo QRS es positiva, la onda T será negativa y viceversa.

> **!** Las derivaciones principales para la valoración de los bloqueos de rama son **V1** y **V6**, y en la mayor parte de los casos el diagnóstico se puede establecer con precisión mediante la información obtenida solo con la derivación V1. Esto hace que el diagnóstico del bloqueo de rama a la cabecera del paciente sea más sencillo, debido a que no siempre es necesario realizar un ECG de 12 derivaciones.

El bloqueo de rama viene definido por un trastorno de la conducción intraventricular por el enlentecimiento o la interrupción de la conducción del impulso o estímulo dentro del sistema específico de conducción. En función del tipo de bloqueo se considera:

- Bloqueo de rama completo derecho o izquierdo: caracterizado por la interrupción completa de uno de los ramos del fascículo AV, que electrocardiográficamente se muestra como la existencia de un ritmo de origen supraventricular (ritmo sinusal, fibrilación auricular, aleteo o *flutter* auricular, etc.) acompañado de QRS ancho (superior a 120 ms).
- Bloqueo de rama incompleto: bloqueo del ramo derecho o izquierdo con un trastorno leve en la conducción.
- Hemibloqueo: bloqueo izquierdo anterior o posterior con alteración de la propagación intraventricular de la excitación, aislado a nivel del fascículo anterior o posterior del ramo izquierdo del fascículo AV.
- Bloqueo bifascicular o trifascicular: cuando se combinan bloqueos de rama y fascículo o en las tres subdivisiones de la conducción.

> **!** Algunos bloqueos de rama están relacionados con la frecuencia cardíaca y solo aparecen cuando esta supera un valor crítico, se denominan **bloqueos de rama dependientes de la frecuencia**.

Fisiopatología de las anomalías de la conducción intraventricular

Las anomalías de la conducción intraventricular y los bloqueos de las ramas del haz pueden deberse a isquemia, como ocurre en el infarto de miocardio o suceder tras la cirugía cardiotorácica, o pueden ser inducidos mecánicamente tras la cirugía de sustitución de la válvula aórtica o tras un implante percutáneo de la válvula aórtica. También pueden ser consecuencia de la cirugía en las cardiopatías congénitas.

El bloqueo de rama izquierda del haz de His a menudo está asociado a una miocardiopatía dilatada. Sin embargo, la mayoría de los casos de bloqueo de rama del haz crónicos son idiopáticos y parecen asociarse a una fibrosis del sistema de conducción, aunque hay pocos estudios en que se haya investigado la fisiopatología subyacente.

Pronóstico de las anomalías de la conducción intraventricular

El bloqueo de rama (especialmente el de rama izquierda) y el bloqueo bifascicular se asocian generalmente a una mortalidad superior a la de los controles igualados por edad y sexo, pero algunos trastornos como el bloqueo de rama derecha del haz aislado se consideran benignos. La mayor mortalidad se explica más por una cardiopatía asociada, sobre todo de enfermedad coronaria, que por las anomalías de la conducción.

Sin embargo, el bloqueo de rama izquierda puede ser de por sí una causa o un factor agravante de la disfunción sistólica ventricular izquierda, a causa de la reducción de la función de bombeo debida a la activación eléctrica asincrónica de los ventrículos. En algunos casos, el bloqueo de rama izquierda puede ser el primer signo del desarrollo de una miocardiopatía dilatada latente.

> ! La incidencia anual de progresión a un bloqueo AV avanzado o completo y, por lo tanto, el riesgo de muerte por bradiarritmia son bajos. El síncope y la muerte parecen ser más frecuentemente consecuencia de taquiarritmias o infarto de miocardio que de la anomalía de la conducción en sí.

Diagnóstico de las anomalías de la conducción intraventricular

El ECG y el Holter ECG (en el caso del retraso de la conducción intermitente) aportan la información necesaria para identificar el tipo de retraso de la conducción. En los pacientes con retraso de la conducción intraventricular y antecedentes de síncope, los estudios electrofisiológicos invasivos pueden ser útiles.

Además, en todo paciente con un bloqueo de rama del haz debe evaluarse la posible presencia de una **cardiopatía estructural subyacente**, dadas las elevadas incidencias de enfermedad coronaria y cardiopatía hipertensiva. En general, la incidencia es mayor con el bloqueo de rama izquierda que con el de rama derecha.

Tratamiento de las anomalías de la conducción intraventricular

Dada la baja incidencia de bloqueo AV completo, los pacientes asintomáticos con un bloqueo aislado de rama derecha, izquierda o bifascicular, con o sin bloqueo AV de primer grado (lo que a menudo se denomina erróneamente *bloqueo trifascicular*), no requieren un marcapasos cardíaco permanente.

En cambio, sí se debe implantar un marcapasos a los pacientes con un bloqueo trifascicular verdadero (es decir, un bloqueo alternante de las ramas del haz), un bloqueo AV de segundo grado Mobitz II o un bloqueo AV completo.

En los pacientes con bloqueo de rama izquierda abigarrado y miocardiopatía dilatada se debe evaluar, además de las bradiarritmias, la posible conveniencia de un tratamiento de **resincronización cardíaca**.

BLOQUEO DE RAMA DERECHA

La existencia de un bloqueo de rama implica una despolarización secuencial y no sincrónica de ambos ventrículos. En el bloqueo de rama derecha existe un defecto en la conducción del estímulo a través de dicha rama: primero se despolarizará el ventrículo izquierdo a través de la rama izquierda del haz de His y a partir de él, de forma lenta, el ventrículo derecho.

En el bloqueo de rama derecha, el impulso eléctrico inicial activa el tabique interventricular desde la izquierda hasta la derecha (al igual que en la activación normal). Después, la rama izquierda activa el ventrículo izquierdo y, más adelante, el impulso eléctrico atraviesa el tabique interventricular para activar el ventrículo derecho (**Fig. 17-1**).

La despolarización lenta de los ventrículos desde la izquierda hacia la derecha explica las características electrocardiográficas del bloqueo de rama derecha:

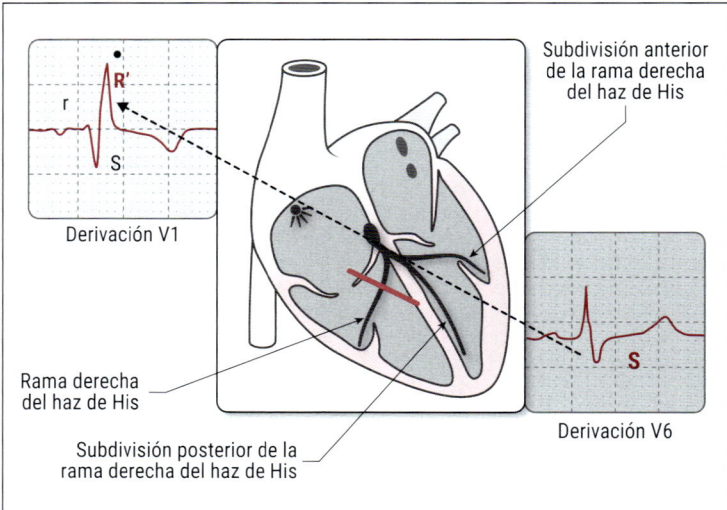

Figura 17-1. Formación del ECG en el bloqueo de rama derecha. La activación de los ventrículos desde la izquierda a la derecha origina una onda ancha y positiva en V1 y una onda ancha y negativa en V6.

- Ritmo supraventricular con complejo QRS ancho (> 120 ms).
- Morfología del complejo QRS de **tipo rSR´** en **V1-V2** y de tipo **qRS o con S mayor que R** en **V5-V6**. Es decir, una onda ancha y positiva en V_1-V_2 (que traduce una despolarización lenta dirigiéndose hacia la derecha) junto con una onda ancha y negativa en V5-V6 (que traduce una despolarización lenta alejándose de la izquierda).

En la **figura 17-2** se observa un registro electrocardiográfico en el que se aprecia el patrón típico de un bloqueo de rama derecha.

En el caso de un bloqueo de rama derecha crónico lo más probable es que no se asocie una cardiopatía subyacente, aunque en algunas circunstancias puede ir asociado a enfermedad coronaria, valvulopatías, enfermedades pulmonares o insuficiencia cardíaca.

! En el caso de presentarse de forma **aguda,** se debe descartar, en función de la clínica del paciente, un **tromboembolismo pulmonar** o un **infarto de miocardio de la pared anterior**.

BLOQUEO DE RAMA IZQUIERDA

De igual forma, la existencia de un bloqueo en la rama izquierda del haz de His implica que inicialmente se despolariza el ventrículo derecho y a partir de él, de forma lenta, el ventrículo izquierdo.

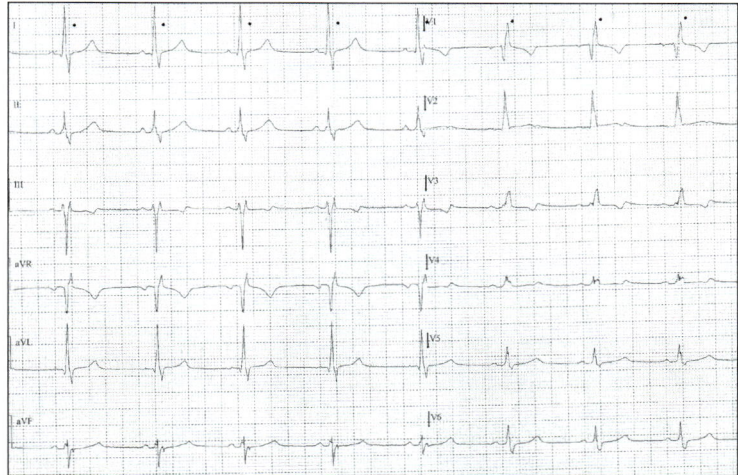

Figura 17-2. Patrón típico de un bloqueo de rama derecha. Ritmo sinusal a 60 lpm, con patrón de rSR en V1 y Rs en V6. Se aprecian las alteraciones de la repolarización de V1 a V3 características del bloqueo de rama derecha.

En el bloqueo de rama izquierda, el impulso eléctrico se desplaza primero en la rama derecha y activa el tabique interventricular desde la derecha hacia la izquierda, en dirección opuesta a la normal, después el ventrículo derecho se activa normalmente. Finalmente, el impulso eléctrico (conducido desde el ventrículo derecho) activa el ventrículo izquierdo.

En el ECG se puede observar un complejo QRS ancho con un patrón rS o QS en la derivación V1. En la derivación V6 se puede observar un complejo QRS ancho con una onda R alta, ancha y poco marcada (posiblemente con una escotadura) o bien un patrón rSR'.

Las características electrocardiográficas típicas del bloqueo de rama izquierda son:

- Ritmo supraventricular con complejo QRS ancho (> 120 ms).
- Morfología del complejo QRS en **V1-V2 con onda ancha y negativa** (despolarización lenta alejándose de la derecha) y **V6** (junto con las derivaciones cercanas **I y aVL**) con **onda ancha positiva** (despolarización lenta acercándose a la izquierda) (**Fig. 17-3**).

En la **figura 17-4** se observa un registro electrocardiográfico en el que se aprecia el patrón típico de un bloqueo de rama izquierda.

Tanto en el bloqueo de rama derecha como en el de rama izquierda, la alteración del patrón normal de despolarización conlleva alteraciones en el patrón normal de repolarización: alteraciones secundarias de la repolarización (ondas T invertidas y depresión asimétrica del segmento ST, ejemplificadas en las **figuras 17-2** y **17-4**).

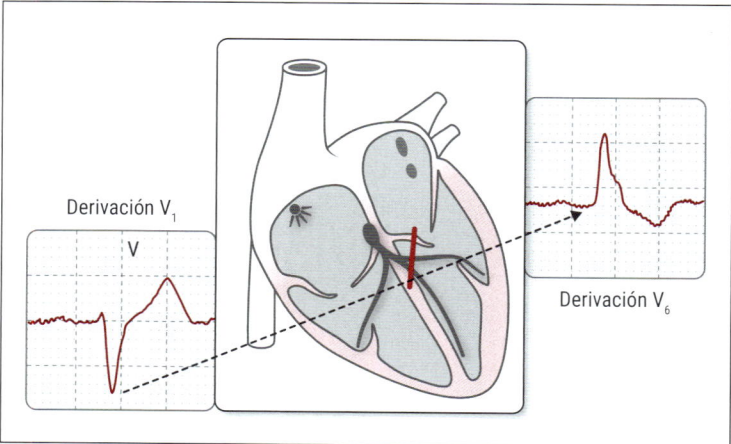

Derivación V₁

V

Derivación V₆

Figura 17-3. Formación del ECG en el bloqueo de rama izquierda. La activación de los ventrículos desde la derecha hacia la izquierda origina una onda ancha y negativa en V1 y una onda ancha y positiva en V6.

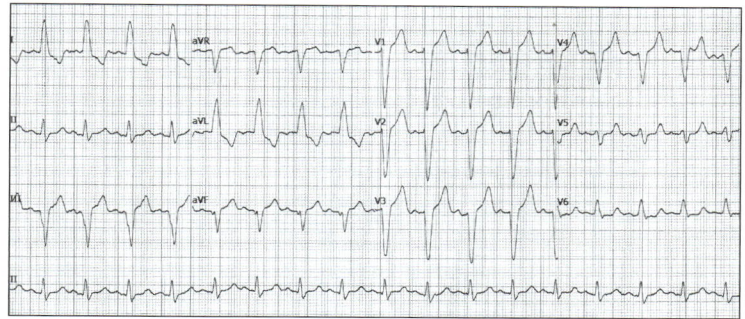

Figura 17-4. Patrón típico de bloqueo de rama izquierda. Ritmo sinusal a 100 lpm con QRS ancho (> 120 ms). QS en V1, con R monofásica en V6, DI y aVL. Se aprecian las alteraciones de la repolarización típicas en V6, DI y aVL.

En la **figura 17-5** de un paciente con miocardiopatía hipertrófica en fibrilación auricular, se presenta un bloqueo de rama izquierda con alteraciones de la repolarización no atribuibles al propio bloqueo de rama izquierda: se aprecian ondas T más profundas y simétricas que las anteriores. Y en la **figura 17-6**, las alteraciones de la repolarización tampoco son totalmente explicadas por el bloqueo de rama izquierda.

> ! Dado que la rama izquierda está vascularizada por más de un vaso sanguíneo, el bloqueo de rama izquierda es menos frecuente que el de rama derecha.

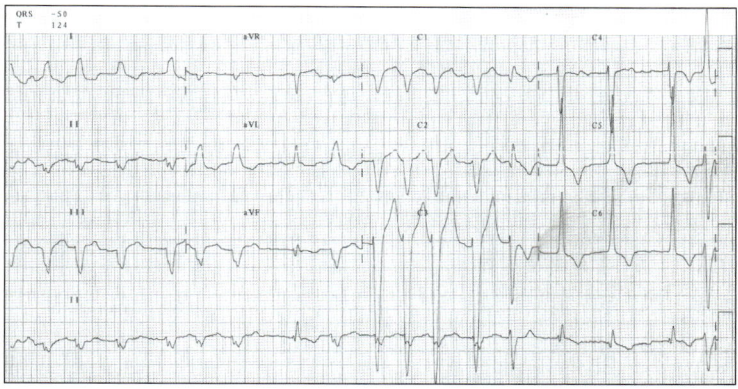

Figura 17-5. Fibrilación auricular a unos 100-110 lpm, con eje izquierdo, criterios de hipertrofia ventricular, bloqueo completo de rama izquierda y alteraciones de la repolarización sugerentes de hipertrofia ventricular izquierda patológica. Se aprecian complejos aislados con morfología de bloqueo de rama derecha que pueden corresponder a una extrasístole o a un fenómeno de aberrancia.

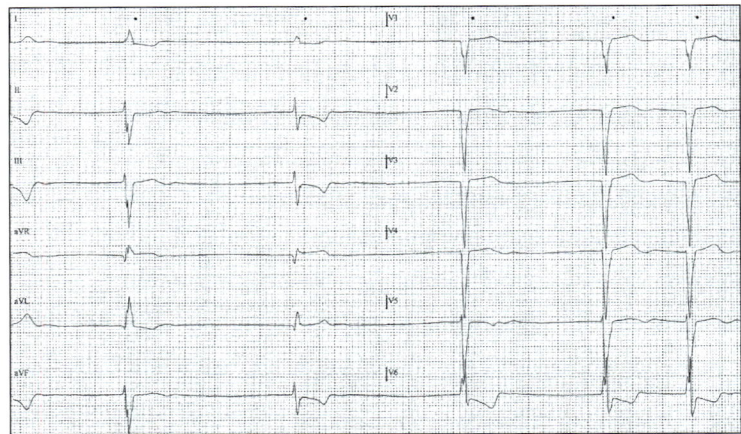

Figura 17-6. Fibrilación auricular lenta, con eje izquierdo y bloqueo de rama izquierda en un sujeto portador de prótesis de tricúspide. Las alteraciones de la repolarización no son totalmente explicadas por el bloqueo de rama y se relacionan con el tratamiento con digitálicos.

La enfermedad coronaria, la cardiopatía hipertensiva y las miocardiopatías son causas posibles de bloqueo de rama izquierda. A diferencia del bloqueo de rama derecha, el bloqueo de rama izquierda indica siempre cardiopatía.

Se podría considerar que en el bloqueo de rama izquierda las derivaciones V1 y V6 podrían ser sencillamente invertidas respecto a su orientación en el bloqueo de rama derecha, pero esto no es realmente lo que ocurre. Parte de la diferencia se debe al tabique interventricular. La despolarización del tabique tiene lugar normalmente a partir de una rama pequeña que sale de la rama izquierda. Si está bloqueada la rama izquierda, el tabique interventricular debe despolarizarse a partir de la rama derecha. Así se pierde la pequeña onda r normal en V1 a V3 y la onda q pequeña en las derivaciones I, aVL, V5 y V6. En vez de ello, se observa una onda Q grande en V1 y una onda R también grande en V6.

Cuando la despolarización del tabique alcanza el vértice del corazón, la señal eléctrica continúa descendiendo por la rama derecha y comienza simultáneamente la despolarización del ventrículo izquierdo, cuya masa es mayor. Sin embargo, la despolarización del ventrículo izquierdo tiene lugar con una lentitud mucho mayor que la del derecho, debido a que la señal eléctrica debe tomar una vía retrógrada a través del ventrículo izquierdo, más que la correspondiente a la rama principal que es más rápida. Debido a que los ventrículos izquierdo y derecho presentan despolarización simultánea, pero en direcciones opuestas, el vector promedio adopta una dirección hacia el ventrículo izquierdo. Este vector se aleja de V1 (por lo que la onda Q sigue siendo profunda) y se acerca a V6 (de manera que la onda R sigue siendo grande). Dado que el ventrículo izquierdo tarda más tiempo en presentar la despolarización cuando la señal eléctrica sigue esta vía lenta, el complejo QRS sigue siendo negativo en V1 y positivo en V6 hasta el final del ciclo.

Por tanto, las características del bloqueo de rama izquierda son un complejo QS profundo y ancho en la derivación V1 y una onda R grande en la derivación V6, junto con un ensanchamiento del complejo QRS y una onda T con desviación opuesta a la desviación principal del complejo QRS.

> **!** El diagnóstico del bloqueo de rama izquierda en un paciente que presenta un **infarto agudo de miocardio** puede ser difícil, debido a que el bloqueo de rama izquierda puede **distorsionar las modificaciones del segmento ST** que se utilizan para identificar el infarto en el ECG.

Sin embargo, cuando aparece un bloqueo de rama izquierda en un paciente en el que se ha diagnosticado un infarto agudo de miocardio, el paciente presenta un riesgo muy elevado de desarrollar un bloqueo AV de tercer grado con una posible necesidad de implantación de un marcapasos.

BLOQUEO INCOMPLETO DE RAMA Y TRASTORNO INESPECÍFICO DE LA CONDUCCIÓN INTRAVENTRICULAR

En ocasiones el tipo de bloqueo de rama no es evidente de manera inmediata. El bloqueo incompleto de rama derecha o izquierda es considerado cuando en el trazado electrocardiográfico se observa alguna de las dos morfologías descritas previamente del bloqueo de rama izquierda o derecha, pero la duración del QRS no alcanza los 120 ms.

> **!** De forma opuesta, la demostración de un ritmo supraventricular con **QRS ancho** sin un patrón de bloqueo de rama izquierda o derecha puede denominarse de forma genérica como *trastorno inespecífico de la conducción intraventricular.*

En la **figura 17-7** se observa un registro electrocardiográfico en el que se aprecia el patrón típico de un bloqueo incompleto de rama derecha.

HEMIBLOQUEOS

Si las ramas izquierda y derecha fueran los únicos determinantes de los bloqueos de rama, su diagnóstico no sería muy complejo; sin embargo, la cuestión es algo más complicada. Debido a que la rama izquierda debe dar lugar a la despolarización de una cantidad de tejido mayor que la rama derecha, esta rama izquierda se divide en dos ramas ligeramente más pequeñas denominadas *fascículos* (haces pequeños). Cuando se bloquea el fascículo anterior izquierdo o el fascículo posterior izquierdo, el paciente presenta un hemibloqueo anterior izquierdo (HBAI) o un hemibloqueo posterior izquierdo (HBPI), respectivamente.

Debido a que en estos casos no existe un bloqueo completo de la rama izquierda, los criterios para el diagnóstico de los hemibloqueos son significativamente diferentes de los del bloqueo de rama izquierda. Por ejemplo, los criterios del ensanchamiento del complejo QRS y de la inversión de la onda

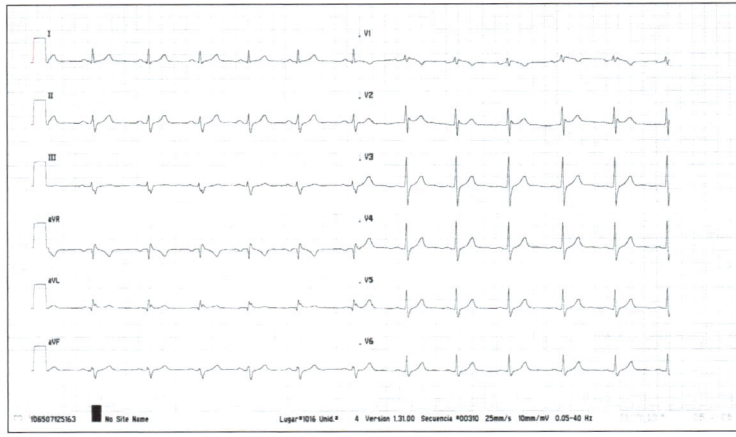

Figura 17-7. Patrón típico de bloqueo incompleto de rama derecha.

T no se aplican a los hemibloqueos. En cambio, en estos casos es necesario evaluar el eje eléctrico.

Hemibloqueo anterior izquierdo

El bloqueo de la subdivisión anterior de la rama izquierda producirá un retraso en la despolarización de las porciones anterolaterales del ventrículo izquierdo, de localización anatómicamente más superior. El QRS no se alarga sustancialmente, aunque dicho retraso ocasiona una desviación izquierda del eje y la aparición de ondas rS en derivaciones de la cara inferior (II, III y aVF) y en V6, que se corresponderán con ondas qR altas en I y aVL (**Fig. 17-8**).

Este tipo de hemibloqueo tiene lugar con mayor frecuencia asociado a un infarto de miocardio de la pared anterior, aunque también puede aparecer en los infartos de miocardio de la pared inferior. La distensión abdominal y el embarazo también pueden causar un HBAI temporal.

En el ECG del paciente se pueden observar tres alteraciones que son útiles para diferenciar el HBAI:

- Desviación del **eje hacia la izquierda**. En la derivación I es positivo y en la derivación aVF es negativo.
- Un complejo **qR en la derivación I**. Se puede observar una onda q pequeña y una onda R grande.
- Un complejo **rS en la derivación III**. Se observa una onda r pequeña seguida de una onda S profunda.

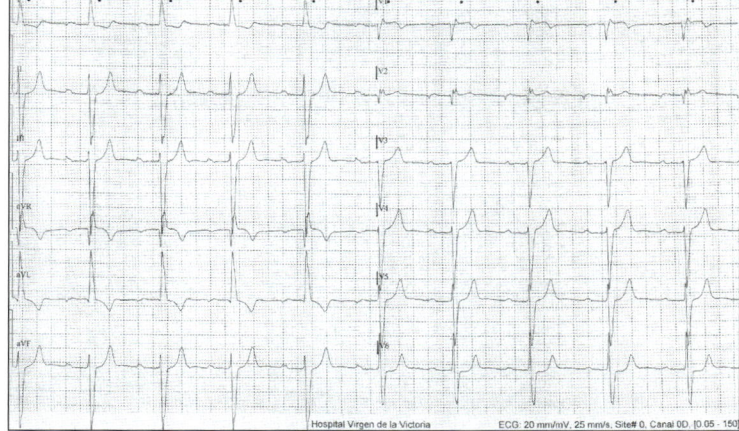

Figura 17-8. Registro en ritmo sinusal, con bloqueo AV de primer grado y QRS inferior a 120 ms, con eje izquierdo a –45° debido a hemibloqueo anterior izquierdo. Apréciese que el registro está realizado a 20 mm/mV de voltaje, lo que da una falsa imagen de voltaje elevado de todos los complejos.

Hemibloqueo posterior izquierdo

De mucha menor frecuencia que el anterior y difícil diagnóstico, el dato electrocardiográfico más característico es la existencia de un eje derecho en ausencia de otras causas de desviación derecha del eje (**Fig. 17-9**).

Si se invierten las consideraciones observadas en las derivaciones I y III ya comentadas, el paciente presenta un HBPI. De manera específica, se observa **desviación del eje hacia la derecha**, un complejo **rS en la derivación I** y un complejo **qR en la derivación III**.

BLOQUEO BIFASCICULAR Y BLOQUEO TRIFASCICULAR

La existencia de bloqueos combinados del fascículo derecho del haz de His o de cada uno de los dos fascículos de la rama izquierda permite definir los conceptos de bloqueo bifascicular o trifascicular.

Bloqueo bifascicular

Comprende la existencia de bloqueo de rama izquierda (de ambos fascículos) o bien de bloqueo de rama derecha junto con bloqueo de uno de los dos fascículos (anterior o posterior) de la rama izquierda.

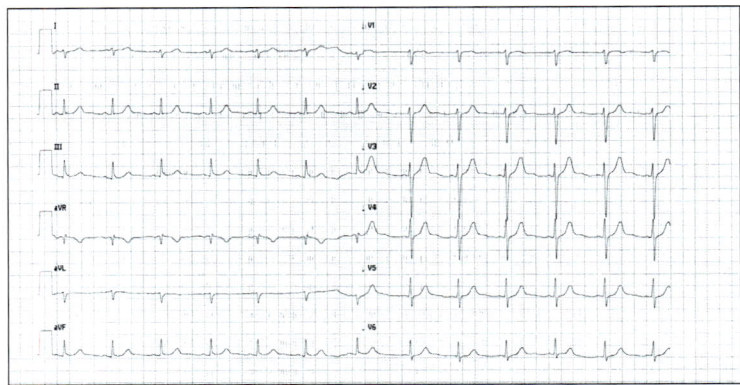

Figura 17-9. Ritmo sinusal a 70 lpm. Se aprecia un eje del QRS desviado a la derecha, con el patrón de rS en DI y aVL y qR en DII, DIII y aVF. Se deben descartar otras causas de desviación del eje a la derecha.

El patrón típico del bloqueo bifascicular es el bloqueo de rama derecha y hemibloqueo anterior izquierdo (**Fig. 17-10**). Otro ejemplo puede verse en la **figura 17-11**.

Bloqueo trifascicular

Comprende la demostración de bloqueo en las tres subdivisiones de conducción. En la práctica implica alguna de las siguientes situaciones:

- **Bloqueo de rama alternante.** En el mismo paciente se objetiva bloqueo de rama derecha en algunos latidos y de rama izquierda en otros.

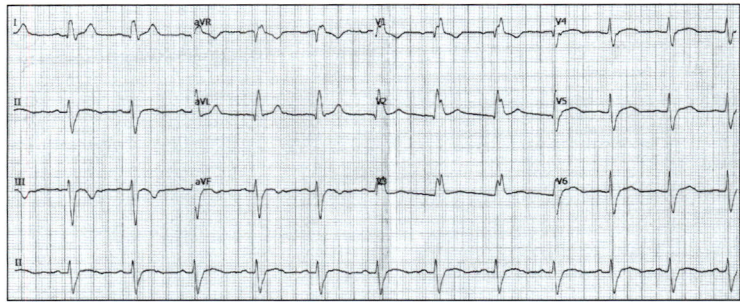

Figura 17-10. Patrón típico de bloqueo bifascicular: bloqueo de rama derecha y hemibloqueo izquierdo anterior. Registro en ritmo sinusal a 70 lpm con rsR en V1 y RS en V6, con QRS > 120 ms. Eje a -45°.

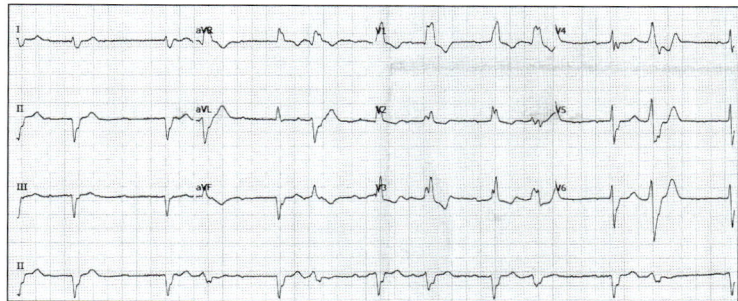

Figura 17-11. Fibrilación auricular con bloqueo de rama derecha y hemibloqueo izquierdo anterior. Extrasistolia ventricular frecuente con morfología de bloqueo de rama derecha, aunque con duración de QRS mayor que el ritmo de base y con eje frontal opuesto a este (QRS positivo en la cara inferior en aVF).

- **Bloqueo de rama derecha.** Combinado alternativamente con hemibloqueo anterior o posterior.
- **Bloqueo bifascicular con intervalo PR largo.** La existencia de un PR largo no siempre implica la existencia de bloqueo trifascicular. Un PR largo puede deberse al retraso en la conducción del nodo AV o del haz de His. Únicamente en el caso de un bloqueo en el haz de His podría hablarse de bloqueo trifascicular (**Figs. 17-12** y **17-13**).

> **!** El principal inconveniente es que el ECG de superficie no permite distinguir el origen del retraso de la conducción (en el nodo AV o en el haz de His), lo que provoca que erróneamente muchas veces se denomine como *bloqueo trifascicular* a la combinación de un bloqueo bifascicular y un bloqueo AV de primer grado.

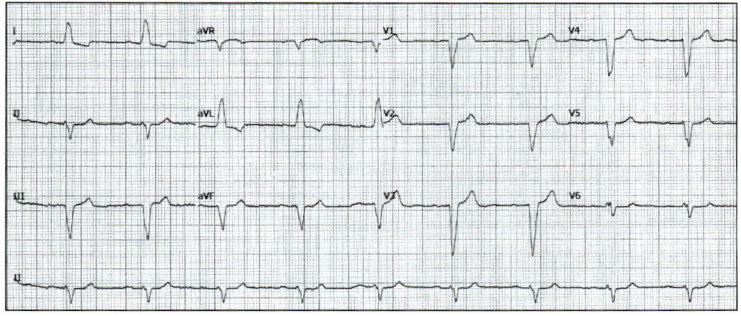

Figura 17-12. Ritmo sinusal a 55 lpm con bloqueo AV de primer grado (PR > 120 ms) y bloqueo de rama izquierda con QS en V1 y con R monofásica en DI y aVL. Se aprecian las alteraciones de la repolarización típicas en DI y aVL. Posible bloqueo trifascicular (bloqueo de rama izquierda más PR largo).

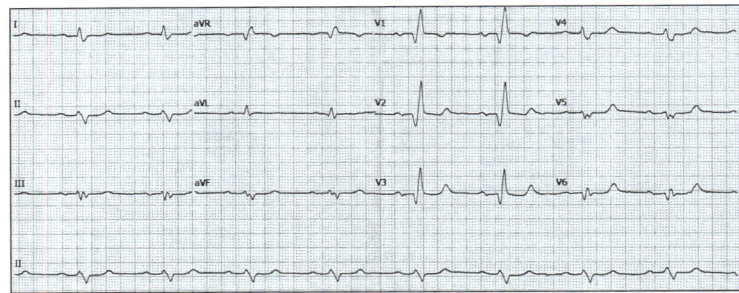

Figura 17-13. Bradicardia sinusal a 52 lpm con bloqueo AV de primer grado (PR de 245 ms), bloqueo de rama derecha y un hemibloqueo anterior izquierdo. Se aprecia, además, una onda Q de V1 a V3 compatible con IAM anterior previo. Posible bloqueo trifascicular. Se trata de un paciente de 71 años con antecedentes de cardiopatía isquémica con IAM anterior extenso de hace años. ECG realizado en una revisión rutinaria en consulta.

PUNTOS CLAVE

- Los bloqueos de rama son alteraciones que se observan con frecuencia en el ECG y que han de ser correctamente reconocidas.
- En general, los bloqueos en rama se caracterizan por un QRS ancho.
- Tienen una transcendencia clínica muy variable y pueden tener connotaciones terapéuticas importantes.
- El bloqueo de rama derecha se caracteriza por QRS ancho con onda ancha y positiva en V1 y ancha y negativa en V6.
- El bloqueo de rama izquierda se caracteriza por QRS ancho con onda ancha y negativa en V1 y ancha y positiva en V6.
- En ausencia de otras causas evidentes, los hemibloqueos son la causa más frecuente de desviación del eje del QRS: el hemibloqueo anterior izquierdo desvía el eje a la izquierda. El hemibloqueo posterior izquierdo desvía el eje a la derecha.

BIBLIOGRAFÍA

Beasley BM. Understanding EKGs. A Practical Approach. 4th ed. Boston: Pearson; 2014.

Bennett DH. Bennett's. Cardiac Arrhythmias. Practical Notes on Interpretation and Treatment. 8th. Oxford: Wiley-Blackwell; 2012.

Davis D. Interpretación del ECG. Su dominio rápido y exacto. 4ª ed. Buenos Aires: Editorial Médica Panamericana; 2008.

Ebert H. ECG Fácil. Interpretación. Diagnóstico diferencial. Barcelona: Thieme J&C; 2005.

Hamm CW, Willems S. El Electrocardiograma. Su interpretación práctica. 3a ed. Madrid: Editorial Médica Panamericana; 2010.

James S, Nelson K. ECG Interpretation. London: JP Medical Ltd.; 2011.

Levine GN. Arrhythmias 101. The Ultimate Easy-To-Read Introductory Book to Arrhythmias. New Delhi: Jaypee; 2013.

Latidos ectópicos y extrasístoles

18

INTRODUCCIÓN

Las extrasístoles ventriculares, también conocidas como *latidos ventriculares prematuros, latidos ventriculares ectópicos* o *contracciones ventriculares prematuras*, son estímulos ectópicos que se originan distalmente al sistema de His-Purkinje.

 Son la arritmia cardíaca más frecuente en pacientes sin cardiopatía estructural.

Se caracterizan por la aparición prematura de un complejo QRS ancho con morfología aberrante. El complejo QRS ancho se acompaña de cambios secundarios en el segmento ST y en la onda T, y, además, suele presentar una pausa compensadora posterior al mismo (**Fig. 18-1**).

Es una causa común de palpitaciones y un hallazgo asintomático frecuentemente detectado de forma casual en el electrocardiograma (ECG) y en la monitorización electrocardiográfica ambulatoria.

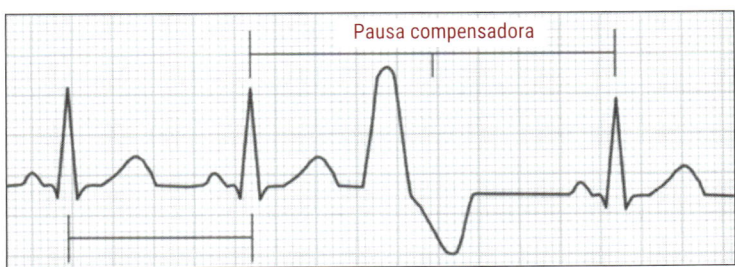

Figura 18-1. Trazado en el que se observa una extrasistolia ventricular que se acompaña de una pausa compensadora completa.

La extrasistolia ventricular es una realidad frecuente en la práctica clínica. En los últimos años es más conocida su asociación como causa de cardiopatía y no solamente como un mero marcador de la misma, lo que ha llevado a cambiar el antiguo paradigma diagnóstico-terapéutico.

MECANISMO PATOGÉNICO

Las extrasístoles ventriculares son un reflejo de la activación de los ventrículos desde un sitio inferior al nodo auriculoventricular (AV).

La extrasistolia ventricular ocurre en una variedad de ámbitos, tanto en pacientes con cardiopatía estructural como sin ella. En cada contexto el mecanismo inductor puede variar dependiendo de las circunstancias clínicas.

Las extrasístoles ventriculares de origen en los tractos de salida no suelen asociarse, por lo general, a cardiopatía estructural, y su mecanismo subyacente más frecuente es la actividad desencadenada (despolarizaciones tardías) secundaria al incremento de los niveles intracelulares de calcio tras la activación del sistema AMP cíclico.

Las extrasístoles ventriculares en la fase crónica del infarto tienden a ocurrir en las regiones de escara del miocardio, pudiendo deberse a automatismo aumentado, actividad desencadenada o una posible reentrada.

Los mecanismos en pacientes sin cardiopatía estructural son el automatismo aumentado o la actividad desencadenada.

> **!** La aparición de las extrasístoles ventriculares depende de la enfermedad subyacente y puede ser explicada por tres causas: reentrada, automatismo aumentado y actividad desencadenada.

Reentrada

La reentrada ocurre en pacientes con cardiopatía isquémica subyacente, con cicatriz o isquemia miocárdica. Este mecanismo puede producir latidos ectópicos aislados o desencadenar una taquicardia paroxística.

Automatismo aumentado

El automatismo aumentado sugiere un foco ectópico de células en el ventrículo. Este proceso es el mecanismo subyacente de las arritmias secundarias a la hiperpotasemia.

Actividad desencadenada

Las extrasístoles ventriculares causadas por la actividad desencadenada se ven frecuentemente en pacientes con arritmias ventriculares secundarias a toxicidad por digoxina y en la reperfusión coronaria después de un infarto agudo de miocardio.

ELECTROCARDIOGRAMA DE LAS EXTRASÍSTOLES

En un trazado electrocardiográfico con extrasístoles ventriculares, se observan una serie de características típicas:

- El estímulo ectópico es **prematuro** en relación con el estímulo esperado del ritmo basal.
- El complejo **QRS es anormal** en duración y en morfología. Se acompaña de cambios secundarios en el **segmento ST** y en la **onda T**.
- La morfología de los complejos puede variar en el mismo paciente.
- Frecuentemente hay una **pausa compensadora** completa después de la extrasístole ventricular (v. **Fig. 18-1**).
- Puede ocurrir una captura auricular retrógrada.

Cambios secundarios del segmento ST y de la onda T

Cuando la deflexión mayor del QRS es hacia arriba habrá depresión del segmento ST y la onda T estará invertida (**Fig. 18-2**). En cambio, si la deflexión mayor del QRS es hacia abajo, habrá elevación del segmento ST y la onda T será positiva (**Fig. 18-3**).

Pausa postextrasistólica

Las extrasístoles ventriculares normalmente son seguidas de una pausa compensadora. Esto significa que el ciclo posterior a la extrasístole es más largo que el ciclo basal.

Si el ritmo basal es sinusal, es frecuente que haya una pausa compensadora completa, donde la suma de los intervalos RR previo y RR posterior a la extrasístole es igual a la suma de dos intervalos RR del ritmo sinusal.

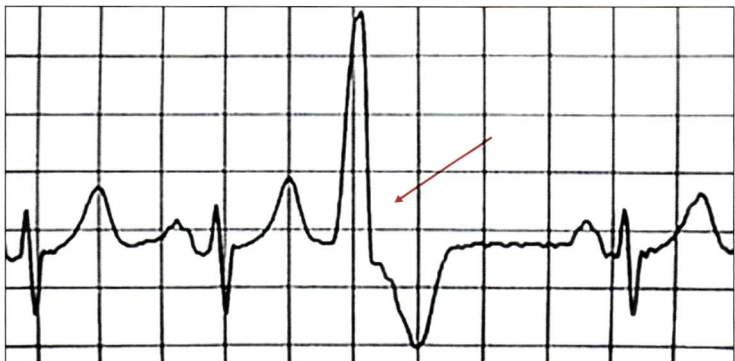

Figura 18-2. Trazado en el que se observa una extrasistolia ventricular con deflexión positiva del QRS y onda T negativa.

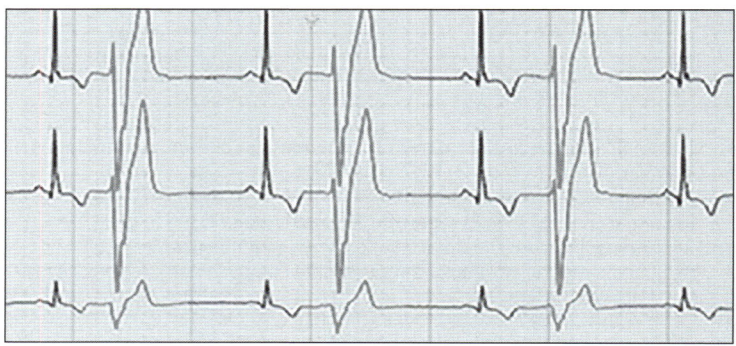

Figura 18-3. Trazado en el que se observa una extrasistolia ventricular con deflexión negativa del QRS y onda T positiva.

> **!** La pausa compensatoria completa ocurre porque la ritmicidad del nodo sinusal no se ve afectada por el impulso ectópico, a diferencia de lo que ocurre en las extrasístoles auriculares.

Extrasístoles ventriculares interpoladas

Una extrasístole ventricular interpolada es un latido ectópico intercalado entre dos complejos sinusales sin alterar el ritmo sinusal.

Esto ocurre principalmente cuando el ritmo sinusal es lento y la extrasístole aparece más precozmente.

Latidos de fusión

Los latidos o complejos de fusión ocurren cuando un estímulo supraventricular alcanza los ventrículos coincidiendo con un estímulo ventricular, produciendo un complejo QRS híbrido.

La morfología y la duración de los latidos de fusión suelen ser una mezcla de las morfologías de ambos complejos QRS.

Las extrasístoles ventriculares de aparición tardía son las que suelen provocar latidos de fusión; en cambio, las de aparición precoz son causantes del fenómeno de R sobre T.

Fenómeno de R sobre T

El fenómeno de R sobre T describe la aparición de una despolarización ventricular que se superpone a la onda T del latido previo.

Se ha observado que el fenómeno de R sobre T favorece la aparición de taquiarritmias ventriculares sostenidas. Los pacientes con intervalo QT largo tienen mayor predisposición a presentar el fenómeno de R sobre T, el cual puede iniciar episodios de *torsades de pointes*.

Las extrasístoles ventriculares con un intervalo de acoplamiento corto, mediante el mecanismo descrito del fenómeno de R sobre T, pueden desencadenar taquicardias ventriculares polimórficas durante la fase hiperaguda de un infarto agudo de miocardio.

CLASIFICACIÓN

La frecuencia de los latidos ectópicos varía mucho, no solo en distintas personas, sino también en el mismo paciente en diferentes períodos de observación.

Las extrasístoles ventriculares se pueden clasificar según el número de focos, la frecuencia de aparición o el patrón de presentación.

Clasificación según el número de focos

- **Monomórficas.** Proceden de un solo foco ectópico y, por lo tanto, todas las extrasístoles son idénticas.
- **Polimórficas.** Proceden de dos o más focos ectópicos y, por lo tanto, los QRS presentan diferentes morfologías.

Clasificación según la frecuencia de aparición

- **Frecuentes.** Diez o más extrasístoles por hora (durante la monitorización por Holter electrocardiográfico) o seis o más por minuto.
- **Ocasionales.** Menos de diez extrasístoles por hora o menos de cinco por minuto.

Clasificación según el patrón de presentación

- **Extrasístoles aisladas.** No existe un patrón regular.
- **Bigeminismo.** Complejos pareados, extrasístoles que alternan con un latido normal (**Fig. 18-4**).
- **Trigeminismo.** Las extrasístoles aparecen cada tercer latido (dos latidos sinusales seguidos de una extrasístole) (v. **Fig. 18-4**).
- **Tetrageminismo o quadrigeminismo.** Las extrasístoles aparecen cada cuarto latido (una extrasístole que sigue a tres latidos normales) (**Fig. 18-5**).
- **Pareja o doblete.** Dos extrasístoles consecutivas (**Fig. 18-6**).
- **Taquicardia ventricular no sostenida.** Tres o más extrasístoles ventriculares consecutivas (**Fig. 18-7**).

LOCALIZACIÓN TOPOGRÁFICA

La morfología de los complejos QRS puede sugerir el sitio de origen de las extrasístoles ventriculares.

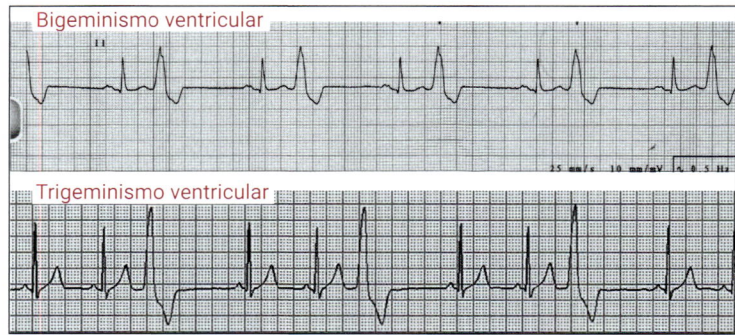

Figura 18-4. Trazado en el que se observa una extrasistolia ventricular con deflexión negativa del QRS y onda T positiva.

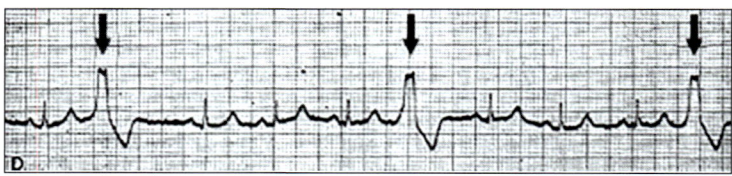

Figura 18-5. Trazado en el que se observan extrasístoles ventriculares agrupadas, apareciendo la extrasístole cada cuarto latido (quadrigeminismo).

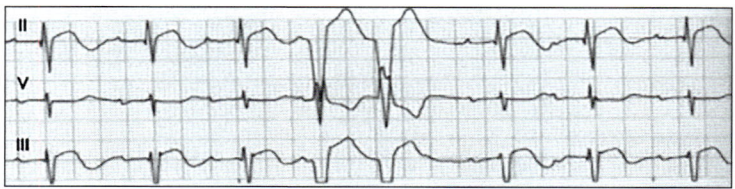

Figura 18-6. Registro electrocardiográfico en el que se observan dos extrasístoles ventriculares consecutivas, correspondiente a una pareja o doblete.

El ECG puede servir para predecir dónde se halla el foco ectópico, dato importante, ya que aporta una información diagnóstica (determinadas cardiopatías se asocian típicamente a focos concretos productores de extrasistolia ventricular) y pronóstica, ya que, en función de su localización, se puede saber si presentan un abordaje fácil o difícil si se plantea la posibilidad de su ablación.

Como regla general, los estímulos ectópicos del ventrículo derecho generan complejos con patrón de bloqueo de rama izquierda y los estímulos ectópicos del ventrículo izquierdo generan complejos con patrón de bloqueo de rama derecha.

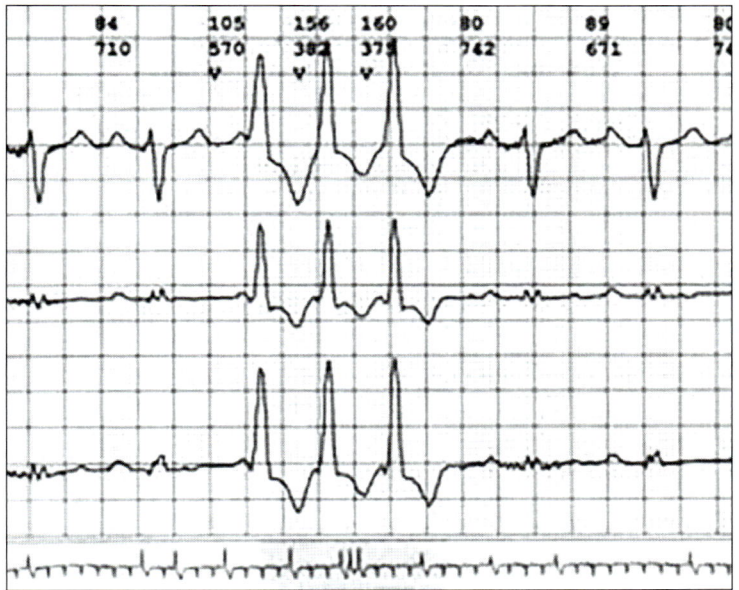

Figura 18-7. Registro electrocardiográfico en el que se observan tres extrasístoles ventriculares consecutivas y, por lo tanto, se trata de una taquicardia ventricular no sostenida.

> **!** Los sitios de origen más frecuente en pacientes sin cardiopatía estructural son los **tractos de salida** de los ventrículos derecho o izquierdo y las **cúspides aórticas**.

Las extrasístoles ventriculares pueden originarse en focos del endocardio, del mesocardio o del epicardio, de uno u otro ventrículo.

La extrasistolia ventricular idiopática suele originarse más frecuentemente en el tracto de salida del ventrículo derecho, pero también puede originarse en otras localizaciones como el tracto de salida del ventrículo izquierdo, los fascículos de la rama izquierda del haz de His, los músculos papilares, las cúspides aórticas, la continuidad mitroaórtica, los anillos de las válvulas AV o el epicardio.

Además, la presencia de manguitos de tejido miocárdico extendiéndose más allá de las válvulas semilunares hacia la porción proximal de las grandes arterias indica que son sitios bien establecidos del origen de extrasístoles ventriculares.

Las extrasístoles ventriculares que se originan en el tracto de salida del ventrículo derecho (TSVD) muestran típicamente una configuración de bloqueo de rama izquierda con eje inferior y una transición precordial tardía (después de V3).

Si la transición es precoz (antes de V3), el origen puede estar en las cúspides aórticas, el tracto de salida del ventrículo izquierdo (TSVI) o la zona basal del epicardio del ventrículo izquierdo (en inglés, *left ventricular summit*).

Cuando la transición es justamente en V3, el origen puede estar en el TSVD o el TSVI. En este caso, para averiguar su origen hay que comparar la transición R/S en derivaciones precordiales de la extrasístole ventricular frente a la del latido en ritmo sinusal:

- Si la transición es más precoz en las precordiales de la extrasístole frente al latido en ritmo sinusal, esto sugiere un origen en el TSVI.
- Si la transición es más precoz en las precordiales del latido en ritmo sinusal frente a la extrasístole, esto sugiere un origen en el TSVD.

Por otro lado, la configuración de bloqueo de rama derecha indica un origen en el ventrículo izquierdo.

La concordancia precordial positiva es indicativa de un origen en la zona basal del ventrículo, apareciendo una transición precordial R/S más precoz cuando el origen se aproxima a zonas medias ventriculares. En estos casos, el patrón qR en aVR sugiere un origen en el músculo papilar posteromedial.

Cuando el foco de origen es a nivel intramural, es más difícil de localizar y no ha sido bien descrito un patrón específico.

Un empastamiento de la porción inicial del QRS (seudoonda delta) con aumento de la deflexión intrinsecoide sugiere un origen epicárdico.

Existen múltiples algoritmos para tratar de localizar el origen de las extrasístoles ventriculares. En la **figura 18-8** se puede observar uno de dichos algoritmos, en este caso basado en la presencia de una morfología de bloqueo de rama derecha o izquierda.

Tracto de salida del ventrículo derecho

Las extrasístoles ventriculares originadas en el TSVD presentan en el ECG un patrón de bloqueo de rama izquierda y eje inferior en el plano frontal con ondas R altas en las derivaciones inferiores. Además, presentan una transición R/S tardía en precordiales (después de V3) (**Fig. 18-9**).

Cúspides aórticas

Las extrasístoles ventriculares originadas en las cúspides aórticas presentan en el ECG un patrón de bloqueo de rama izquierda y eje inferior en el plano frontal, pero con una transición R/S precoz en precordiales (en V2-V3) (**Fig. 18-10**).

Tracto de salida del ventrículo izquierdo

Las extrasístoles ventriculares originadas en el TSVI presentan en el ECG un patrón de bloqueo de rama derecha y eje inferior en el plano frontal.

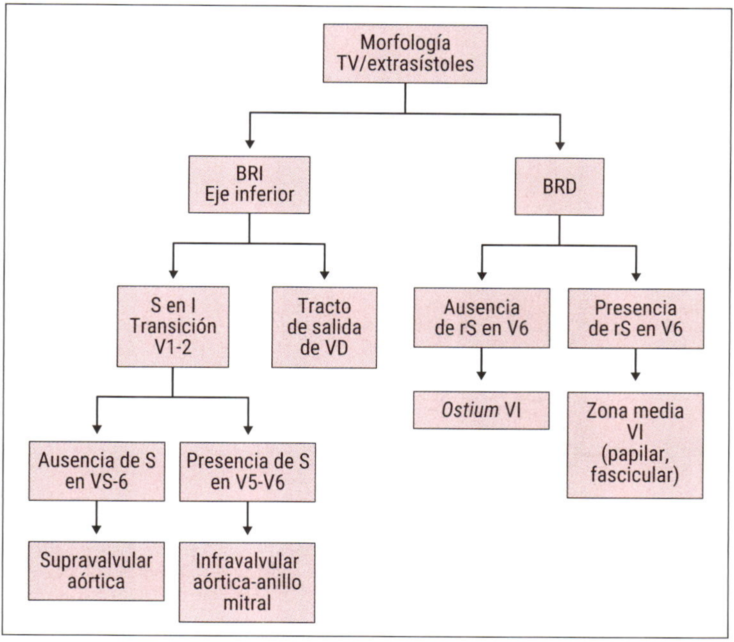

```
                    Morfología
                  TV/extrasístoles
                         │
          ┌──────────────┴──────────────┐
          ▼                              ▼
        BRI                            BRD
     Eje inferior
          │                              │
     ┌────┴────┐                ┌────────┴────────┐
     ▼         ▼                ▼                 ▼
   S en I    Tracto        Ausencia         Presencia
 Transición de salida      de rS en V6      de rS en V6
   V1-2     de VD               │                 │
     │                          ▼                 ▼
 ┌───┴───┐               Ostium VI         Zona media
 ▼       ▼                                     VI
Ausencia  Presencia de S                    (papilar,
de S      en V5-V6                          fascicular)
en VS-6       │
 │            ▼
 ▼        Infravalvular
Supravalvular aórtica-anillo
aórtica       mitral
```

Figura 18-8. Algoritmo de localización del origen de las extrasístoles ventriculares. BRD: bloqueo de rama derecha; BRI: bloqueo de rama izquierda; TV: taquicardia ventricular; VD: ventrículo derecho; VI: ventrículo izquierdo.

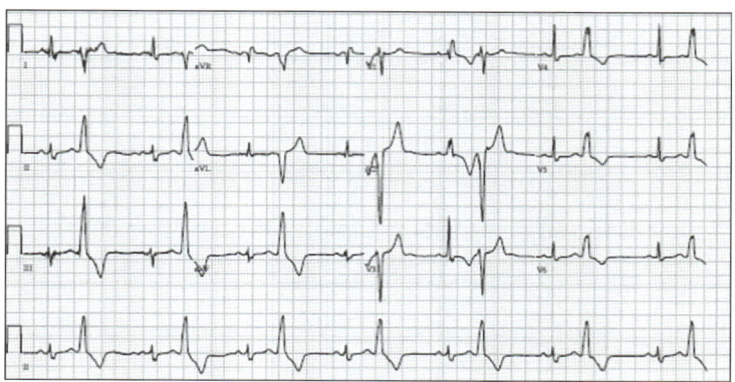

Figura 18-9. Trazado en el que se observan extrasístoles ventriculares con eje inferior e imagen de bloqueo de rama izquierda en V1, así como una transición R/S tardía (en V4), lo que sugiere un origen en el tracto de salida del ventrículo derecho.

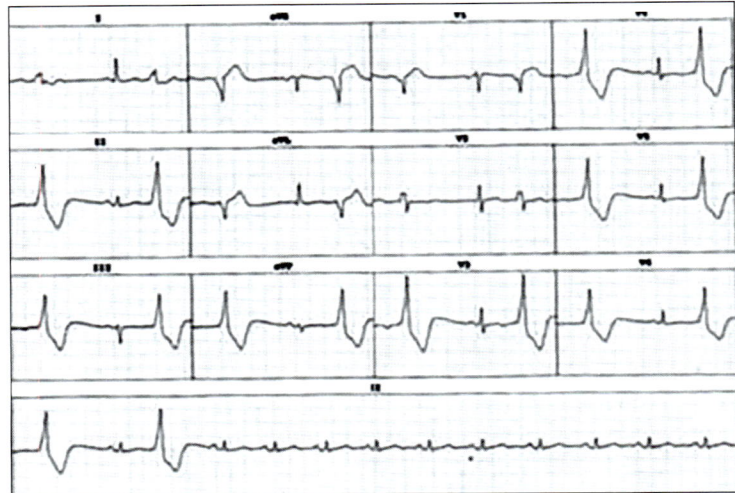

Figura 18-10. Trazado en el que se observan extrasístoles ventriculares con eje inferior e imagen de bloqueo de rama izquierda en V1, al igual que sucede en las extrasístoles ventriculares con origen en el tracto de salida del ventrículo derecho. No obstante, la transición R/S se produce de forma precoz, entre V2 y V3, lo que indica un probable origen en la cúspide aórtica.

Regiones epicárdicas

Las extrasístoles ventriculares que se originan en regiones epicárdicas tienen una seudoonda delta, con empastamiento de la porción inicial del QRS y aumento de la deflexión intrinsecoide en derivaciones precordiales.

Extrasístoles fasciculares

Las extrasístoles ventriculares originadas en los fascículos de la rama izquierda presentan en el ECG un patrón de bloqueo de rama derecha con patrón de hemibloqueo anterior o posterior.

Además, de forma característica y diferencial con el resto de extrasístoles ventriculares, las extrasístoles ventriculares fasciculares tienen un QRS relativamente estrecho, típicamente menor de 140 ms (**Fig. 18-11**).

PRESENTACIÓN CLÍNICA

El espectro clínico es muy amplio, incluso cuando las extrasístoles son frecuentes, oscilando entre la ausencia total de síntomas y la presencia de síntomas debilitantes tales como palpitaciones, dolor torácico, cansancio, presíncope o síncope.

La inmensa mayoría de estos pacientes no presentan cardiopatía, especialmente cuando las extrasístoles son monomórficas, no precisando tratamiento, salvo en los pocos casos que presentan síntomas limitantes.

> ! Es esencial realizar una historia clínica detallada para descartar **miocardiopatías familiares** asociadas, ya que la aparición de extrasístoles ventriculares puede preceder en años a la expresión fenotípica. Por el contrario, otras veces, las extrasístoles aparecen tardíamente en el curso de la cardiopatía.

En los casos con cardiopatía subyacente, hay tres escenarios clínicos importantes de reconocer, dado el distinto abordaje terapéutico que requieren:

- Extrasistolia ventricular frecuente asociada a insuficiencia cardíaca congestiva y/o disfunción ventricular: las extrasístoles pueden ser la causa de la insuficiencia cardíaca o bien empeorar una situación previa.
- Extrasistolia ventricular desencadenante de fibrilación ventricular: puede ocurrir tanto en casos de fibrilación ventricular idiopática o canalopatía subyacente como tras un infarto de miocardio.
- Extrasistolia ventricular frecuente asociada a estimulación biventricular reducida: la alta carga de extrasístoles puede disminuir el porcentaje de estimulación biventricular y reducir el beneficio clínico de la resincronización.

PRONÓSTICO

Desde hace más de 20 años se ha aceptado que en los pacientes asintomáticos, con extrasistolia ventricular y sin cardiopatía previa el pronóstico es benigno y solo deben tratarse aquellos cuya sintomatología sea incómoda.

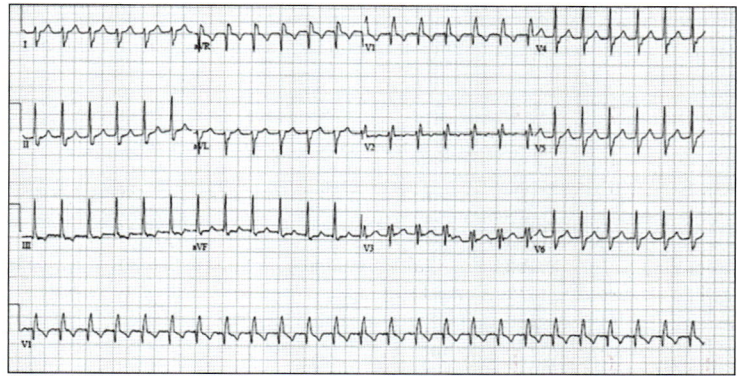

Figura 18-11. Trazado electrocardiográfico en el que se observa una taquicardia con morfología de bloqueo de rama derecha y eje desviado con morfología de hemibloqueo posterior-izquierdo, así como QRS relativamente estrecho (< 140 ms). Registro compatible con una taquicardia ventricular fascicular anterior.

Sin embargo, estudios recientes demuestran que en los pacientes con una alta carga de extrasistolia ventricular, tanto con cardiopatía previa como sin ella, el pronóstico a largo plazo empeora debido al desarrollo de disfunción ventricular izquierda, insuficiencia cardíaca y aumento de la mortalidad, cuestionándose así la benignidad de esta entidad.

En presencia de cardiopatía isquémica previa, el pronóstico empeora, asociándose la presencia de extrasistolia ventricular con un aumento de hasta tres veces el riesgo de muerte súbita.

En la miocardiopatía inducida por extrasístoles ventriculares, estas son frecuentes (> 15 %) y pueden producir una forma reversible de disfunción ventricular izquierda.

Sin embargo, a veces es difícil asegurar si las extrasístoles ventriculares causan disfunción ventricular izquierda o si la disfunción ventricular izquierda progresiva es la causa de las extrasístoles ventriculares frecuentes.

El mecanismo responsable del desarrollo de cardiopatía por extrasístoles ventriculares actualmente está en investigación.

La disincronía electromecánica crónica y el disbalance de la homeostasis del calcio son mecanismos potenciales de su génesis. Todo ello conduce a una contracción miocárdica ineficiente con aumento progresivo de la rigidez del ventrículo izquierdo, depresión de la fracción de eyección del ventrículo izquierdo, aumento de las presiones telediastólicas del ventrículo izquierdo y, finalmente, dilatación ventricular como mecanismo de remodelado adverso.

MANEJO CLÍNICO

La evaluación y el tratamiento de las extrasístoles ventriculares constituyen un desafío complejo, ya que son altamente dependientes del contexto clínico.

El significado pronóstico de las extrasístoles ventriculares es variable y, de nuevo, es más fácil interpretarlo en el contexto de la situación cardíaca subyacente.

> **!** El manejo inicial se debe centrar en identificar desencadenantes o causas potencialmente reversibles, tales como alteraciones electrolíticas, isquemia, patología valvular significativa, hipoxia y alteraciones metabólicas.

Un factor desencadenante muy frecuente son los factores hormonales en las mujeres y se asocia al período perimenstrual y perimenopáusico.

Hay que indagar sobre los desencadenantes de los síntomas, como son la ingesta de cafeína u otros estimulantes (tabaco, alcohol, dieta), aun cuando son pocas las evidencias acerca del beneficio clínico real que conlleva evitar dichos desencadenantes. Sin embargo, se recomienda modificar dichos factores de riesgo, dado el beneficio global a nivel cardiovascular.

El siguiente paso consiste en identificar qué pacientes pueden beneficiarse del tratamiento farmacológico o intervencionista. En general, el tratamiento estará indicado cuando exista expectativa de mejoría de los síntomas o de la función ventricular.

> **!** El tratamiento disponible incluye el tratamiento médico y la ablación por catéter.

Tratamiento farmacológico

En ausencia de contraindicaciones, los fármacos de elección son los betabloqueantes o los antagonistas del calcio no dihidropiridínicos (verapamilo o diltiazem).

Los betabloqueantes actúan sobre el receptor beta-1 adrenérgico reduciendo el AMPc intracelular y, por tanto, reduciendo el automatismo de los miocardiocitos. En casos de cardiopatía estructural son los fármacos de elección, debiendo evitarse los calcioantagonistas.

Los antagonistas del calcio no dihidropiridínicos son efectivos en casos de ausencia de cardiopatía estructural, particularmente en la extrasistolia ventricular de origen fascicular.

Si el tratamiento con estos fármacos no produce un adecuado beneficio clínico, se debe considerar el tratamiento con fármacos antiarrítmicos: flecainida en ausencia de cardiopatía o sotalol/amiodarona en caso de cardiopatía estructural, o bien plantear la ablación.

La extrasistolia ventricular de causa idiopática puede tener un componente dependiente del sistema nervioso autónomo y, por tanto, verse incrementada con frecuencias ventriculares más altas (tono simpático) o más bajas (tono vagal). No es infrecuente encontrar casos con mejoría de la densidad de extrasístoles tras la retirada de los betabloqueantes, lo que sugiere una probable modulación intrínseca del sistema nervioso autónomo.

En las guías de práctica clínica se recomiendan como primera opción terapéutica los fármacos antiarrítmicos de la clase I en el caso de las extrasístoles cuyo origen está en el ventrículo izquierdo, las cúspides aórticas o el epicardio, quedando la ablación como segunda opción terapéutica en caso de fracaso de los mismos o si el paciente no desea tomar medicación antiarrítmica.

Sin embargo, si el origen es en el TSVD, la ablación puede ser considerada de primera elección en pacientes sintomáticos o con disfunción ventricular.

> **!** Los betabloqueantes son el principal tratamiento médico para la supresión de la ectopia ventricular, pero el verapamilo y el diltiazem son el tratamiento de elección de las extrasístoles ventriculares fasciculares.

Ablación de las extrasístoles ventriculares

La ablación por radiofrecuencia aporta un tratamiento definitivo para las extrasístoles ventriculares sintomáticas. Es un procedimiento seguro y con unas tasas de éxito altas (de entre el 70 y el 90 %).

Dependiendo de la localización anatómica del foco, la tasa de éxito varía. Aquellas con origen en el TSVD tienen la mayor tasa de éxito, mientras que la localización a nivel de los músculos papilares o el epicardio muestra tasas de éxito más bajas.

Además de tener un excelente perfil de seguridad, la ablación se ha asociado a una reversión de la disfunción ventricular. La tasa de normalización de la fracción de eyección del ventrículo izquierdo tras la supresión del foco ronda el 80 %, y puede darse también en casos con cardiopatía previa subyacente.

Un inconveniente frecuente a la hora de realizar la ablación, y probablemente dependiente del tono autonómico del paciente, es la baja tasa de extrasístoles el día del procedimiento, lo cual dificulta su realización aun a pesar de evitar sedación e infundir catecolaminas el día de la intervención. Para ello, los sistemas de cartografía sin contacto son útiles y permiten realizar casos que no habrían sido posibles por cartografía convencional.

PUNTOS CLAVE

- La extrasístole es la arritmia cardíaca más frecuente en pacientes sin cardiopatía estructural.
- Es una causa común de palpitaciones y un hallazgo asintomático frecuentemente detectado de forma casual en el ECG y en la monitorización electrocardiográfica ambulatoria.
- Las extrasístoles ventriculares son un reflejo de la activación de los ventrículos desde un sitio inferior al nodo AV.
- Las extrasístoles ventriculares normalmente son seguidas de una pausa compensadora. Si el ritmo basal es sinusal, es frecuente que haya una pausa compensadora completa, donde la suma de los intervalos RR previo y RR posterior a la extrasístole es igual a la suma de dos intervalos RR del ritmo sinusal.
- El fenómeno de R sobre T describe la aparición de una despolarización ventricular que se superpone a la onda T del latido previo.
- Las extrasístoles ventriculares se pueden clasificar según el número de focos, la frecuencia de aparición o el patrón de presentación.
- La morfología de los complejos QRS puede sugerir el sitio de origen de las extrasístoles ventriculares.
- El espectro clínico es muy amplio, incluso cuando las extrasístoles son frecuentes, oscilando entre la ausencia total de síntomas y la presencia de síntomas debilitantes tales como palpitaciones, dolor torácico, cansancio, presíncope o síncope.
- La inmensa mayoría de estos pacientes no presentan cardiopatía, especialmente cuando las extrasístoles son monomórficas, no precisando tratamiento, salvo en los pocos casos con síntomas limitantes acompañantes.
- Desde hace más de 20 años se ha aceptado que en los pacientes asintomáticos, con extrasistolia ventricular y sin cardiopatía previa el pronóstico es benigno y solo deben tratarse aquellos cuya sintomatología sea incómoda.
- En ausencia de contraindicaciones, los fármacos de elección son los betabloqueantes o los antagonistas del calcio no dihidropiridínicos (verapamilo o diltiazem).
- La ablación por radiofrecuencia aporta un tratamiento definitivo para las extrasístoles ventriculares sintomáticas. Es un procedimiento seguro y con unas tasas de éxito altas (entre el 70 % y el 90 %).

BIBLIOGRAFÍA

Al-Khatib SM, Stevenson WG, Ackerman MJ, et al. 2017 AHA/ACC/HRS Guideline for Management of Patients With Ventricular Arrhythmias and the Prevention of Sudden Cardiac Death: Executive Summary: A Report of the American College of Cardiology/ American Heart Association Task Force on Clinical Practice Guidelines and the Heart Rhythm Society. J Am Coll Cardiol. 2018;72(14):1677-749.

Beasley BM. Understaking EKGs. A Practical Approach. 4th ed. Boston: Pearson; 2014.

Cantillon DJ. Evaluation and management of premature ventricular complexes. Cleve Clin J Med. 2013;80(6):377-87.

Noheria A, Deshmukh A, Asirvatham SJ. Ablating Premature Ventricular Complexes: Justification, Techniques, and Outcomes. Methodist DeBakey Cardiovascular J. 2015;11(2):109-20.

Priori SG, Blomström-Lundqvist C, Mazzanti A, et al. 2015 ESC Guidelines for the management of patients with ventricular arrhythmias and the prevention of sudden cardiac death. Eur Heart J. 2015;36:2793-867.

Wang K, Hodges M. The premature ventricular complex as a diagnostic aid. Ann Intern Med. 1992;117(9):766-70.

Hipertrofias

19

INTRODUCCIÓN

La dilatación y la hipertrofia de las cavidades cardíacas son consecuencia de la sobrecarga de volumen y de presión. La sobrecarga de volumen genera una dilatación de las cavidades, mientras que la de presión provoca hipertrofia.

Sin embargo, es la anatomía de las aurículas y los ventrículos la que condiciona la respuesta a estas sobrecargas. Las aurículas sufren de forma casi exclusiva el proceso de dilatación, mientras que los ventrículos, con mayor masa muscular, se afectan en ambos sentidos: dilatación y/o hipertrofia.

La dilatación y/o hipertrofia de cavidades cardíacas provoca alteraciones tanto del voltaje del electrocardiograma (ECG) (altura de las ondas) como de la duración (amplitud de las ondas) en los complejos correspondientes a las cavidades afectadas.

CRECIMIENTO DE LAS AURÍCULAS

Existe una gran diversidad de cardiopatías que causan dilatación de una o varias cámaras cardíacas. La dilatación auricular se suele acompañar de la dilatación de uno o ambos ventrículos. La dilatación auricular derecha produce cambios electrocardiográficos denominados *onda P pulmonale,* que es causada habitualmente por una enfermedad pulmonar, y la dilatación auricular izquierda produce cambios denominados *onda P mitrale,* que es causada habitualmente por una valvulopatía mitral.

> **!** La despolarización de las aurículas origina la onda P del ECG. Por razones anatómicas, primero se despolariza la aurícula derecha y posteriormente se despolariza la aurícula izquierda. Por ello, la primera porción está formada por la despolarización de la aurícula derecha y la segunda porción, por la despolarización de la aurícula izquierda.

Estos dos componentes de la onda P pueden verse claramente en la **figura 19-1**, en las derivaciones II y V1:

- La aurícula derecha está por delante y a la derecha de la aurícula izquierda. Su vector de despolarización se dirige hacia abajo, a la izquierda y adelante (**Fig. 19-2**).
- En la aurícula izquierda, la fuerza vectorial de esta tiende a desplazarse hacia la izquierda, abajo y atrás (**Fig. 19-3**).

La derivación V1 es óptima para diferenciar la actividad izquierda de la derecha:

- La activación de la aurícula derecha se realiza primero desde el nodo sinusal, en dirección anterior e inferior, y produce una onda positiva inicial de la onda P en II y V1.
- La activación de la aurícula izquierda se inicia posteriormente. Procede de la parte alta del tabique interauricular en dirección inferior y posterior, produciendo una onda terminal de la onda P positiva en DII y negativa en V1.

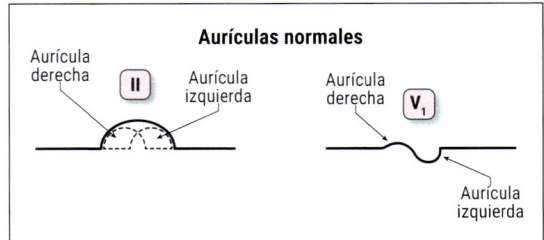

Figura 19-1. ECG de la onda P normal en DII y V1.

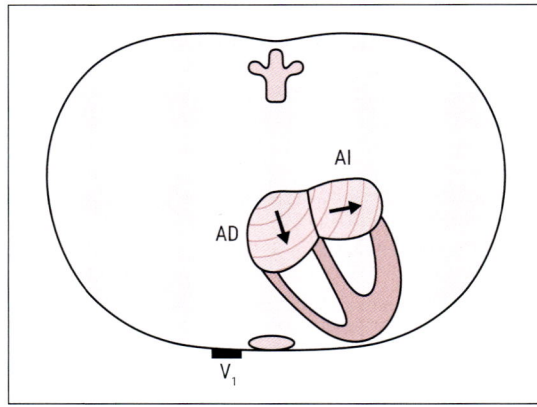

Figura 19-2. Vectores de despolarización de la aurícula derecha. AD: aurícula derecha; AI: aurícula izquierda.

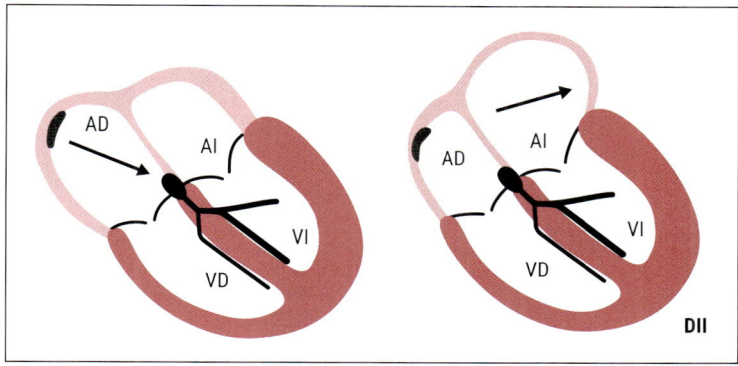

Figura 19-3. Vectores de despolarización de la aurícula izquierda.
AD: aurícula derecha; AI: aurícula izquierda; VD: ventrículo derecho; VI: ventrículo izquierdo.

La onda P es la onda inicial del ciclo cardíaco y se considera normal cuando mide menos de 2,5 mm de altura (0,25 mV) y menos de 0,12 s de longitud (3 cuadros pequeños). Las características normales de la onda P son las siguientes (**Fig. 19-4**):

- Positiva en II, III, aVF y V3-V6 y negativa en aVR.
- Bifásica en V1.
- Anchura < 0,12 s.
- Altura < 2,5 mm (0,25 mV).

Crecimiento de la aurícula derecha

Una dilatación de la aurícula derecha suele producir alteraciones en la onda P, especialmente en su parte inicial.

El crecimiento auricular derecho provoca un aumento del voltaje de la onda P o, lo que es lo mismo, una onda P más alta de 2,5 mm (0,25 mV). Si no se acompaña de un crecimiento auricular izquierdo, no hay un incremento en la duración de la onda P. Esta onda P alta y con una duración normal se denomina clásicamente *P pulmonale*. Se observa más nítidamente en las derivaciones inferiores.

La presencia de una onda P *pulmonale* en el ECG es un signo con sensibilidad y especificidad limitadas, pues no siempre está presente cuando se constata la dilatación de la aurícula derecha por ecocardiograma, y puede observarse en pacientes con una aurícula derecha normal.

En la derivación V1 también se observa un componente inicial alto (mayor de 1,5 mV) con una duración normal.

El eje eléctrico de la onda P (que no es lo mismo que el eje del QRS) también puede estar desviado a la derecha o, lo que es lo mismo, entre 75 y 90°.

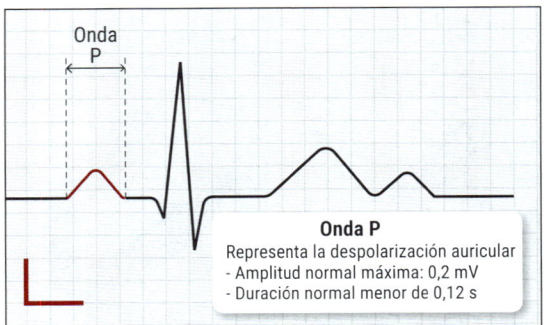

Onda P
Representa la despolarización auricular
- Amplitud normal máxima: 0,2 mV
- Duración normal menor de 0,12 s

Figura 19-4. Onda P normal.

> ! El signo más llamativo del crecimiento auricular derecho es una onda P alta, mayor de 2,5 mm (2,5 mV) en derivaciones inferiores y con un componente inicial en la derivación V1 alto, mayor de 1,5 mm.

En la **figura 19-5** se aprecian los cambios característicos de un crecimiento de la aurícula derecha en las derivaciones II y V1.

Los criterios de crecimiento de la aurícula derecha son (**Fig. 19-6**):

- Amplitud (altura) aumentada > 2,5 mm en II, III y aVF.
- Duración (anchura) normal.
- Eje de la onda P desviado a la derecha > 75°.
- Onda P bifásica en V1 con componente inicial aumentado.

Cualquier patología que provoque aumento de presión en las cavidades derechas puede provocar una dilatación de la aurícula derecha. El crecimiento auricular derecho suele estar asociado con hipertrofia o dilatación del ventrículo derecho.

Entre las causas más frecuentes de crecimiento de la aurícula derecha están:

- Enfermedades pulmonares: es frecuente hallar ondas P altas en el ECG de pacientes con enfermedad pulmonar obstructiva crónica (EPOC), aunque no están siempre presentes. En pacientes con hipertensión pulmonar se pue-

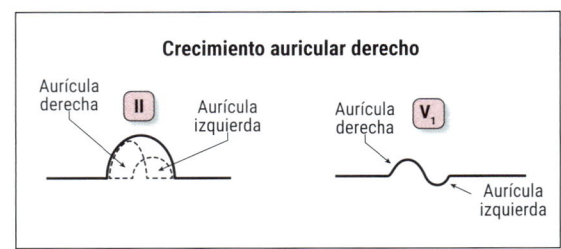

Figura 19-5. Cambios en la onda P en el crecimiento de la aurícula derecha.

den observar también ondas P *pulmonale* en el ECG. También se pueden observar ondas P *pulmonale* transitorias en el tromboembolismo pulmonar agudo, sobre todo en los de alto grado, y en el neumotórax y el derrame pleural masivo.

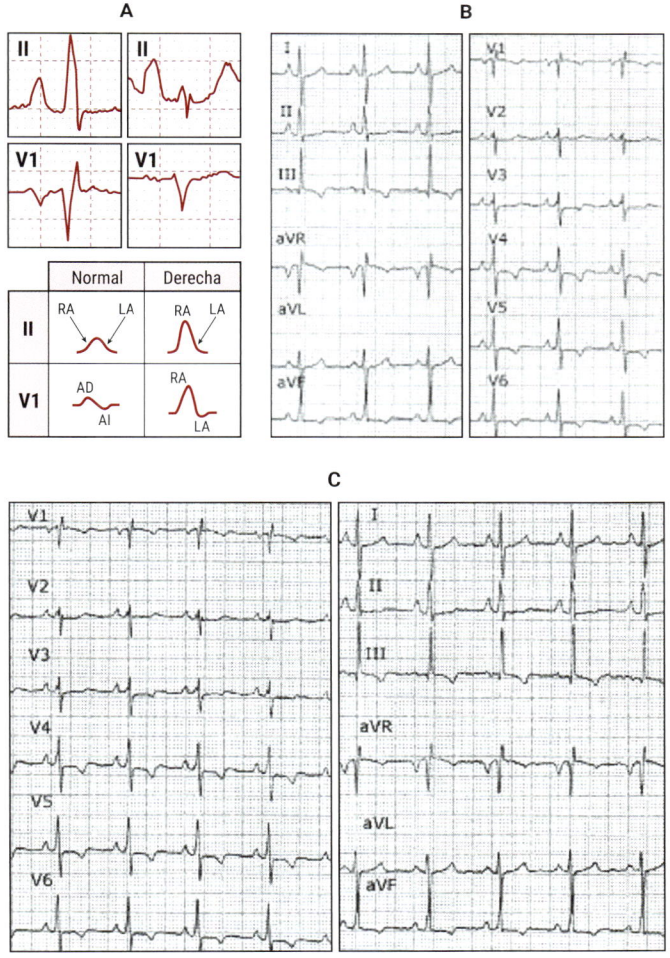

Figura 19-6. Ejemplos de crecimiento de la aurícula derecha. **A)** Se observa cómo V1 y DII permiten distinguir el creciente de la aurícula derecha. **B** y **C)** muestran registros de 12 derivaciones con crecimiento de la aurícula derecha.

- Enfermedades valvulares derechas: la estenosis tricuspídea es una patología rara, casi siempre secundaria a una enfermedad reumática. En el ECG se observa una onda P *pulmonale* aislada o signos de crecimiento biauricular si también hay afectación de la válvula mitral. La insuficiencia tricuspídea no suele cursar con un patrón típico en el ECG, es raro observar ondas P altas y el hallazgo electrocardiográfico más frecuente es la fibrilación auricular. La estenosis pulmonar provoca un aumento de presión, tanto en el ventrículo derecho como en la aurícula derecha, por lo que se pueden observar ondas P altas acompañadas de signos electrocardiográficos de hipertrofia del ventrículo derecho.
- Cardiopatías congénitas: la tetralogía de Fallot, el síndrome de Eisenmenger, la estenosis pulmonar congénita o la atresia tricuspídea también pueden provocar ondas P *pulmonale* en el ECG.

Crecimiento de la aurícula izquierda

La dilatación de la aurícula izquierda produce, en la mayoría de los casos, cambios en la onda P, sobre todo en su componente final.

Como la aurícula izquierda se despolariza después de la aurícula derecha, un crecimiento de esta provoca una mayor duración del tiempo de despolarización y, por tanto, un ensanchamiento de la onda P mayor de 0,12 s (**Fig. 19-7**).

En ocasiones el componente derecho e izquierdo de la onda P se separan ligeramente dando a la onda P una forma de m minúscula, clásicamente llamada *onda P mitrale*. Además, en la derivación V1 la profundidad del componente final negativo es mayor que la altura de la parte inicial.

> ! El signo más llamativo del crecimiento auricular izquierdo es una onda P ancha, mayor de 0,12 s o de 3 cuadrados pequeños, con predominio de la parte final negativa en la derivación V1.

Es importante remarcar que en pacientes con cardiopatía isquémica se pueden observar ondas P anchas con una aurícula izquierda de dimensiones normales, probablemente debido a un enlentecimiento de la conducción auricular.

La presencia de signos electrocardiográficos de dilatación de la aurícula izquierda es uno de los criterios para el diagnóstico de la hipertrofia ventricular izquierda (HVI). Es, además, uno de los pocos signos de HVI detectables en el ECG en pacientes con bloqueo completo de rama derecha.

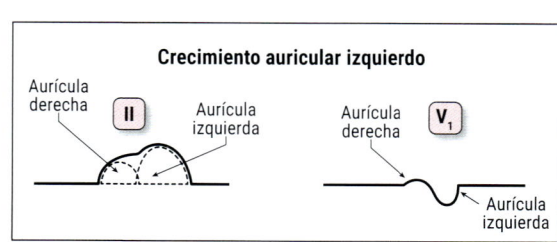

Figura 19-7. Cambios en la onda P en un crecimiento de la aurícula izquierda.

Crecimiento auricular izquierdo

Aurícula derecha — II — Aurícula izquierda

Aurícula derecha — V₁ — Aurícula izquierda

Los criterios de crecimiento de la aurícula izquierda serían (**Fig. 19-8**):

- Onda P ancha > 0,11 s (3 mm) y mellada en I y II.
- Onda P bifásica en V1 con componente final incrementado (morfología en M).

En cuanto a las causas de crecimiento de la aurícula izquierda, el envejecimiento, de por sí, lo provoca, probablemente en relación con cambios estructurales en el tejido auricular.

También la obesidad se ha relacionado con la dilatación de la aurícula izquierda, aunque el mecanismo no está muy claro.

La HVI está claramente relacionada con la dilatación de la aurícula izquierda, por lo que aquellas causas que provoquen HVI como la hipertensión arterial, la estenosis aórtica o la miocardiopatía hipertrófica pueden generar crecimiento auricular izquierdo.

Las alteraciones de la válvula mitral son las causas clásicas de la dilatación de la aurícula izquierda, tanto la estenosis mitral por aumento de presión como la insuficiencia mitral por aumento de volumen. La insuficiencia aórtica también genera una sobrecarga de las cavidades izquierdas, propiciando la dilatación auricular y ventricular izquierdas.

La fibrilación auricular es a la vez causa y consecuencia de la dilatación auricular izquierda, aunque la presencia de fibrilación auricular en un ECG impide determinar los signos de crecimiento auricular por no existir ondas P.

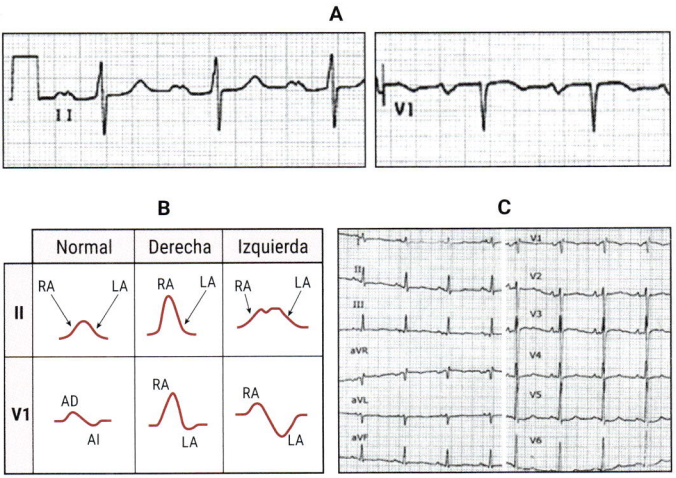

Figura 19-8. Ejemplo de un ECG típico de crecimiento de la aurícula izquierda en DII y V1. **A)** Crecimiento de la aurícula izquierda. **B)** Se muestran en V1 y DII los cambios generados en el crecimiento auricular derecho e izquierdo. **C)** Registro de 12 derivaciones con crecimiento auricular izquierdo.

Crecimiento biauricular

Esta alteración aparece en cardiopatías evolucionadas que cursan con la sobre-carga crónica de ambas aurículas, por ejemplo, en la estenosis mitral con insufi-ciencia cardíaca congestiva.

En la **figura 19-9** se aprecia en la derivación II una onda P con un voltaje o un tamaño aumentados > 2,5 mm y una anchura o duración > 3 mm, especialmente apreciable en V1.

En el ECG se encuentran signos asociados al crecimiento de ambas aurículas (**Fig. 19-10**):

- Onda P mayor de 2,5 mm de altura, con una duración aumentada.
- Onda P bifásica en V1, con un componente positivo de 2 mm o más y uno negativo ancho de 1x1 o más.
- Onda P con un componente positivo de 2 mm o más en V1, con aumento de la duración (< 3 mm) en el plano frontal o precordiales izquierdas.

CRECIMIENTO DE LOS VENTRÍCULOS

El concepto electrocardiográfico de crecimiento de una cavidad engloba tanto la hipertrofia de la pared como su dilatación y, por supuesto, la asociación de ambas. Como se ha comentado al inicio de este capítulo, las morfologías de crecimiento ventricular se deben más a la hipertrofia que a la dilatación, al revés de lo que ocurre en las aurículas. La superioridad del ecocardiograma sobre la electrocardiografía para diagnosticar crecimientos ventriculares, sobre todo el izquierdo, tanto la hipertrofia de la masa ventricular como la dilatación de la cavidad, es evidente (sensibilidad mucho más elevada con similar especificidad), pero no siempre está disponible y el ECG es más accesible.

Crecimiento del ventrículo izquierdo

La HVI es el aumento del tamaño de las células miocárdicas (y no del número de las mismas), en respuesta, en la mayoría de los casos, a un aumento del trabajo cardíaco.

Este aumento del tamaño de los miocitos provoca un aumento de la masa muscular del ventrículo izquierdo y puede llegar a provocar un agrandamiento

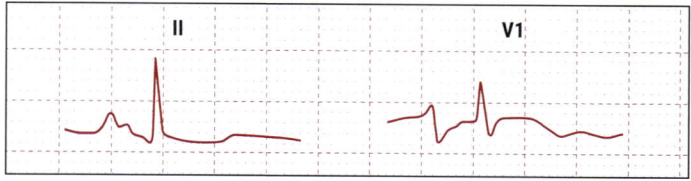

Figura 19-9. Crecimiento biauricular.

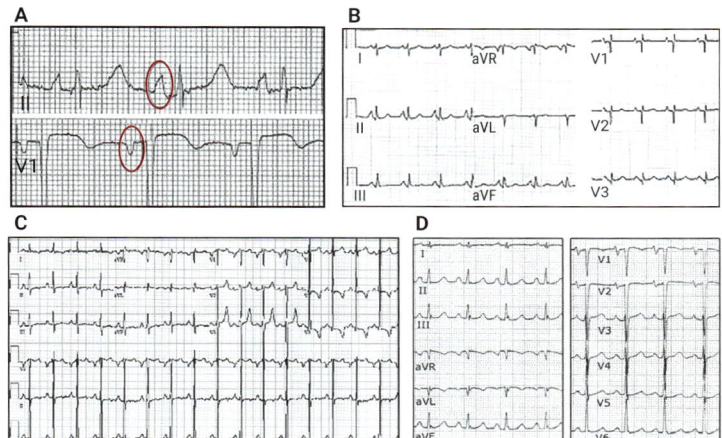

Figura 19-10. Ejemplos de crecimiento biauricular. **A)** Se muestran los hallazgos en V1 y DII en el crecimiento biauricular. **B)**, **C)** y **D)** muestran ejemplos en registros de 12 derivaciones.

del mismo sin que exista una dilatación de la cavidad izquierda, aunque ambas alteraciones (hipertrofia y dilatación ventricular izquierda) pueden coexistir.

La HVI, sobre todo en pacientes con hipertensión arterial, aumenta el riesgo de presentar insuficiencia cardíaca, cardiopatía isquémica, muerte súbita, fibrilación auricular e ictus. En particular, la relación entre la HVI hipertensiva y el ictus es muy estrecha e independiente de la presión arterial.

El ECG no tiene la sensibilidad ni la especificidad del ecocardiograma (técnica de referencia), pero su mayor disponibilidad lo convierte en una de las principales herramientas para el diagnóstico de la HVI.

Criterios electrocardiográficos de la hipertrofia ventricular izquierda

Al aumentar la masa muscular del ventrículo izquierdo se produce un mayor voltaje de la onda R en las derivaciones precordiales izquierdas (V5-V6) y una onda S profunda en las derivaciones precordiales derechas (V1-V2).

También se produce un aumento de la duración del complejo QRS (mayor de 100 ms) (**Figs. 19-11** y **19-12**), sobre todo a expensas de un aumento de la deflexión intrinsecoide mayor de 50 ms (el tiempo de deflexión intrinsecoide se mide desde el inicio del QRS al pico de la onda R) (**Fig. 19-13**).

Es frecuente encontrar alteraciones en la repolarización ventricular, observándose un descenso del ST y ondas T negativas en las derivaciones laterales (I, aVL y V5-V6). Este descenso del ST es asimétrico, con un descenso inicial suave, seguido de una onda T negativa y un ascenso final rápido. A este patrón se le conoce como *patrón de sobrecarga sistólica* (en inglés, *strain*) (**Fig. 19-14**).

! Un descenso del ST similar se puede observar en pacientes con cardiopatía isquémica o intoxicación digitálica.

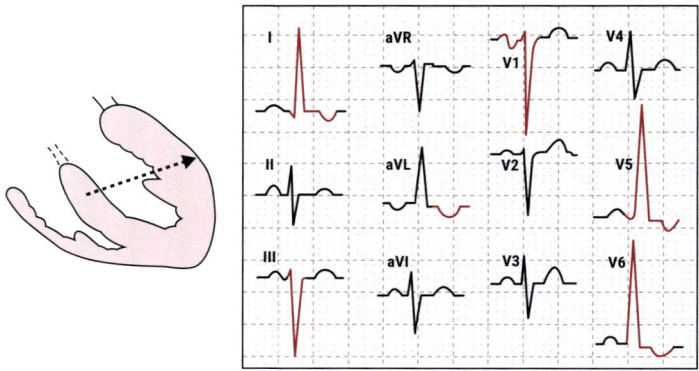

Figura 19-11. Crecimiento del ventrículo izquierdo.

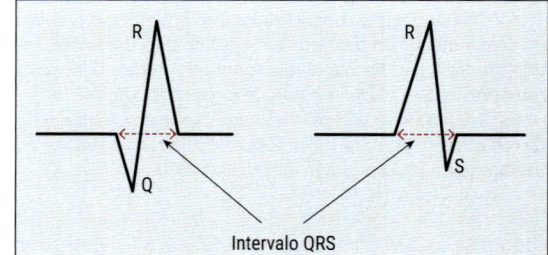

Figura 19-12. Duración del QRS.

Intervalo QRS

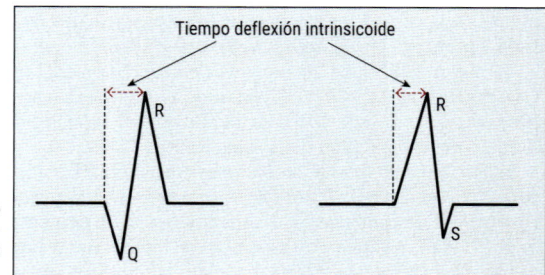

Figura 19-13. Tiempo de deflexión intrinsecoide o de activación ventricular.

Tiempo deflexión intrinsicoide

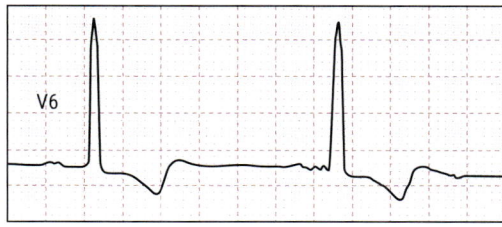

Figura 19-14. Descenso de ST e inversión de la onda T opuesto al QRS o patrón de sobrecarga sistólica.

El eje cardíaco puede estar dentro de la normalidad (pero entre 0 y −30°) o desviado a la izquierda, y algunos pacientes pueden presentar bloqueo de rama izquierda.

También se pueden observar signos de crecimiento de la aurícula izquierda, con ondas P anchas (P *mitrale*) en derivaciones inferiores y precordiales izquierdas, con predominio de la porción negativa de la onda P en V1.

Los criterios de crecimiento del ventrículo izquierdo son (**Fig. 19-15**):

• Onda R alta en V5-V6 y onda S profunda en V1 y V2.
• QRS > 100 ms (v. **Fig. 19-12**) y deflexión intrinsecoide > 50 ms (v. **Fig. 19-13**) o bloqueo de rama izquierda.
• Descenso del ST y onda T negativa asimétrica en derivaciones laterales (v. **Fig. 19-14**).
• Eje normal o desviado a la izquierda.
• Onda P ancha o predominantemente negativa en V1.

Aunque se han descrito un gran número de criterios electrocardiográficos de HVI, el **criterio de Sokolow-Lyon** y el propuesto por la Universidad de Cornell (**criterio de Cornell**) son los más empleados en la práctica clínica. Ambos muestran una elevada especificidad para el diagnóstico de HVI (superior al 90 %), aunque su sensibilidad es limitada. Estos criterios solo son válidos en **ausencia de bloqueo de rama**.

Clásicamente, la valoración electrocardiográfica de la hipertrofia del ventrículo izquierdo ha venido realizándose de acuerdo con los criterios de voltaje (es decir, de amplitud del complejo QRS) (**Tabla 19-1**).

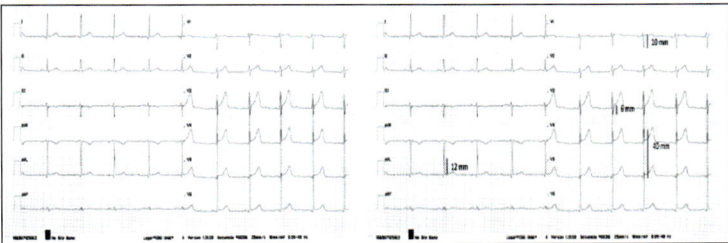

Figura 19-15. Ejemplo de hipertrofia del ventrículo izquierdo. ECG de un varón de 50 años.

Tabla 19-1. Criterios electrocardiográficos de crecimiento del ventrículo izquierdo

Criterios de voltaje	Sensibilidad (%)	Especificidad (%)
1. Onda S en V1 + onda R en V5 o V6 > 35 mm (criterio de Sokolow)	22	95
2. Onda R en aVL + onda S en V3 > 28 mm en hombres o > 20 mm en mujeres (criterio de Cornell)	42	92
3. Onda S + onda R de mayor voltaje en V1-V6, > 45 mm	45	93

Índice de Sokolow-Lyon

Es el más conocido y quizás el más sencillo de aplicar. Consiste en medir la profundidad de la onda S en V1 y sumar a esta medida la onda R en V5 o V6 (la de mayor voltaje de las dos). Es diagnóstico de HVI si la suma es **mayor de 35 mm.** Tiene una especificad en torno al 95 %, pero una sensibilidad baja. En pacientes jóvenes y delgados puede inducir a error.

Criterio de voltaje de Cornell

Se obtiene de sumar la onda R de aVL con la onda S de V3. Es positivo para HVI si es mayor de **20 mm** en mujeres o mayor de **28 mm** en hombres.

Tiene una sensibilidad en torno al 40 % y una especificidad en torno al 92 %. Si se usa junto con el Sokolow-Lyon, aumenta la sensibilidad del mismo.

Escala de Romhilt-Estes

Es más compleja de usar que los previos, pero presenta un mayor grado de especificidad y de sensibilidad. Mide cada una de las alteraciones que puede provocar la HVI en el ECG y le asigna puntos. Es diagnóstica de HVI si es mayor o igual de **cinco puntos**, y alta sospecha si es igual a cuatro.

Criterio de Peguero-Lo Presti

Consiste en la suma de la amplitud de la onda S más profunda en cualquier derivación (S_D) con la de la onda S en V4 (SV_4). Proporciona una mayor sensibilidad en el diagnóstico por ECG de la HVI comparado con los criterios existentes.

En los casos en los cuales la S_D se encuentra en la derivación V4, se duplica la amplitud de la onda S para obtener el valor de $S_D + SV_4$.

Un valor de $S_D + SV_4 \geq$ **2,3 mV en mujeres y $\geq$ 2,8 mV en hombres** es considerado positivo para HVI.

Este criterio no mejora las limitaciones de los criterios previos en los pacientes con bloqueos de rama, marcapasos ventricular, hipertrofia ventricular derecha (HVD) concomitante u otras miocardiopatías.

Hipertrofia ventricular izquierda con bloqueo de ramas

Como es de suponer, los pacientes con HVI también pueden presentar bloqueos de rama. Incluso es más frecuente encontrar una HVI en pacientes con bloqueo de rama izquierda que en el resto de la población. Eso plantea el reto diagnóstico de cómo se puede diagnosticar la HVI en presencia de bloqueo de rama:

- Bloqueo de rama derecha: este bloqueo altera la morfología del complejo QRS, por lo que los criterios de voltaje no son válidos en estos pacientes. Se puede sospechar HVI cuando se observe un crecimiento auricular izquierdo sin otra patología asociada, es decir, ondas P anchas en derivaciones inferiores u ondas P predominantemente negativas en V1. Si la sospecha es alta se debe solicitar un ecocardiograma.
- Bloqueo de rama izquierda: la presencia de HVI es mayor en pacientes con bloqueo de rama izquierda, por lo que es importante poder realizar su diagnóstico con el ECG. Algunos autores han sugerido que los criterios de voltaje podrían ser igual de válidos. La presencia de criterios de crecimiento de la aurícula izquierda también aumenta la posibilidad diagnóstica, pero si la sospecha es alta se debe realizar un ecocardiograma.

Causas de crecimiento del ventrículo izquierdo

La principal causa de HVI es la adaptación del miocardio a una sobrecarga de presión en el ventrículo izquierdo. La hipertensión arterial es la causa más frecuente, pero también la estenosis aórtica o la coartación de la aorta provocan HVI por este mecanismo.

La **miocardiopatía hipertrófica** es una enfermedad genética que provoca HVI, sobre todo del septo interventricular, en pacientes jóvenes sin sobrecarga de presión. Suele progresar a HVI grave y presentar complicaciones graves como oclusión del tracto de salida del ventrículo izquierdo, cardiopatía isquémica o arritmias ventriculares.

Otras causas de HVI son la obesidad (sola o asociada a hipertensión arterial), la comunicación interventricular y la insuficiencia mitral o aórtica.

En la **tabla 19-2** se recogen las causas más frecuentes de HVI.

Crecimiento del ventrículo derecho

La HVD es el engrosamiento de las paredes del ventrículo derecho secundario a una sobrecarga crónica de presión. Puede ser causada por diferentes patologías

Tabla 19-2. Causas de hipertrofia ventricular izquierda

- Hipertensión arterial
- Estenosis o regurgitación aórtica
- Miocardiopatía hipertrófica
- Miocardiopatía dilatada
- Coartación aórtica
- Cardiopatías congénitas, como el ductus persistente o la comunicación interventricular

que aumentan la precarga del ventrículo derecho y se asocia con una morbilidad y mortalidad significativas.

Existen varios criterios electrocardiográficos para detectarla, siendo el ECG un método de cribado no invasivo, bien tolerado y barato. Pero estos criterios tienen una exactitud incierta en pacientes sin enfermedad cardiovascular conocida.

Criterios electrocardiográficos de hipertrofia ventricular derecha

Característicamente se produce un aumento del voltaje de la onda R en V1 y V2, que va disminuyendo progresivamente a lo largo de las precordiales izquierdas. Asimismo, la HVD provocará una desviación del eje del QRS hacia la derecha.

Sin embargo, a menudo se necesita un considerable grado de HVD para cambiar el balance de los vectores ventriculares, porque la activación del ventrículo izquierdo domina el balance en un corazón normal y aún más en los casos de HVI. Por ello, cabe esperar que la capacidad del ECG de detectar la HVD sea baja.

Electrocardiográficamente la HVD ha sido clasificada, sobre todo en las cardiopatías congénitas, basándose en dos patrones del ECG: un patrón consiste en ondas R altas y predominantes (morfología de Rs, R o Qr) en las derivaciones precordiales derechas (patrón típico de HVD), sugiriendo sobrecarga de presión; y un segundo patrón consiste en un bloqueo incompleto de rama derecha, que sugiere una sobrecarga de volumen.

En la **tabla 19-3** se recogen los criterios de crecimiento del ventrículo derecho más comúnmente utilizados en los adultos, con sus sensibilidades y especificidades.

Tabla 19-3. Criterios electrocardiográficos de crecimiento del ventrículo derecho

Criterios de voltaje	Sensibilidad (%)	Especificidad (%)
1. Onda R ≥ 7 mm en V1	2	99
2. R/S (relación entre la altura de la onda R y la profundidad de la onda S) ≥ 1 en V1 o > 1 en V6	6	98
3. Desviación del eje QRS hacia la derecha > 100°	15	96

Patrón típico de hipertrofia ventricular derecha

El patrón típico de HVD es una imagen en espejo del patrón de HVI.

Las alteraciones electrocardiográficas incluyen desviación del eje a la derecha, ondas R altas en las derivaciones precordiales derechas (V1-V2), ondas S profundas en las derivaciones precordiales izquierdas (V5-V6) y un ligero aumento de la duración del complejo QRS (**Fig. 19-16**).

Este patrón es característico de los pacientes con estenosis pulmonar congénita o tetralogía de Fallot, pero también en pacientes con hipertensión pulmonar primaria y en otras enfermedades en la cuales la masa del ventrículo derecho tiende a aproximarse o excede a la masa del ventrículo izquierdo.

Patrón de bloqueo incompleto de rama derecha

El bloqueo incompleto de rama derecha, que se observa como un patrón rSR′ en las derivaciones precordiales derechas, se atribuye a un retraso en la activación del tracto de salida del ventrículo derecho hipertrofiado.

Este patrón es causado con más frecuencia por otros factores diferentes a la HVD. Puede significar hipertrofia, dilatación o sobrecarga del ventrículo derecho, sobre todo en las enfermedades de la válvula mitral con hipertensión pulmonar y en la comunicación interauricular.

En los pacientes con estenosis pulmonar aislada, el voltaje de la onda R′ se correlaciona con la gravedad de la estenosis.

Patrón de hipertrofia ventricular derecha en la EPOC

La enfermedad pulmonar obstructiva crónica (EPOC) provoca con frecuencia patrones característicos en el ECG que reflejan principalmente el aplanamiento del diafragma, por el volumen pulmonar aumentado. Estos patrones incluyen bajo

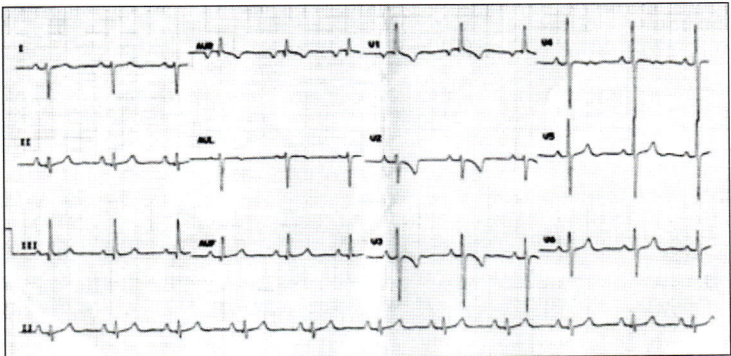

Figura 19-16. Patrón donde predomina una onda R muy positiva en V1.

voltaje en las derivaciones de los miembros, eje del QRS desviado a la derecha, superior o indeterminado, desviación a la derecha del eje de la onda P (mayor de 60°), ondas S persistentes en todas las derivaciones precordiales y bajo voltaje de la onda R en V6 (patrón rS) (**Fig. 19-17**).

Por lo tanto, en presencia del patrón electrocardiográfico de EPOC, el ECG es sugerente de hipertrofia del ventrículo derecho solamente si la amplitud de la onda R en V1 está relativamente incrementada.

Cuando la hipertrofia es significativa, se producen alteraciones de la repolarización ventricular que se manifiestan como descenso del segmento ST o inversión de onda T en las derivaciones V1 y V2. Es especialmente sospechoso de crecimiento ventricular derecho la presencia de S evidente en V6 con desviación del eje QRS derecho o SI-SII-SIII, sobre todo si hay una R alta o un RS en V1 y una onda P que sugiere crecimiento auricular derecho (**Fig. 19-18**).

Causas de crecimiento del ventrículo derecho

Como se ha mencionado anteriormente, existen múltiples causas de HVD; las más relevantes están recogidas en la **tabla 19-4**.

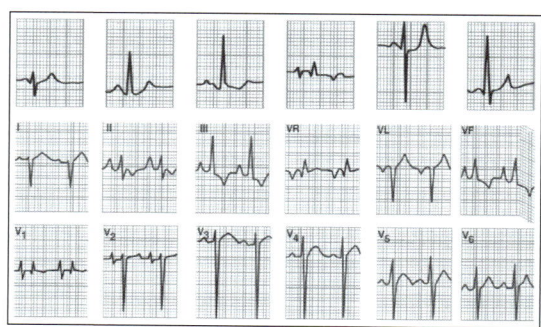

Figura 19-17. Ejemplo de patrón rS.

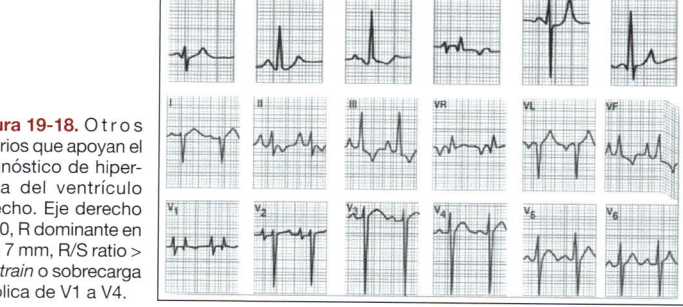

Figura 19-18. Otros criterios que apoyan el diagnóstico de hipertrofia del ventrículo derecho. Eje derecho > 120, R dominante en V1 > 7 mm, R/S ratio > 1 y *strain* o sobrecarga sistólica de V1 a V4.

Tabla 19-4. Causas de hipertrofia ventricular derecha

- Cardiopatías congénitas con sobrecarga de cavidades derechas (estenosis pulmonar, tetralogía de Fallot, comunicación interauricular)
- Hipertensión pulmonar primaria o secundaria (sarcoidosis, fibrosis pulmonar).
- Valvulopatía mitral con hipertensión pulmonar secundaria
- *Cor pulmonale*
- Displasia arritmogénica del ventrículo derecho
- Coartación aórtica
- Cardiopatías congénitas como el conducto arterioso persistente o la comunicación interventricular

Preponderancia del ventrículo derecho en recién nacidos

Los recién nacidos tienen una preponderancia del ventrículo derecho con ondas R prominentes en las derivaciones precordiales derechas y ondas S en las derivaciones precordiales laterales.

Por lo tanto, cuando un ECG es interpretado como HVD en este grupo de edad, el mensaje que debe trasmitirse es que el patrón de hipertrofia es anormal, diferente en comparación con el de los pacientes normales de la misma edad.

Crecimiento biventricular

El diagnóstico electrocardiográfico de crecimiento biventricular es aún más difícil que el diagnóstico aislado del crecimiento de un ventrículo, pues a menudo las fuerzas crecidas opuestas de ambos ventrículos se contrarrestan, o bien el notable predominio del crecimiento de un ventrículo, en general el izquierdo, enmascara por completo el crecimiento del otro.

Los siguientes factores hacen sospechar el diagnóstico de crecimiento biventricular:

- Desviación del eje a la derecha con R alta y retrasada en V5-V6 e imagen rSr' en V1.
- Ondas R altas en V1-V2 y en V5-V6.
- Onda S en V1 de mayor voltaje que la S de V2.

PUNTOS CLAVE

- El signo más llamativo del crecimiento auricular derecho es una onda P alta, mayor de 2,5 mm (2,5 mV) en derivaciones inferiores y con un componente inicial en la derivación V1 alto, mayor de 1,5 mm.
- El signo más llamativo del crecimiento auricular izquierdo es una onda P ancha, mayor de 0,12 s o de 3 cuadrados pequeños, con predominio de la parte final negativa en la derivación V1.
- Al aumentar la masa muscular del ventrículo izquierdo se produce un mayor voltaje de la onda R en las derivaciones precordiales izquierdas (V5-V6) y una onda S profunda en las derivaciones precordiales derechas (V1-V2).
- Aunque se han descrito un gran número de criterios electrocardiográficos de HVI, el criterio de Sokolow-Lyon y el propuesto por la Universidad de Cornell (criterio de Cornell) son los más empleados en la práctica clínica.
- El patrón típico de HVD es una imagen en espejo del patrón de HVI. Las alteraciones electrocardiográficas incluyen desviación del eje a la derecha, ondas R altas en las derivaciones precordiales derechas (V1-V2), ondas S profundas en las derivaciones precordiales izquierdas (V5-V6) y un ligero aumento de la duración del complejo QRS.

BIBLIOGRAFÍA

Beasley BM. Understaking EKGs. A Practical Approach. 4th ed. Boston: Pearson; 2014. Bennett DH. Bennett's. Cardiac Arrhythmias. Practical Notes on Interpretation and Treatment. 8th ed. Oxford: Wiley-Blackwell. 2012.

Davis D. Interpretación del ECG. Su dominio rápido y exacto. 4ª ed. Buenos Aires: Editorial Médica Panamericana; 2008. Ebert H. ECG Fácil. Interpretación. Diagnóstico diferencial. Barcelona: Thieme J&C; 2005.

Hamm CW, Willems S. El Electrocardiograma. Su interpretación práctica. 3a ed. Madrid: Editorial Médica Panamericana; 2010.

James S, Nelson K. ECG Interpretation. London: JP Medical Ltd.; 2011.

Levine GN. Arrhythmias 101. The Ultimate Easy-To-Read Introductory Book to Arrhythmias. New Delhi: Jaypee; 2013.

Trastornos de la repolarización ventricular

20

INTRODUCCIÓN

El término *trastornos inespecíficos de la repolarización ventricular* se refiere a un conjunto de alteraciones menores del segmento ST y/o la onda T. Durante mucho tiempo han sido de escaso interés clínico, al no traducir diagnósticos específicos.

Los trastornos inespecíficos de la repolarización ventricular son modificaciones electrocardiográficas de la onda ST-T, no asociadas a condiciones concretas como las ondas T altas y picudas de la hiperpotasemia, o profundamente invertidas como las observadas en la hemorragia intracraneal, la isquemia miocárdica aguda o la miocardiopatía hipertrófica apical. A veces son referidas como *alteraciones menores de la repolarización ventricular*.

Su presencia se ha reportado en diversos estados patológicos cardiovasculares y no cardiovasculares. Sin embargo, con frecuencia se identifican en personas asintomáticas aparentemente sanas. Un creciente número de estudios demuestran su importancia como predictores de morbimortalidad cardiovascular, expandiendo su espectro hacia la prevención cardiovascular. A la luz de las evidencias científicas acumuladas, se impone un cambio en la visión tradicional que se ha tenido de los trastornos inespecíficos de la repolarización ventricular.

Tradicionalmente los trastornos inespecíficos de la repolarización ventricular se han considerado hallazgos electrocardiográficos benignos. Esto ha creado dificultades en su interpretación clínica, sobre todo en pacientes asintomáticos. Por ello resulta de gran importancia saber reconocer los patrones electrocardiográficos que deben hacer sospechar, y realizar una valoración global del paciente, teniendo en cuenta su sintomatología y sus comorbilidades.

ALTERACIONES SECUNDARIAS DE LA REPOLARIZACIÓN

Existen situaciones que modifican específicamente la repolarización ventricular (segmentos ST y onda T, e intervalos), como ocurre con el síndrome del QT largo o en determinadas alteraciones iónicas (v. **Sección VI**). Estas alteraciones se pueden denominar *primarias*, ya que son las que caracterizan a cada una de las entidades.

Sin embargo, existen situaciones que producen alteraciones en la repolarización, pero que no constituyen un trastorno específico por sí mismas, sino secundario, como es el caso de algunos tratamientos farmacológicos como, por ejemplo, los antiarrítmicos, que pueden producir alteraciones en la repolarización. Es el caso frecuente de los pacientes en tratamiento con digoxina, que pueden mostrar un descenso característico del segmento ST de forma difusa en el electrocardiograma (ECG) (**Fig. 20-1**).

> ! Además, son frecuentes en determinadas situaciones clínicas como es en el contexto del **dolor torácico**, en el que pueden verse alteradas de forma transitoria y cambiante, de forma localizada o de forma difusa (v. **Sección II**).

A la hora de valorar la repolarización ventricular, hay que tener en cuenta varias premisas para evitar que se ponga más atención en una alteración de la repolarización (por ser a veces más llamativa) que en la propia alteración de verdadera importancia diagnóstica o clínica, a su vez causante de la misma alteración secundaria. Por ello hay que tener claros los siguientes conceptos:

- Cualquier trastorno que altere la despolarización ventricular (QRS) puede acompañarse de una alteración en la repolarización. En estos casos, la alteración de la repolarización es secundaria y, en muchas ocasiones, difusa. Se puede observar este suceso en:
  - El bloqueo de rama derecha (**Fig. 20-2**).
  - El bloqueo de rama izquierda (**Fig. 20-3**).
  - La preexcitación tipo Wolff-Parkinson-White (**Fig. 20-4**).
  - La hipertrofia ventricular izquierda (**Fig. 20-5**).

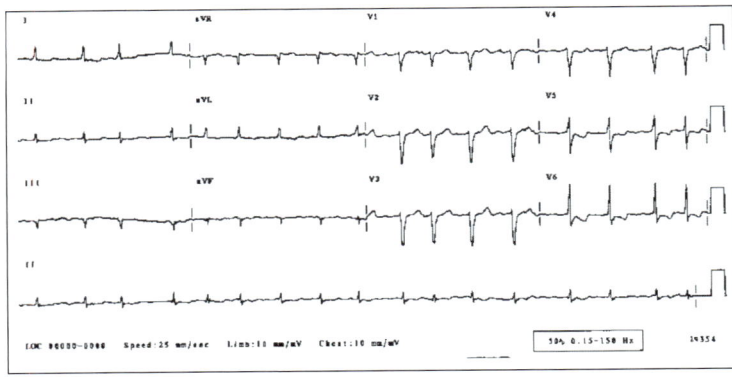

Figura 20-1. Trazado correspondiente a una fibrilación auricular con una alteración difusa de la repolarización, que en V3-V6 toma la forma de «cubeta digitálica», en un paciente tratado con digoxina.

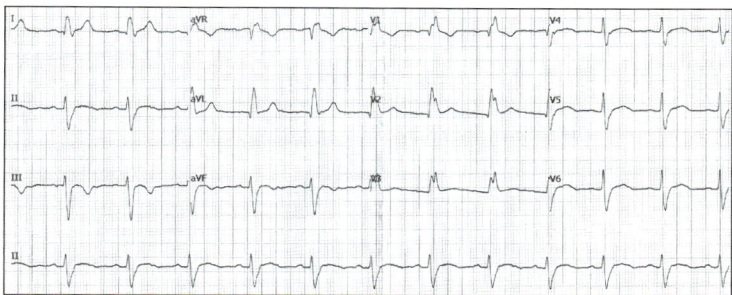

Figura 20-2. Trazado electrocardiográfico en ritmo sinusal, con presencia de bloqueo de rama derecha y hemibloqueo anterior izquierdo, con una alteración secundaria en la repolarización, más evidente en V1 y en derivaciones inferiores.

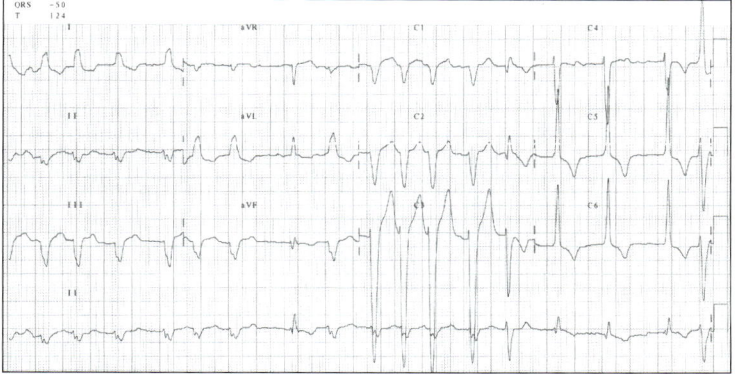

Figura 20-3. Registro en fibrilación auricular, con bloqueo de rama izquierda, siendo muy evidente el trastorno secundario de la repolarización, con marcada inversión o presencia de ondas T negativas anterolaterales, secundarias al trastorno de conducción.

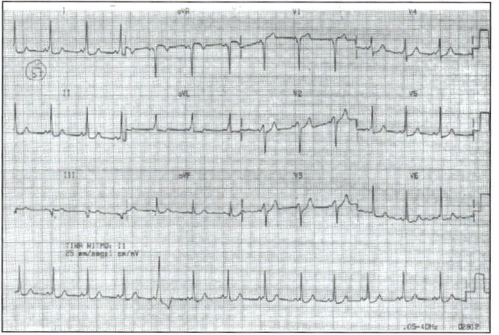

Figura 20-4. Ritmo sinusal con preexcitación de tipo Wolff-Parkinson-White, con complejos QRS anchos por la presencia de una onda delta. El hecho de que la onda delta no sea muy marcada puede hacer que pase desapercibida, y llamar más la atención la existencia de un descenso de ST en las derivaciones laterales, pudiendo ocasionar errores diagnósticos ante un dolor torácico, por ejemplo.

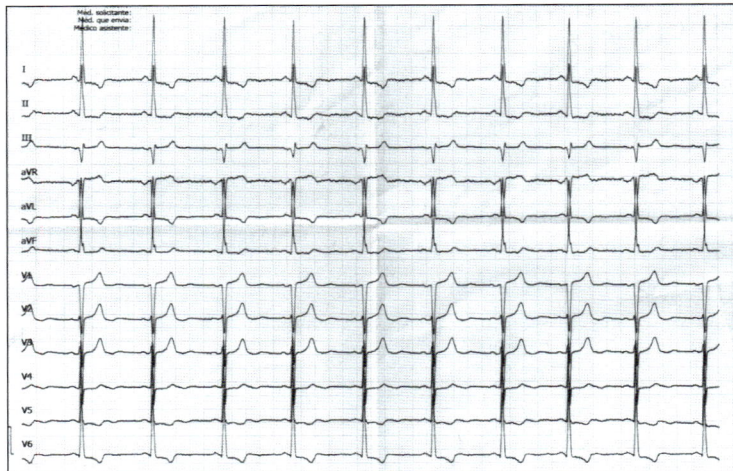

Figura 20-5. Registro en ritmo sinusal en el que destaca la presencia de criterios electro-cardiográficos de hipertrofia ventricular izquierda, estando acompañada de la existencia de un SST descendido y negativo en derivaciones anterolaterales. Se trata de una alteración de la repolarización secundaria a la despolarización de un ventrículo izquierdo hipertrófico.

- Las alteraciones de origen isquémico no son difusas ni aisladas en una sola derivación, sino que afectan a derivaciones concordantes con un determinado territorio de irrigación coronaria, tal como se ha abordado en la **sección II** (**Fig. 20-6**).

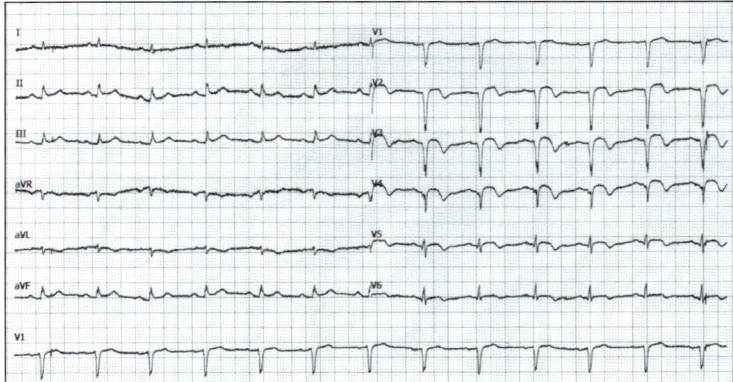

Figura 20-6. Registro electrocardiográfico de 12 derivaciones que muestra ondas Q pato-lógicas o necrosis, la normalización parcial del SST y las ondas T negativas y simétricas o isquemia subepicárdica.

• Las alteraciones difusas son generalizadas y generalmente se relacionan con alteraciones en la despolarización, tal como se ha comentado, o bien con tratamientos farmacológicos o intoxicaciones, situaciones infecciosas o inflamatorias (miocarditis, pericarditis) e, incluso, trastornos extracardíacos (alteraciones metabólicas, hipotermia, etc.) (**Fig. 20-7**).

ALTERACIONES INESPECÍFICAS

En ocasiones, se pueden encontrar alteraciones en la repolarización que no obedecen a trastornos primarios (QT largo, alteraciones iónicas, etc.) ni son secundarias a trastornos de la despolarización (bloqueos de rama, hipertrofia o preexcitación), fármacos, isquemia u otra lesión cardíaca.

Estas alteraciones, que son variantes de la normalidad que se encuentran con cierta frecuencia en la población sana, son denominadas *inespecíficas* y no tienen carácter patológico ni relevancia clínica. Generalmente no son pronunciadas, siendo la más habitual la presencia de ondas T negativas en V1 y V2, poco marcadas, y no se acompañan de otros hallazgos anormales.

En la **figura 20-8** se observa un ejemplo de un registro electrocardiográfico con un patrón típico de alteración inespecífica de la repolarización, en el que se evidencian ondas T negativas en V1, V2 y V3, sin carácter patológico.

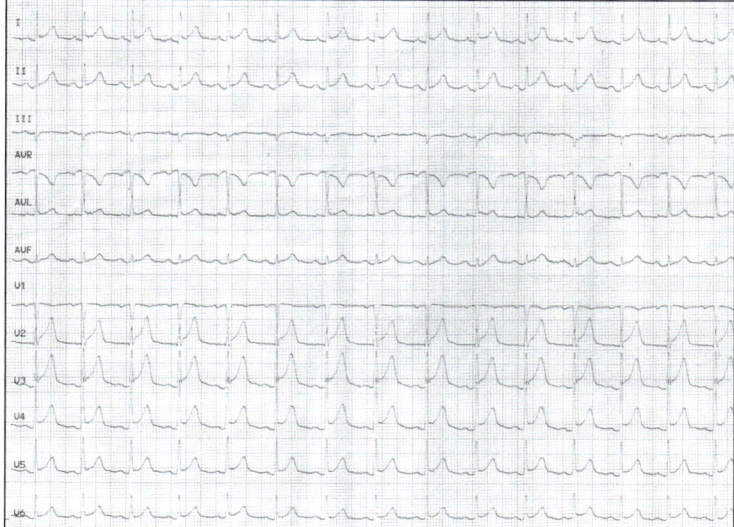

Figura 20-7. Registro electrocardiográfico de 12 derivaciones de un paciente con pericarditis aguda que muestra una elevación difusa del segmento ST de morfología cóncava hacia arriba «en guirnalda» y un descenso del segmento PR.

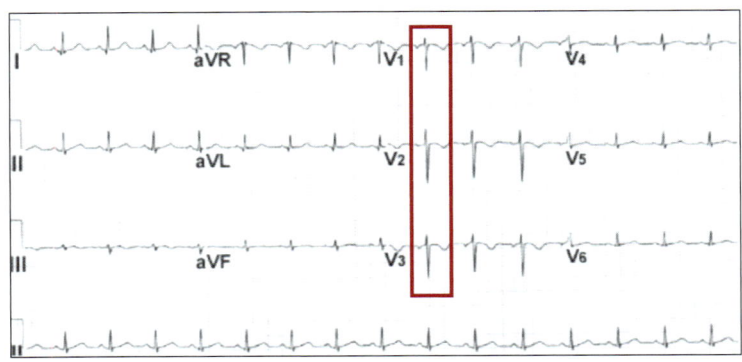

Figura 20-8. Registro en el que se evidencian unas ondas T invertidas (rectángulo), poco pronunciadas, sin otros hallazgos, compatible con la normalidad.

REPOLARIZACIÓN PRECOZ

El patrón de repolarización precoz es un hallazgo del ECG, más frecuente en pacientes jóvenes, en el sexo masculino y en atletas. Su principal característica es la elevación del punto de unión del QRS con el segmento ST (punto J).

Durante décadas, la repolarización precoz se ha considerado una variante de la normalidad, con buen pronóstico a largo plazo. Pero este concepto ha variado en los últimos años debido a diversos estudios que la asocian a arritmias ventriculares y a muerte súbita.

Los hallazgos electrocardiográficos típicos del patrón de repolarización precoz son:

* **Elevación ≥ 0,1mV** de la unión del QRS con el ST (punto J), en al menos dos derivaciones contiguas.
* Presencia de **onda J** (deflexión positiva o empastamiento final del complejo QRS).
* Elevación **cóncava** del segmento ST.
* Ondas **T picudas**.

Otras características del ECG del patrón de repolarización precoz son que **no existe descenso especular** (excepto en aVR) y que presenta poca variación en ECG seriados.

Alteraciones del punto J en la repolarización precoz

El punto J es el punto de unión del complejo QRS con el segmento ST.

Sus alteraciones son el signo más importante del patrón de repolarización precoz, pudiendo realizarse el diagnóstico, aunque no exista elevación del ST.

Onda J

La onda J, también conocida como *onda de Osborn*, es una onda pequeña, positiva y redondeada, que aparece justo al final del complejo QRS (**Fig. 20-9**).

Su presencia en derivaciones precordiales izquierdas o en inferiores es uno de los criterios diagnósticos del patrón de repolarización precoz. Pero también se observa en la hipotermia, en la hipercalcemia, en el aumento del tono vagal y en las lesiones cerebrales o medulares.

Retraso de la conducción al final del QRS

La otra alteración del punto J en la repolarización precoz es el retraso en la conducción al final del QRS. Esto provoca un alargamiento o empastamiento (en inglés, *slurring*) en la unión del complejo QRS con el segmento ST, sin presencia de onda J (v. **Fig. 20-9**).

La elevación del segmento ST no es un criterio necesario; se puede realizar el diagnóstico de repolarización precoz, aunque no haya elevación del segmento ST.

> **!** En ausencia de estos signos electrocardiográficos, el diagnóstico de repolarización precoz es dudoso, incluso pese a presentar una elevación cóncava del segmento ST.

Tipos de repolarización precoz

Algunos autores proponen considerar el patrón de repolarización precoz y el espectro del síndrome de Brugada dentro de un mismo grupo de trastornos de la repolarización, denominados *síndromes de la onda J*. En este sentido, existe una subdivisión del patrón de repolarización precoz en tres subtipos (cuatro si se incluye el síndrome de Brugada):

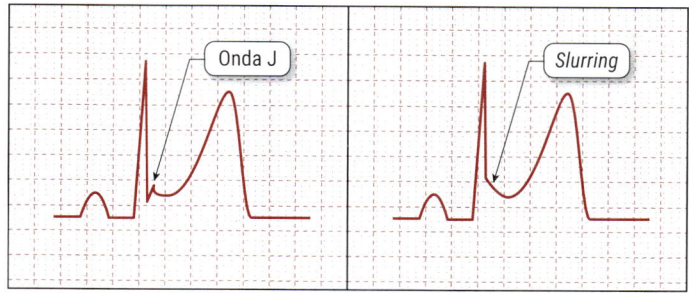

Figura 20-9. Registro en el que se observa en la parte superior la onda J y en la parte inferior un empastamiento (*slurring*) en la unión del complejo QRS con el segmento ST, sin presencia de onda J.

- **Tipo 1:** patrón de repolarización precoz en derivaciones precordiales laterales. Es frecuente en personas sanas y en atletas masculinos. Presenta bajo riesgo de presentar eventos arrítmicos.
- **Tipo 2:** patrón de repolarización precoz en derivaciones inferiores o inferolaterales. Presenta un riesgo arrítmico moderado, al haber sido encontrado en pacientes tras una fibrilación ventricular idiopática, aunque también se suele encontrar en jóvenes. Hasta la fecha no hay datos que apoyen una asociación entre la repolarización precoz inferior y la muerte súbita cardíaca en los atletas.
- **Tipo 3:** patrón de repolarización precoz generalizado, en derivaciones inferiores, laterales y precordiales derechas. Es el de mayor riesgo de presentación de arritmias ventriculares y se ha asociado a tormentas arrítmicas por fibrilación ventricular.
- **Tipo 4:** ECG del síndrome de Brugada: elevación cóncava del segmento ST o del punto J mayor o igual de 2 mm (0,2 mV), seguida de una onda T negativa en una o más derivaciones precordiales derechas (V1 o V2).

Manejo de la repolarización precoz

El hallazgo del patrón de repolarización precoz en un ECG ha sido considerado durante mucho tiempo un signo de benignidad. Sin embargo, algunos estudios sobre supervivientes de muerte súbita y pacientes con fibrilación ventricular primaria han sugerido una asociación entre la repolarización temprana y el riesgo de fibrilación ventricular.

Con base en la evidencia actual, todos los patrones de repolarización precoz en el ECG, cuando se presentan de forma aislada y sin marcadores clínicos de patología, deben considerarse variantes benignas en los atletas y no requieren una evaluación adicional.

! No se recomienda suspender la práctica deportiva en los atletas.

Por el contrario, la presencia del patrón de repolarización precoz en pacientes supervivientes de una parada cardíaca secundaria a fibrilación ventricular idiopática tiene indicación del implante de un desfibrilador automático implantable (aunque tendría la misma indicación en ausencia de repolarización precoz).

PUNTOS CLAVE

- Las alteraciones en la repolarización son una preocupación habitual en el análisis del ECG.
- En la valoración de la repolarización se debe recordar siempre la lectura sistemática del ECG y tener en cuenta los hallazgos que acompañan al trazado.
- Las alteraciones en la repolarización son frecuentemente secundarias a las que aparecen en la despolarización (QRS), por lo que la lectura sistemática debe primar en la interpretación del ECG.

(Continúa)

BIBLIOGRAFÍA

Antzelevitch C, Yan GX. J wave syndromes. Heart Rhythm. 2010; 7(4): 549-58.

Beasley BM. Understaking EKGs. A Practical Approach. 4th ed. Boston: Pearson; 2014. Bennett DH.

Bennett's. Cardiac Arrhythmias. Practical Notes on Interpretation and Treatment. 8th ed. Oxford: Wiley-Blackwell; 2012.

Davis D. Interpretación del ECG. Su dominio rápido y exacto. 4ª ed. Buenos Aires: Editorial Médica Panamericana; 2008.

Ebert H. ECG Fácil. Interpretación. Diagnóstico diferencial. Barcelona: Thieme J&C; 2005.

Hamm CW, Willems S. El Electrocardiograma. Su interpretación práctica. 3a ed. Madrid: Editorial Médica Panamericana; 2010.

James S, Nelson K. ECG Interpretation. London: JP Medical Ltd.; 2011.

Levine GN. Arrhythmias 101. The Ultimate Easy-To-Read Introductory Book to Arrhythmias. New Delhi: Jaypee; 2013.

Caso clínico V.1

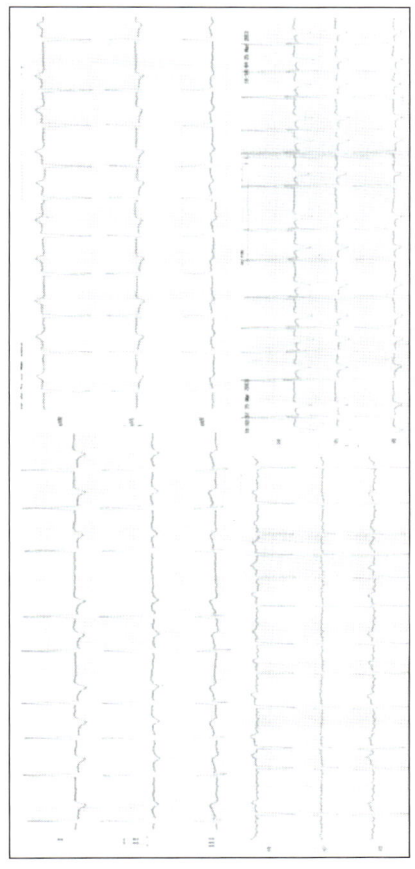

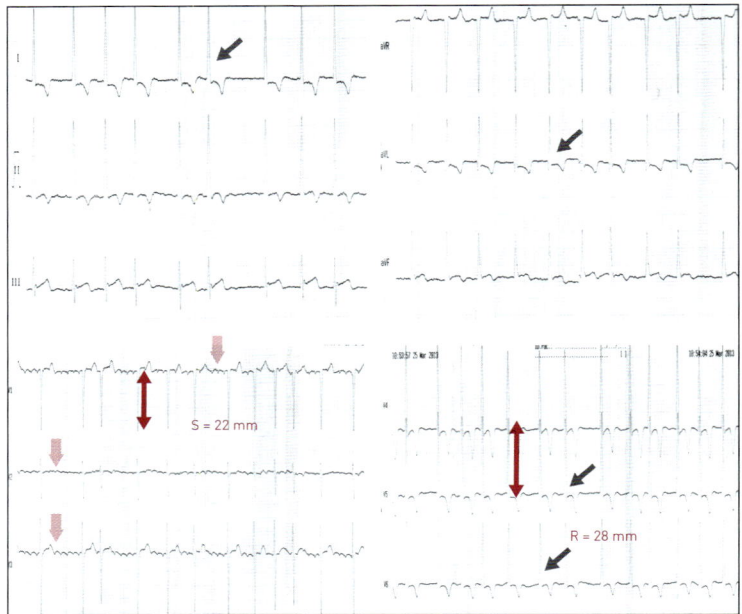

Hallazgos

- Ritmo irregular sin ondas P sinusales, con intervalos RR irregulares y presencia de ondas f más evidentes de V1 a V3 (puntas de flecha); diagnóstico de fibrilación auricular.
- Aumento de altura de las ondas S en V1-V2 y de las ondas R en V5-V6, con un índice de Sokolow-Lyon superior a 35 mm y un patrón de sobrecarga sistólica con ST descendente y ondas T negativas asimétricas en V5-V6, DI y aVL (flechas grises); diagnóstico de hipertrofia ventricular izquierda.

Conclusiones

Trazado compatible con fibrilación auricular e hipertrofia del ventrículo izquierdo.

Caso clínico V.2

Observar e interpretar el siguiente ECG:

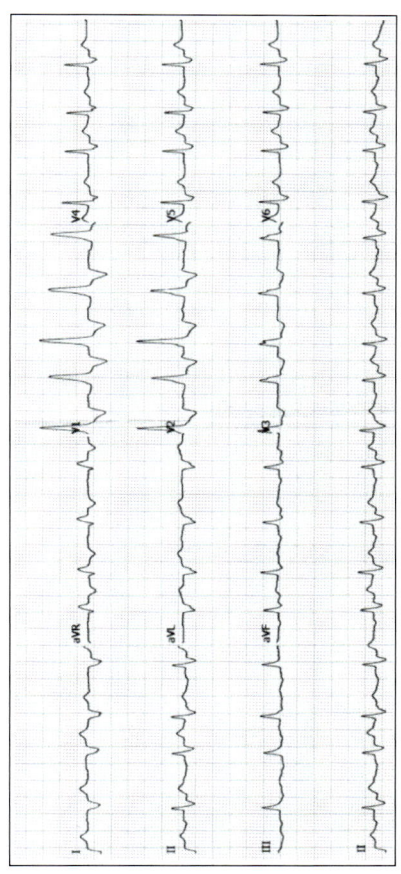

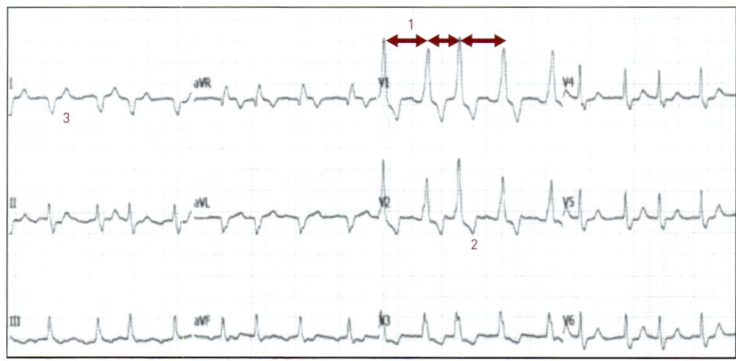

Hallazgos

- Fibrilación auricular (RR diferentes entre sí [1]).
- Bloqueo de rama derecha (QRS > 120 ms, R monofásica en V1, V2 con Rs en V6 y S en DI y aVL).
- Alteraciones de la repolarización secundarias al bloqueo de rama derecha (2).
- Eje derecho, hemibloqueo posterior izquierdo (3).

Conclusiones

Fibrilación auricular con respuesta ventricular rápida con bloqueo bifascicular de base (bloqueo de rama derecha y hemibloqueo izquierdo posterior).

Caso clínico V.3

Observar e interpretar el siguiente ECG:

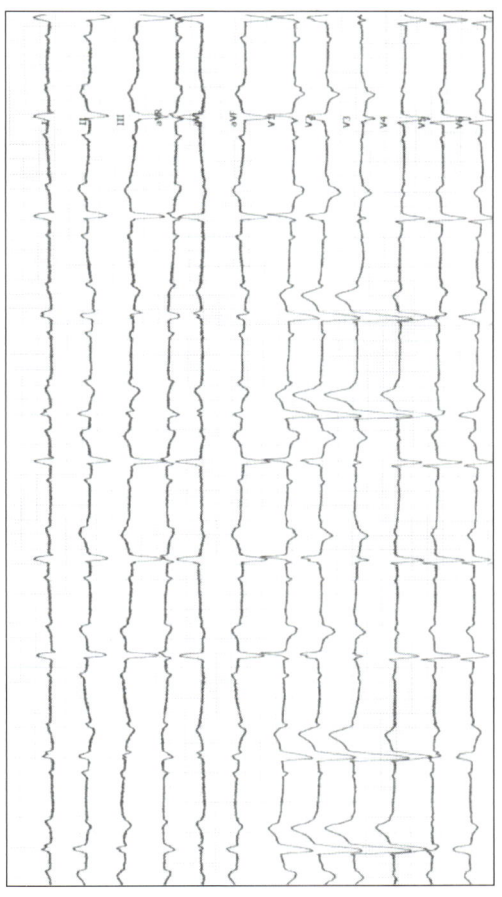

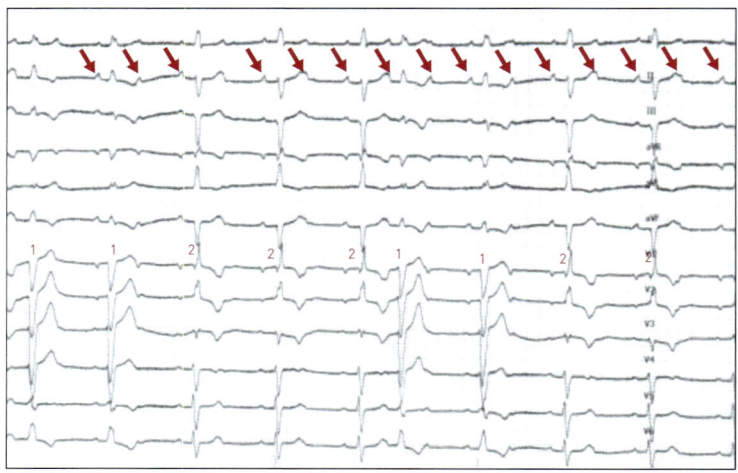

Hallazgos

- Ritmo sinusal con bloqueo auriculoventricular 2:1 (flechas).
- Conducción ventricular con morfología de bloqueo de rama izquierda (1) o derecha (2).

Conclusiones

Bloqueo auriculoventricular 2:1, probablemente Mobitz II, con bloqueo de rama alternante. El estímulo eléctrico supraventricular puede no conducirse a los ventrículos (flechas, bloqueo), o hacerlo por la rama derecha (1) o izquierda (2).

Caso clínico V.4

Observar e interpretar el siguiente ECG:

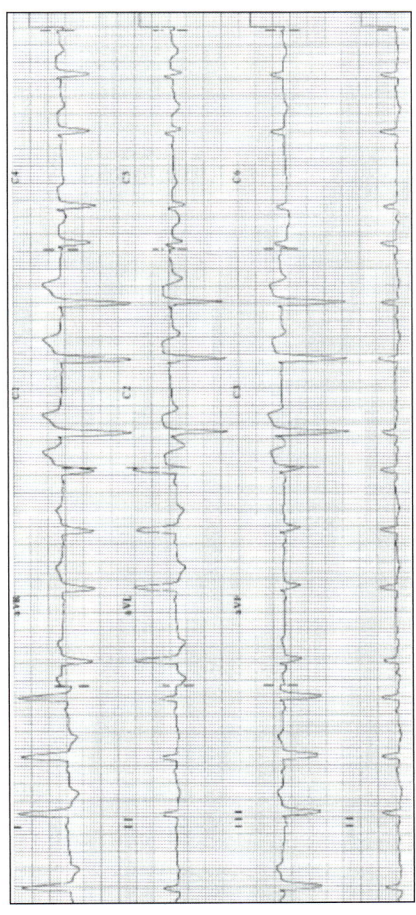

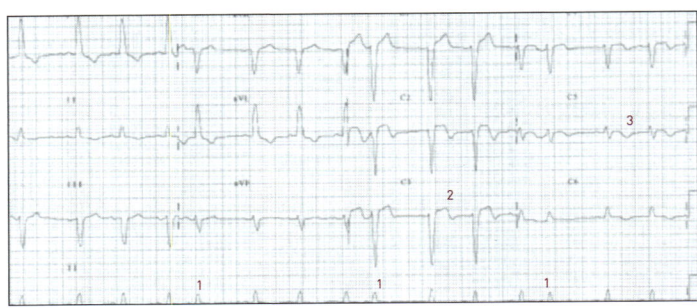

Hallazgos

- Ritmo sinusal con extrasístoles supraventriculares monotópicas acopladas en cuadrigeminismo (tres latidos sinusales por cada extrasístole [1]).
- Bloqueo de rama izquierda.
- Elevación del segmento ST en precordiales izquierdas (2).
- Alteraciones de la repolarización no explicables por el bloqueo de rama izquierda (2, 3).

Conclusiones

Ritmo sinusal cuadrigeminado con extrasistolia supraventricular, bloqueo de rama izquierda con elevación de segmento ST en precordiales sugestiva de lesión subepicárdica: probable infarto de miocardio de localización anterior en evolución.

Entidades proarrítmicas

VI

Miocardiopatía hipertrófica y otras miocardiopatías

21

OBJETIVOS

- Conocer las alteraciones electrocardiográficas más frecuentes en el paciente con miocardiopatía hipertrófica y las arritmias asociadas a esta.
- Saber cuáles son las alteraciones electrocardiográficas más frecuentes en el paciente con miocardiopatía dilatada y restrictiva.
- Aprender qué alteraciones electrocardiográficas son más frecuentes en pacientes con miocardiopatías arritmogénicas.

INTRODUCCIÓN

La miocardiopatía hipertrófica (MCH) es una enfermedad genética que provoca hipertrofia ventricular izquierda, sobre todo del septo interventricular, en pacientes jóvenes sin sobrecarga de presión. Suele progresar a hipertrofia ventricular grave y presentar complicaciones graves, como la oclusión del tracto de salida del ventrículo izquierdo, la cardiopatía isquémica o algunas arritmias ventriculares.

Generalmente se debe a mutaciones en ciertos genes de proteínas sarcoméricas y se caracteriza por cuatro manifestaciones fundamentales:

- Ventrículo izquierdo hipertrófico en ausencia de otra enfermedad capaz de producir el mismo grado de hipertrofia.
- Desorganización de los miocitos.
- Presentación familiar.
- Relación con la muerte súbita cardíaca.

El electrocardiograma (ECG) es una herramienta muy útil para sospechar esta entidad, aunque no es totalmente específico y precisa de mayor estudio para un diagnóstico exacto.

ALTERACIONES DEL ELECTROCARDIOGRAMA

La presencia de un ECG anormal suele ser el primer dato que lleva a sospechar una MCH. Sin embargo, puede ser normal hasta en un 5-10 % de los pacientes, en los cuales la hipertrofia se encuentra localizada en el septo anterior basal. Por lo tanto, el ECG constituye un test diagnóstico muy sensible.

Por otro lado, cabe destacar que en ocasiones las alteraciones electrocardiográficas pueden preceder al desarrollo de la hipertrofia ventricular, por lo que el ECG constituye un marcador temprano sensible, aunque no específico, de la enfermedad en familiares de personas con MCH.

Otro aspecto importante es el valor pronóstico que pueden tener las alteraciones electrocardiográficas, ya que los individuos con MCH y ECG normal suelen presentar un fenotipo con una evolución más favorable.

Las anormalidades que se pueden encontrar incluyen alteraciones de la onda P, ondas Q prominentes (habitualmente en derivaciones inferiores y laterales), alteraciones de la repolarización y desviación del eje del QRS a la izquierda. En la **figura 21-1** se pueden observar las características electrocardiográficas típicas de un paciente con MCH.

 La **onda Q anormal** suele ser la alteración electrocardiográfica inicial en los pacientes con MCH.

Las ondas Q anormales o patológicas son aquellas definidas por:

- Una duración mayor o igual a 40 ms. La definición de onda Q ancha no se aplica a las derivaciones aVR y V1, que normalmente pueden carecer de onda R inicial.
- Una profundidad mayor del 25 % de la onda R correspondiente, aunque este criterio carece de una especificidad suficiente por sí solo.
- Presentes en al menos dos derivaciones contiguas.

La onda Q en la MCH se genera cuando la fuerza eléctrica del septo anterior basal es de tal magnitud que cancela las fuerzas eléctricas de otras regiones de

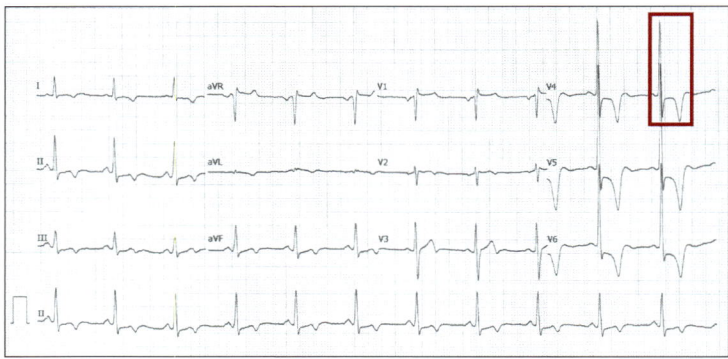

Figura 21-1. ECG de un paciente con miocardiopatía hipertrófica que muestra alteraciones típicas de la enfermedad: signos de crecimiento del ventrículo izquierdo con voltajes altos en precordiales izquierdas y alteraciones secundarias de la repolarización, con ondas T invertidas profundas en la misma localización.

los ventrículos izquierdo y derecho, es decir, una hipertrofia moderada del septo anterior basal sin hipertrofia o con hipertrofia leve de otros segmentos, o una hipertrofia grave del septo con hipertrofia moderada del resto. Cuando la onda Q tiene una duración mayor o igual a 40 ms, habitualmente subyace una fibrosis septal.

En los pacientes con MCH, las ondas Q anormales pueden desaparecer con la edad, debido a que la frecuencia de las mismas es menor en adultos que en adolescentes, y, además, la localización es diferente: inferolateral en jóvenes y lateral alta en adultos.

Otro dato frecuente en el ECG de los pacientes con MCH es encontrar signos de crecimiento auricular, con alteraciones de la onda P:

- El crecimiento de la aurícula izquierda se caracteriza por la aparición de ondas P anchas (duración mayor de 120 ms) y habitualmente melladas en derivaciones inferiores, con un componente negativo significativo en V1.
- Sin embargo, cuando el crecimiento es de la aurícula derecha, habitualmente se evidencian ondas P de duración normal, pero de voltaje alto (amplitud > 2,5 mm en II).

 La combinación de signos de crecimiento **ventricular izquierdo** y **auricular derecho** es muy sugerente de la presencia de MCH.

Otro hallazgo electrocardiográfico frecuente se debe a la presencia de hipertrofia ventricular característica, por lo que se puede encontrar un aumento de los voltajes. Sin embargo, hay que saber que la presencia de un aumento aislado de voltaje suele ser poco específica, ya que se trata de un dato muy frecuente en adultos jóvenes.

Por otro lado, también puede haber pacientes con hipertrofia grave que no presenten aumento de voltaje del QRS y que no cumplan criterios electrocardiográficos de hipertrofia ventricular izquierda, por lo que la sensibilidad de dichos criterios es limitada. Esto se debe a que en algunos pacientes la hipertrofia se encuentra localizada en un solo segmento y los criterios electrocardiográficos de hipertrofia ventricular izquierda dependen de un aumento importante de la masa global del ventrículo izquierdo.

Un porcentaje considerable de los pacientes con MCH presentan además hipertrofia del ventrículo derecho (30 %); sin embargo, solo un 7 % de estos manifiestan criterios electrocardiográficos de hipertrofia ventricular derecha, ya que las fuerzas eléctricas deben ser lo suficientemente intensas para superar a las de un ventrículo izquierdo hipertrófico.

En la MCH es característica la presencia de alteraciones en la repolarización en forma de inversión de ondas T, que suelen localizarse en las derivaciones anterolaterales (I, aVL y V4-V6), acompañada de un descenso del ST de morfología horizontal o descendente, lo que puede conllevar problemas en el diagnóstico diferencial con un episodio isquémico. Ante un ECG con ondas T negativas y descenso del ST, con ausencia de criterios de hipertrofia ventricular y un cuadro clínico sugerente hay que pensar en un origen isquémico (**Fig. 21-2**).

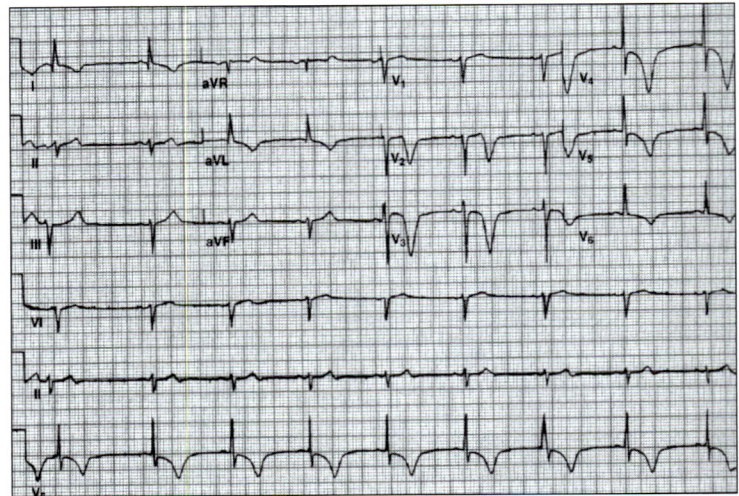

Figura 21-2. Registro en el que destaca la presencia de ondas T negativas en la cara anterior extensa e incluso lateral alta (aVL y DI), pero ausencia de criterios de hipertrofia ventricular izquierda, lo que hace pensar en una isquemia subepicárdica anterior extensa, con probable obstrucción grave de la arteria descendente anterior en su porción más proximal.

> **!** La diferenciación clínica entre cardiopatía isquémica o hipertrófica en ocasiones puede ser difícil, especialmente en pacientes ancianos asintomáticos en quienes el hallazgo electrocardiográfico suele ser poco específico.

Se debe conocer que existe una variante de la MCH conocida como *síndrome de Yamaguchi* o *MCH apical*, que presenta un patrón electrocardiográfico caracterizado por ondas T negativas gigantes en la cara anterolateral, que puede confundirse con otro patrón electrocardiográfico sugerente de enfermedad coronaria por compromiso de la porción proximal de la arteria descendente anterior, conocido como *síndrome de Wellens*, que consiste en la presencia de ondas T negativas o isobifásicas de V1 a V4 (v. **Sección II**).

Considerando la posibilidad de confusión diagnóstica con los hallazgos electrocardiográficos, se deben realizar estudios de imagen como un ecocardiograma, donde se observará un aumento del grosor de la pared ventricular izquierda en la región apical, o un ecocardiograma con contraste o una ventriculografía, donde se podría ver la característica deformidad diastólica «en as de picas».

El patrón electrocardiográfico característico de la MCH apical, como se ha mencionado, consiste en la presencia de ondas T negativas gigantes en la cara anterolateral. Su presencia traduce una asimetría craneocaudal del ventrículo izquierdo con fibrosis a nivel apical. Esto se debe a que los pacientes con hipertrofia ventricular izquierda distal grave presentan con frecuencia obstrucción medioventricular, lo cual provoca un aumento de la presión sobre el miocardio apical. En consecuencia, aumenta la demanda de oxígeno y se altera el flujo sanguíneo, generando isquemia apical y una posterior fibrosis.

Por otro lado, algunos pacientes presentan un intervalo PR corto y la rama ascendente del QRS mellada, dato que podría llegar a confundir con la presencia de una vía accesoria en el seno de un síndrome de Wolff- Parkinson-White. Pero, en caso de realizar un estudio electrofisiológico, no se encontraría dicha patología.

La presencia de preexcitación junto con la hipertrofia del ventrículo izquierdo debe hacer sospechar enfermedades de depósito, tales como la enfermedad de Danon (por una mutación en *LAMP2*) o la miocardiopatía por una mutación de *PRKAG2* (subunidad γ2 de la proteína cinasa dependiente del AMP cíclico). Otras patologías que deberían incluirse en el diagnóstico diferencial son la enfermedad de Anderson-Fabry y las enfermedades mitocondriales.

Los bloqueos de rama derecha o izquierda se presentan en un 6 % de los pacientes con MCH y se encuentran fuertemente asociados a la presencia de fibrosis. Los pacientes con estos trastornos de conducción suelen mostrar una mayor expresión de la enfermedad, evidenciada por una mayor masa, un mayor grosor máximo, una mayor extensión de la fibrosis y una menor fracción de eyección del ventrículo izquierdo.

ALTERACIONES ARRÍTMICAS

La MCH predispone a la aparición de arritmias casi de cualquier tipo, cuyas manifestaciones clínicas pueden variar desde ser asintomáticas hasta causar muerte súbita.

En cuanto a las alteraciones de la conducción auriculoventricular (AV), el bloqueo AV de primer grado suele hallarse especialmente en pacientes ancianos, siendo más raro en los jóvenes.

Arritmias supraventriculares

En los pacientes con MCH el ritmo habitual es sinusal, pero hasta en el 20 % de los pacientes se puede encontrar una fibrilación auricular asociada (**Fig. 21-3**), siendo esta la arritmia supraventricular más frecuente en el seno de la hipertrofia del ventrículo izquierdo.

La fibrilación auricular tiene una incidencia unas seis veces mayor que en la población general, por el crecimiento auricular propio de la MCH. Además, dado que la hipertrofia del ventrículo izquierdo provoca un aumento de las presiones telediastólicas, en los pacientes con MCH la fibrilación auricular se tolera peor que en ausencia de cardiopatía estructural.

Arritmias ventriculares

La aparición de extrasístoles ventriculares (**Fig. 21-4**) es muy característica en pacientes con MCH y son debidas a la desorganización de los miocardiocitos, propia de esta entidad, y a la presencia de fibrosis. Pero hay que tener en cuenta que la presencia aislada de latidos prematuros ventriculares no predispone a presentar episodios arrítmicos sostenidos.

Las taquicardias ventriculares monomórficas sostenidas son también relativamente frecuentes (15-30 %) y se han considerado un factor de riesgo mayor de muerte súbita.

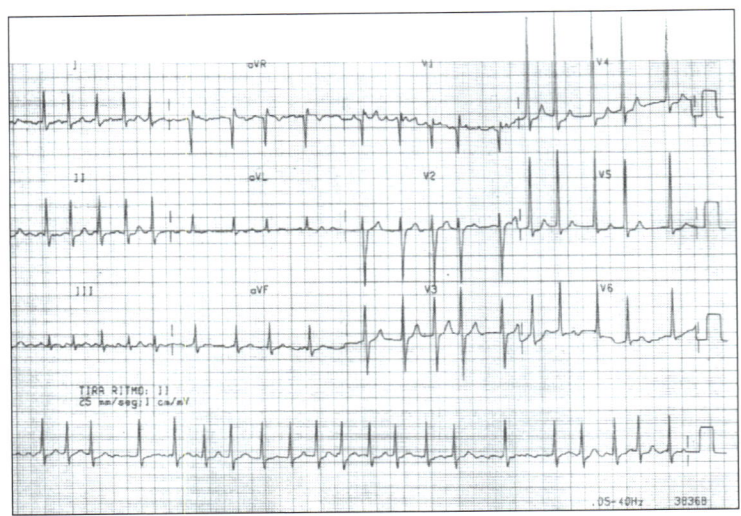

Figura 21-3. Registro en fibrilación auricular de un paciente con miocardiopatía hipertrófica.

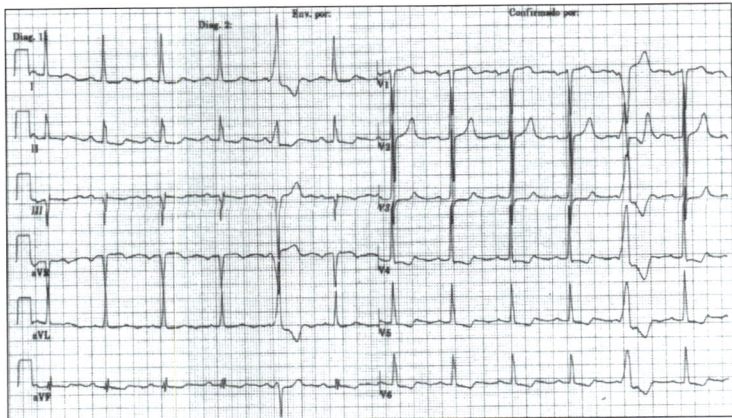

Figura 21-4. Registro en el que se evidencia, junto a la presencia de hipertrofia ventricular, un complejo ventricular prematuro aislado.

La aparición de taquicardias ventriculares sostenidas, tanto monomórficas como polimórficas, que puedan degenerar fibrilación ventricular y muerte súbita cardíaca, es poco frecuente pero posible. Dado que existe este riesgo dentro del seno de la MCH, es obligada la realización de una estratificación del riesgo arrítmico en todos los pacientes que sufren dicha enfermedad, con vistas a identificar a aquellos de mayor riesgo, que serán candidatos a medidas profilácticas e implante de desfibrilador automático implantable. Para ello existen calculadoras del riesgo validadas para ayudar a tomar esta decisión, tan importante en el pronóstico de estos pacientes.

ELECTROCARDIOGRAMA EN OTRAS MIOCARDIOPATÍAS

La realización de un registro electrocardiográfico se ha convertido en una práctica frecuente en el ámbito laboral y en la valoración de los individuos que pretenden realizar una actividad deportiva intensa. Al margen de poder detectar alteraciones evidentes que orientan hacia la presencia de enfermedades asintomáticas establecidas, existen alteraciones más sutiles que han mostrado su utilidad como predictoras precoces.

La presencia de una **onda T negativa** en derivaciones de **V1 a V3** es un hallazgo común en **niños y adolescentes**, estando presente también en el 0,1-3 % de los individuos aparentemente sanos. Sin embargo, este hallazgo también puede sugerir la presencia de alteraciones estructurales subyacentes, como sucede en la miocardiopatía arritmogénica del ventrículo derecho.

Dada la elevada frecuencia con la que se realizan registros electrocardiográficos, hay que conocer estas alteraciones sutiles que podrían indicar la necesidad de realizar un estudio cardiológico más extenso a los pacientes.

Electrocardiograma en la miocardiopatía dilatada y restrictiva

En líneas generales, los pacientes con miocardiopatía dilatada (MCD) pueden mostrar hallazgos electrocardiográficos inespecíficos como anomalías del segmento ST y de la onda T, fragmentación del QRS, arritmias supraventriculares y ventriculares, o alteraciones sugerentes de cada una de las posibles etiologías.

La enfermedad infiltrativa como causa de MCD, además de afectación miocárdica, puede presentar daño en el tejido de conducción, lo que se traduce en el ECG en un bloqueo AV de grado variable.

En pacientes con un cuadro clínico cardíaco de sarcoidosis es común el hallazgo de un bloqueo AV completo, ocurriendo a edades más tempranas que en los pacientes con bloqueo completo atribuible a otras causas, por lo que en pacientes jóvenes con bloqueo AV completo se debe descartar la posibilidad de esta cardiopatía estructural, poco frecuente en nuestro medio, antes de indicar la estimulación eléctrica definitiva con marcapasos.

El aspecto más relevante en cuanto a la valoración del ECG en pacientes con MCD es la morfología y duración del QRS, como criterio determinante para establecer la indicación de resincronización cardíaca en caso de disfunción ventricular grave. A pesar de la sofisticación de las técnicas de imagen disponibles hoy en día, ninguna ha podido ofrecer mejor criterio predictor de respuesta favorable a la terapia de resincronización cardíaca que un patrón de bloqueo de rama izquierda con una duración del QRS mayor a 150 ms.

Electrocardiograma en la miocardiopatía arritmogénica del ventrículo derecho

El diagnóstico de la miocardiopatía arritmogénica del ventrículo derecho continúa constituyendo un reto hoy en día. A las dificultades para establecer la estructura y la función del ventrículo derecho con las técnicas de imagen, se suman las múltiples causas de las arritmias que tienen un sustrato anatómico en el ventrículo derecho y los resultados, en ocasiones desconcertantes, de los estudios genéticos.

Las alteraciones electrocardiográficas, a pesar de su baja sensibilidad, continúan siendo una herramienta diagnóstica imprescindible y así se recoge en los criterios diagnósticos de dicha enfermedad.

En este capítulo no se ahondará en ellos ya que en el **capítulo 23** se tratarán pormenorizadamente.

Otros hallazgos en el electrocardiograma sugerentes de miocardiopatías específicas

En el ECG se pueden observar algunas alteraciones que podrían estar relacionadas con ciertos diagnósticos.

Amiloidosis cardíaca

En la amiloidosis cardíaca el principal hallazgo característico consiste en un voltaje bajo generalizado, presente en un 50 % de los pacientes con este tipo de enfermedad.

Otros hallazgos descritos son el patrón de seudoinfarto (rS) en precordiales, la presencia de fibrilación auricular y anomalías de la conducción AV.

Miocardiopatía de estrés

En la miocardiopatía de estrés o síndrome de *tako-tsubo*, se han descrito alteraciones electrocardiográficas que pueden ser de utilidad a la hora de establecer diferencias entre esta entidad y los síndromes coronarios agudos secundarios a ateromatosis coronaria, con los cuales comparte similitudes clínicas:

- Una **infradesnivelación del segmento PR**, habitualmente presente en fases precoces de la pericarditis aguda, ha sido descrita también en el síndrome de *tako-tsubo*.
- La **amplitud del QRS desciende** durante la fase aguda y su recuperación es paralela con la normalización de los marcadores de daño miocárdico y con la recuperación de la fracción de eyección, habiéndose estimado que una recuperación superior al 20 % respecto a los niveles de ingreso puede predecir una recuperación completa de la función ventricular.
- Las ondas Q son infrecuentes y cuando existen desaparecen en la fase subaguda seguida de la reaparición de la onda R.
- La **inversión de la onda T** está presente en un gran número de derivaciones y no está limitada al territorio de una coronaria.
- Se han descrito también diferencias raciales en los patrones electrocardiográficos de esta entidad: la supradesnivelación del ST es más habitual en asiáticos y la depresión del ST con inversión de la onda T es más frecuente en caucásicos.

Todos estos hallazgos, que pueden constituir una ayuda en el manejo de los pacientes con síndrome de *tako-tsubo*, no deben dejar de reconocer que en el momento actual la angiografía coronaria es la herramienta determinante en el diagnóstico de esta entidad.

Miocardiopatía no compactada

La miocardiopatía no compactada es una entidad con una amplia variabilidad en su presentación clínica, que abarca desde formas asintomáticas hasta insuficiencia cardíaca, arritmias o tromboembolismos. Tanto es así que actualmente, más que considerarla una miocardiopatía como tal, se considera como un rasgo fenotípico, sin tener necesariamente una implicación patológica, siendo por tanto más apropiado denominarla **hipertrabeculación del ventrículo izquierdo**.

En la miocardiopatía por ventrículo izquierdo no compactado, las alteraciones electrocardiográficas están presentes en la mayoría de los casos, habiéndose descrito alteraciones inespecíficas en el segmento ST y en la onda T, mayor voltaje y duración del QRS, desviación del eje del QRS a la izquierda y una duración prolongada del intervalo QT corregido.

PUNTOS CLAVE

- La onda Q anormal suele ser la alteración electrocardiográfica inicial en los pacientes con MCH.
- La combinación de signos de crecimiento ventricular izquierdo y auricular derecho es muy sugerente de la presencia de MCH.
- En los pacientes con MCH el ritmo habitual es sinusal, pero hasta en el 20 % de los pacientes se puede encontrar una fibrilación auricular asociada.
- Las taquicardias ventriculares monomórficas sostenidas son relativamente frecuentes en la MCH (15-30 %) y se han considerado un factor de riesgo mayor de muerte súbita.

(Continúa)

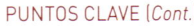

PUNTOS CLAVE (*Cont.*)

- En líneas generales, los pacientes con MCD pueden mostrar hallazgos electrocardiográficos inespecíficos como anomalías del segmento ST y de la onda T, fragmentación del QRS, arritmias supraventriculares y ventriculares, o alteraciones sugerentes de cada una de las posibles etiologías.

BIBLIOGRAFÍA

Beasley BM. Understaking EKGs. A Practical Approach. 4th ed. Boston: Pearson; 2014.

Bennett DH. Bennett's. Cardiac Arrhythmias. Practical Notes on Interpretation and Treatment. 8th ed. Oxford: Wiley-Blackwell; 2012.

Davis D. Interpretación del ECG. Su dominio rápido y exacto. 4ª ed. Buenos Aires: Editorial Médica Panamericana; 2008.

Ebert H. ECG Fácil. Interpretación. Diagnóstico diferencial. Barcelona: Thieme J&C; 2005.

Hamm CW, Willems S. El Electrocardiograma. Su interpretación práctica. 3a ed. Madrid: Editorial Médica Panamericana; 2010.

James S, Nelson K. ECG Interpretación. London: JP Medical Ltd.; 2011.

Levine GN. Arrhythmias 101. New Delhi: Jaypee; 2013.

Canalopatías y síndrome de Brugada

22

OBJETIVOS

- Reconocer los diferentes patrones electrocardiográficos correspondientes a entidades proarrítmicas.
- Aprender el manejo clínico de las entidades proarrítmicas.

INTRODUCCIÓN

Las canalopatías son un grupo de enfermedades que alteran la función de los canales iónicos de los miocardiocitos, de manera que predisponen a bradiarritmias o taquiarritmias en ausencia de una cardiopatía estructural, pudiendo provocar una muerte súbita cardíaca.

Los canales iónicos afectados son los responsables de las corrientes de entrada de sodio o calcio y de la corriente de salida de potasio. La ganancia o la pérdida de función de estos canales iónicos, en particular cuando los canales alterados están distribuidos de manera desigual, promueve entornos eléctricos inestables, pudiendo desencadenar dos situaciones:

- Fallo en la formación o conducción del impulso eléctrico, con el consiguiente riesgo de bradiarritmias.
- Fenómenos de reentrada o de automatismo aumentado, induciendo taquiarritmias.

Las canalopatías genéticas suponen el **10 %** de las muertes súbitas de origen cardíaco. Las más frecuentes son:

- Síndrome de Brugada.
- Síndrome de QT largo.
- Síndrome de QT corto.
- Taquicardia ventricular polimórfica catecolaminérgica.
- Síndrome de repolarización precoz (v. **Cap. 20**).
- Fibrilación ventricular idiopática.
- Defecto de la conducción cardíaca progresivo familiar o enfermedad de Lev-Lenègre.

Por otro lado, determinados trastornos autoinmunitarios y autoinflamatorios (como el síndrome de Sjögren o el lupus eritematoso sistémico) producen citocinas que afectan a la función de los canales iónicos de los miocardiocitos.

Por ejemplo, los anticuerpos anti-Ro/SSA pueden provocar un síndrome de QT largo al inhibir la expresión de un gen relacionado con el canal de salida de potasio o provocar el desarrollo de bloqueo auriculoventricular (AV) congénito por exposición transplacentaria.

En la misma línea, la producción de anticuerpos autoinmunitarios y citocinas inflamatorias también puede ser responsable de la variabilidad temporal del riesgo arrítmico de determinadas canalopatías, como sucede con la fiebre en pacientes con síndrome de Brugada.

 Se debe sospechar una canalopatía en niños o adultos jóvenes que presenten síncopes inexplicados o muerte súbita recuperada, sobre todo si existen antecedentes familiares de estas mismas manifestaciones a una edad precoz.

Los eventos pueden ser precipitados por un estrés físico como el ejercicio (típicamente la natación en el síndrome de QT largo tipo 1), el ruido o la excitación súbita (típica del síndrome de QT largo tipo 2) o, en algunos casos, por la vagotonía ocurrida durante el reposo nocturno, la defecación o el vómito.

! La primera herramienta diagnóstica ante una canalopatía es el electrocardiograma (ECG). Por ello hay que conocer las alteraciones típicas que se producen en cada uno de estos trastornos.

SÍNDROME DE BRUGADA

El síndrome de Brugada es una enfermedad hereditaria, con patrón autosómico dominante, caracterizado por un patrón electrocardiográfico característico de elevación persistente del segmento ST en precordiales derechas (V1-V2), que predispone a la muerte súbita por arritmias ventriculares (taquicardia ventricular polimorfa o fibrilación ventricular) en ausencia de una cardiopatía estructural.

Tiene una incidencia de 5 por cada 100.000 habitantes y supone la causa del 4-12 % de todas las muertes súbitas y hasta del 20 % de las muertes súbitas que suceden en corazones estructuralmente normales.

Clásicamente se ha descrito como una entidad de origen genético. En 1998 se describió la primera mutación asociada con la enfermedad, localizada en el gen *SCN5A*, que codifica para la unidad alfa del canal de sodio transmembrana. Desde entonces se han descrito múltiples mutaciones en este y otros genes cuyo efecto final común es el mismo: la generación de un gradiente transmembrana en las fases iniciales de la repolarización, que da lugar a una elevación del ST en el ECG y facilita la producción de arritmias por un mecanismo de reentrada.

Característicamente se hereda de forma autosómica dominante y tiene una penetrancia muy variable, tanto entre sujetos como en el propio sujeto, ya que la misma mutación puede causar diferentes fenotipos en la misma familia, con pacientes asintomáticos y otros que presentan muerte súbita en edad temprana; y las manifestaciones electrocardiográficas pueden variar en el tiempo en un mismo individuo en función de múltiples factores moduladores, pudiendo existir una franca elevación del segmento ST en un momento dado, pero desaparición de la misma (dando como resultado un ECG normal) en ECG sucesivos.

Manifestaciones clínicas

A pesar de que la expresión fenotípica es variable, la mayoría de los pacientes permanecen asintomáticos y se diagnostican al realizar un cribado familiar o incidentalmente tras un ECG sistemático.

 Entre los sintomáticos, la presentación más frecuente es el **síncope**, aunque algunos pacientes pueden presentar paro cardíaco debido a **taquicardia ventricular polimórfica** o **fibrilación ventricular.**

Las manifestaciones clínicas, si se dan, suelen tener lugar en la tercera o la cuarta década de la vida y típicamente ocurren por la noche o durante el día, en reposo o tras comidas copiosas, lo cual sugiere que responden a un desencadenante vagal.

También la fiebre se ha descrito como un factor modulador potencialmente desencadenante de arritmias ventriculares en pacientes con síndrome de Brugada.

Existen diferencias de género, siendo hasta ocho veces más frecuente en hombres. Además, estos son más frecuentemente sintomáticos que las mujeres y presentan un peor pronóstico a largo plazo.

Clasificación y diagnóstico

En el síndrome de Brugada se pueden encontrar diferentes patrones electrocardiográficos. Aunque inicialmente se describieron tres patrones típicos de este síndrome, actualmente solo se consideran dos tipos.

Los patrones electrocardiográficos son variables. Un mismo paciente puede manifestar ambos patrones o incluso presentar un ECG normal, en función del momento.

Patrón tipo I

Es el patrón característico de la enfermedad y el que fue descrito inicialmente por los hermanos Brugada en 1992.

Consiste en una elevación cóncava del segmento ST o del punto J mayor o igual de 2 mm, con morfología descendente y seguido de una onda T negativa, en al menos una derivación precordial derecha (V1-V2) (**Fig. 22-1**).

Patrón tipo II

Consiste en una elevación del segmento ST o del punto J mayor o igual de 2 mm seguido de una onda T positiva o isobifásica, lo cual provoca que adquiera una morfología denominada «en silla de montar» (**Fig. 22-2**).

Criterios diagnósticos del síndrome de Brugada

Solo el patrón tipo I se considera diagnóstico de la enfermedad. En cambio, el patrón tipo II únicamente se considera sugerente de la enfermedad.

Dado que el patrón característico del síndrome de Brugada puede ser intermitente y permanecer «oculto», en caso de existir una sospecha diagnóstica fundada hay que tratar de ponerlo de manifiesto mediante un test farmacológico, con infusión de fármacos que bloqueen los canales de sodio: los antiarrítmicos de clase Ic (flecainida o ajmalina).

En caso de que se manifieste el patrón tipo I mediante el test mencionado, se diagnostica el síndrome de Brugada de la misma forma que si se manifiesta espontáneamente, aunque, como se comentará más adelante, el riesgo de arritmias ventriculares no será el mismo.

También se puede tratar de desenmascarar el patrón tipo I mediante la colocación de las derivaciones precordiales derechas en espacios intercostales más altos, manteniendo V1 y V2 en su posición habitual y colocando dos derivaciones en los espacios intercostales superiores a cada una de ellas.

En las **figuras 22-3** y **22-4** se puede observar el registro electrocardiográfico realizado durante un test farmacológico con infusión de flecainida intravenosa.

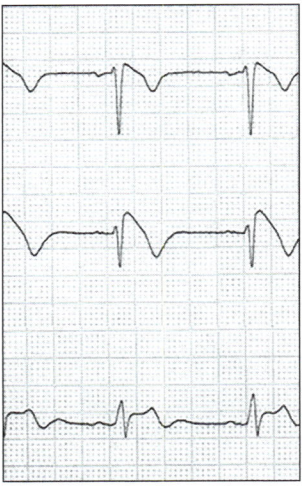

Figura 22-1. Patrón de Brugada tipo I.

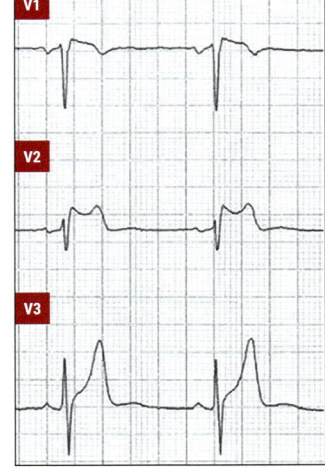

Figura 22-2. Patrón de Brugada tipo II.

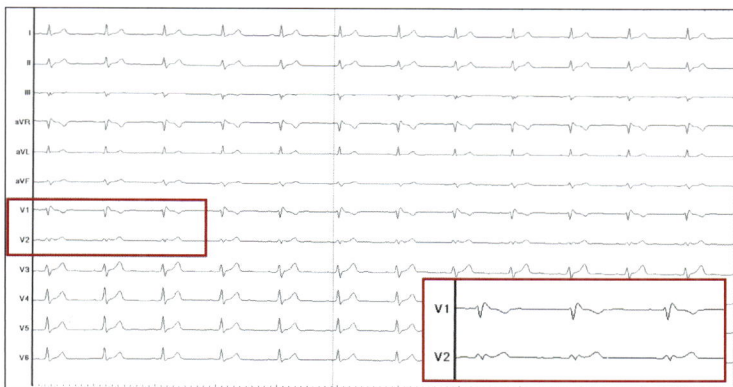

Figura 22-3. El ECG muestra el patrón de Brugada tipo 2 (mínima elevación del segmento ST en V1 y V2 que no alcanza los 2 mm, con morfología «en silla de montar» en precordiales derechas).

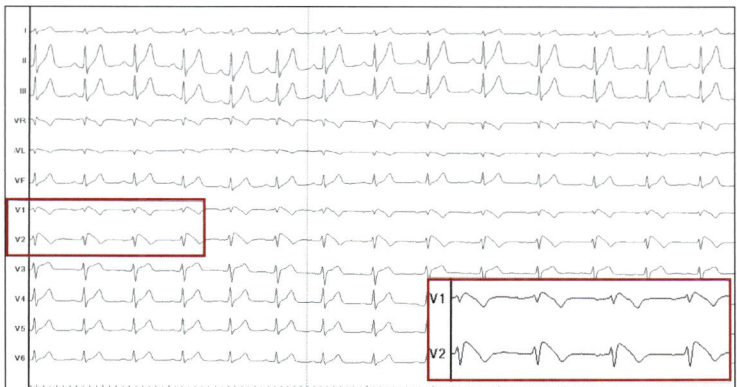

Figura 22-4. Continuación del registro anterior en el que se observa un cambio a patrón tipo 1 (elevación del segmento ST en más de 2 mm con inversión de la onda T en V2) tras la infusión de flecainida intravenosa.

Pronóstico y estratificación del riesgo

Precisamente por la gran variabilidad fenotípica que posee el síndrome de Brugada, uno de los desafíos principales consiste en estratificar el riesgo de desarrollar una fibrilación ventricular y, por lo tanto, una muerte súbita.

 La estratificación del riesgo de los pacientes con síndrome de Brugada es fundamental, porque determinará las pautas de manejo clínico y el tratamiento.

En los últimos 15 años han aparecido numerosos estudios tratando de identificar las variables predictoras de arritmias ventriculares en los pacientes con síndrome de Brugada. De la información aportada por todos ellos puede concluirse que el antecedente de síntomas previos (tanto muerte súbita recuperada como síncope) es predictor de arritmias.

Asimismo, la presencia de un **patrón electrocardiográfico tipo I espontáneo** (sin necesidad de ser inducido en una prueba de provocación) también permite identificar a pacientes con mayor riesgo de arritmias ventriculares.

Los pacientes que presentan de forma espontánea el patrón electrocardiográfico tipo I en combinación con haber sufrido previamente al menos un síncope o un episodio de muerte súbita recuperada, son los individuos de mayor riesgo de muerte súbita. Hasta el 62 % de los pacientes que presenten dicha combinación sufrirán un nuevo evento arrítmico (posiblemente letal) en los siguientes 4-7 años.

Se ha debatido sobre el valor pronóstico de la inducibilidad de arritmias durante el estudio electrofisiológico, y la mayoría de los estudios clínicos aún no han confirmado un valor predictivo positivo o negativo para la ocurrencia de eventos cardíacos en el seguimiento.

Otros factores como la edad, el sexo, los antecedentes familiares de muerte súbita o ciertas alteraciones electrocardiográficas no han sido demostrados como factores predictores de forma consistente o han mostrado un bajo valor predictivo.

Tratamiento

El manejo de los pacientes con síndrome de Brugada contempla en primer lugar el asesoramiento sobre recomendaciones de hábitos de vida, entre las que se incluyen evitar la ingesta excesiva de alcohol y las comidas copiosas y tratar la fiebre de forma precoz, ya que son situaciones que podrían aumentar el riesgo de arritmias.

Además, los pacientes con síndrome de Brugada deben evitar la toma de fármacos que podrían ser arritmogénicos por afectación de los canales iónicos y que se encuentran especificados en la página web www.brugadadrugs.org.

Estas medidas deben aplicarse a todos los pacientes con síndrome de Brugada. El enfoque terapéutico, más allá de las recomendaciones básicas, se encuentra limitado por las pocas opciones terapéuticas que existen hoy en día, básicamente la implantación de un desfibrilador automático implantable (DAI) y, en casos muy concretos, la quinidina o, recientemente, la ablación epicárdica.

La implantación de un DAI está indicada en todo síndrome de Brugada considerado de alto riesgo tras la estratificación, es decir, en pacientes con síntomas previos y, generalmente, en pacientes asintomáticos con inducibilidad de arritmias en el estudio electrofisiológico, especialmente si tienen ECG tipo I espontáneo.

 El único tratamiento capaz de reducir el riesgo de muerte súbita en el síndrome de Brugada es el DAI.

Sin embargo, es importante remarcar que, aunque es eficaz para prevenir la muerte súbita, el implante de un DAI y sus consiguientes recambios de generador conllevan un riesgo relevante de complicaciones a lo largo de la vida del paciente, especialmente en el caso de pacientes jóvenes.

Según la guía de la Sociedad Europea de Cardiología para el manejo de pacientes con arritmias ventriculares y la prevención de muerte súbita:

- La implantación de un DAI está recomendada en pacientes con diagnóstico de síndrome de Brugada que hayan sobrevivido a una parada cardíaca y/o se haya documentado una taquicardia ventricular sostenida espontánea.
- Debe considerarse la implantación de un DAI en pacientes con patrón electrocardiográfico tipo 1 espontáneo y antecedente de síncopes.
- Puede considerarse la implantación de un DAI en pacientes con diagnóstico de síndrome de Brugada que hayan desarrollado fibrilación ventricular durante la estimulación programada (en un estudio electrofisiológico) con dos o tres extraestímulos en dos sitios.
- No está indicada la implantación de un DAI en pacientes asintomáticos con patrón tipo 1 inducido por drogas o basado solamente en antecedentes familiares de muerte súbita.

En cuanto al manejo farmacológico, no se ha demostrado que la quinidina reduzca el riesgo de muerte súbita, pero sí que es efectiva como tratamiento preventivo para suprimir las arritmias ventriculares en pacientes con tormenta arrítmica o múltiples choques del DAI (ya que reduce la inducibilidad de fibrilación ventricular durante la estimulación ventricular programada). También es una alternativa a la implantación de un DAI en niños o en pacientes que rechacen el implante de un DAI, o para pacientes que también requieran tratamiento para arritmias supraventriculares.

Desafortunadamente, su uso está limitado por la falta de disponibilidad y su elevada incidencia de efectos secundarios.

 Según las guías de la Sociedad Europea de Cardiología, la quinidina y el isoproterenol pueden ser considerados en pacientes con síndrome de Brugada para tratar las tormentas arrítmicas.

En los últimos años ha aparecido una alternativa al tratamiento farmacológico en la prevención y el tratamiento de arritmias en pacientes con múltiples episodios arrítmicos, que es la ablación epicárdica con catéter dirigida a la destrucción del sustrato arrítmico (**Fig. 22-5**).

El reciente descubrimiento de un sustrato arrítmico potencialmente reversible bien definido a través de mapeo electroanatómico 3D es una de las nuevas áreas clave de investigación, que permitirá una mejora sustancial en el manejo de la enfermedad, allanando el camino hacia una posible cura del síndrome de Brugada, eliminando así la necesidad de implantar un DAI o de recurrir a terapia crónica con quinidina.

Finalmente, dado que el síndrome de Brugada es un trastorno hereditario, el manejo de todo paciente conlleva el estudio ulterior de familiares de forma escalonada para el cribado de la enfermedad.

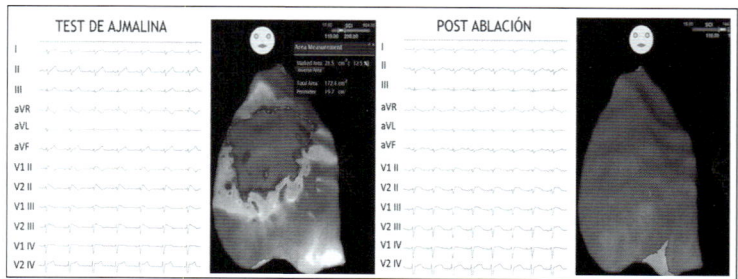

Figura 22-5. Ablación epicárdica del sustrato arrítmico en un paciente con síndrome de Brugada con una prueba de ajmalina positiva. Se muestran los trazados electrocardiográficos y los mapas electroanatómicos de la prueba de ajmalina a la izquierda y los posteriores a la ablación epicárdica a la derecha. Se observa la desaparición del sello electrocardiográfico característico del síndrome de Brugada, así como la eliminación del sustrato arrítmico presente en la prueba de ajmalina, tras la ablación epicárdica por catéter.

SÍNDROME DE QT LARGO

El síndrome de QT largo (SQTL) se caracteriza por una grave alteración en la repolarización ventricular, traducida en el ECG por un alargamiento en el intervalo QT (**Fig. 22-6**), que predispone a arritmias ventriculares malignas (*torsade de pointes*) y muerte súbita.

El cuadro clínico es muy variable, pudiendo ser asintomático, con síncope recurrente (que puede presentar sacudidas mioclónicas durante el síncope) o muerte súbita como primera manifestación.

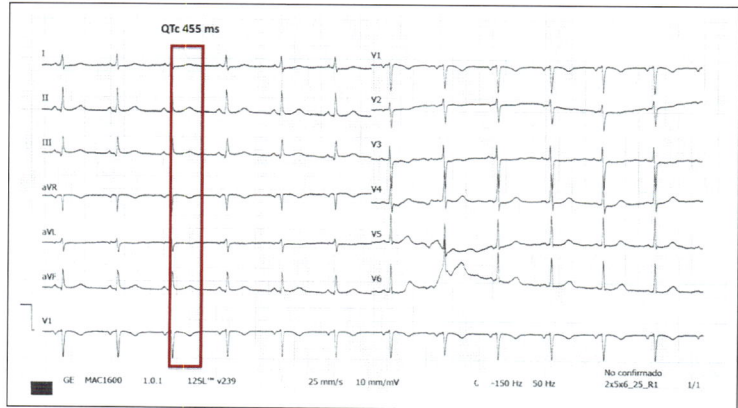

Figura 22-6. Registro electrocardiográfico de un paciente varón con palpitaciones y síncope que muestra un QT largo, con un valor de QTc de 455 ms.

Dado que la duración del potencial de acción ventricular disminuye con el aumento de la frecuencia cardíaca, la taquicardia ventricular polimorfa en *torsade de pointes* a menudo es autolimitada (**Fig. 22-7**). Sin embargo, puede degenerar en fibrilación ventricular y causar muerte súbita, con un riesgo de alrededor del 5 % por año (más alto en el SQTL tipo 2 o 3 que en el tipo 1).

Presenta una gran heterogeneidad genética y se han identificado ya más de 500 mutaciones distribuidas hasta ahora en 10 genes: *KCNQ1*, *HERG*, *SCN5A*, *KCNE1*, *KCNE2*, *ANKB*, *KCNJ2*, *CACNA1*, *CAV3* y *SCN4B*. La disfunción de estos genes puede implicar una pérdida de la función de los canales de corriente repolarizante de potasio o una ganancia de la función de los canales de corriente despolarizante de sodio o de calcio. El resultado común de todos estos trastornos genéticos es la prolongación de la duración del potencial de acción.

La aparición de arritmias ventriculares se ve favorecida por cualquier trastorno que prolongue aún más la duración del potencial de acción, como la bradicardia, la hipomagnesemia, la hipopotasemia o el hipotiroidismo. Otros factores de riesgo son una frecuencia cardíaca irregular, accidentes cerebrovasculares o hemorragias intracraneales, trastornos alimentarios, cardiopatía estructural o fármacos como los antiarrítmicos de clase Ia, Ic y III.

El riesgo de taquicardia ventricular polimorfa (*torsade de pointes*) depende del grado de prolongación del intervalo QT corregido (QTc), en particular si es mayor de 500 ms.

> Los síndromes de QT largo (en particular el tipo 3) también pueden causar fibrilación auricular paroxística.

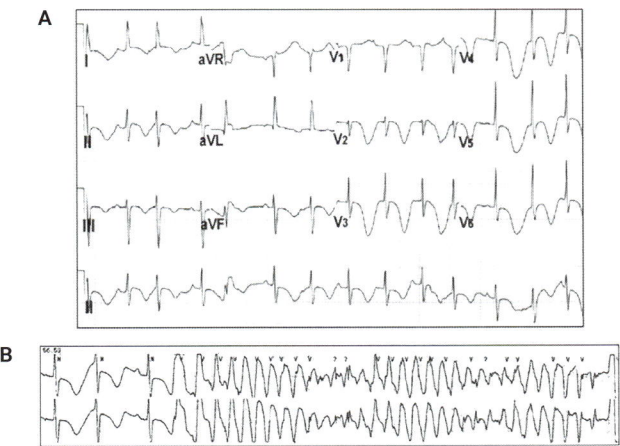

Figura 22-7. A) Registro electrocardiográfico en el que destaca una prolongación marcada del QT (por encima de 700 ms). **B)** Trazado característico de taquicardia tipo *torsade de pointes*.

Características del electrocardiograma

La duración del intervalo QT habitualmente varía con los cambios en la frecuencia cardíaca, por lo que el diagnóstico del síndrome de QT largo se basa principalmente en la medición del QTc por la frecuencia cardíaca. Existen múltiples formas para calcular el intervalo QTc, pero la más utilizada es la **fórmula de Bazett**, que consiste en dividir la duración del QT entre la raíz cuadrada del RR.

Los valores normales son de hasta 440 ms en hombres y 450-460 ms en mujeres. Desde el nacimiento hasta la adolescencia, el límite es igual para ambos sexos, 440 ms.

Es característica la aparición de alternancia en la amplitud o la polaridad de la onda T entre latidos, lo cual podría añadir una mayor susceptibilidad a la aparición de arritmias ventriculares, al igual que el aumento de la dispersión del QT (diferencia en la duración del QT mayor de 55 ms en las distintas derivaciones de un mismo ECG).

Los aspectos prácticos para medir el QT son:

- El intervalo QT se debe medir desde el inicio del complejo QRS hasta el momento en que la onda T termina y se inicia el segmento isoeléctrico, en 3-5 latidos consecutivos en los que la frecuencia cardíaca no varíe significativamente, y hacer la media de estas mediciones.
- Aunque el valor del QTc puede variar según la derivación que se utilice, se recomienda emplear la derivación en la que mejor se vea la terminación de la onda T.
- Se recomienda incluir la onda U en la medición del intervalo QT, especialmente si la amplitud de esta sobrepasa el 50 % de la amplitud de la onda T, aunque esto pueda conllevar una sobreestimación del QTc.
- Ante una fibrilación auricular, se recomienda hacer la media sobre 10 latidos.
- Cuando la despolarización ventricular se prolonga (QRS ancho), se precisa una medición mayor del QTc para considerarlo patológico (por encima de 500 ms).
- La morfología de la onda T suele estar alterada, siendo con frecuencia bífida o invertida. Además, la morfología puede ayudar a intentar definir el tipo de síndrome de QT largo entre los tres más frecuentes, pues suele existir relación entre el genotipo y el tipo de onda T.

Clasificación

La clasificación utilizada en el pasado se basaba en el patrón de herencia:

- Síndrome de Jervell-Lange-Nielsen: presentación homocigota o autosómica recesiva. Cursa con sordera neurosensorial.
- Síndrome de Romano-Ward: presentación heterocigota o autosómica dominante. Cursa sin sordera.

En cambio, actualmente los síndromes de QT largo se clasifican en función del gen mutado. Sin embargo, solo se identifica una anomalía genética específica en el 50-75 % de los casos. La probabilidad de detectar una anomalía varía según los factores clínicos presentes.

Se han descrito más de 15 formas de SQTL, pero la mayoría de los casos pertenece a tres subgrupos:

- **SQTL tipo 1:**
  - Mutación con pérdida de función del gen *KCNQ1* (canal responsable de la corriente de salida lenta de potasio IKs), lo que provoca una disminución de la corriente de salida de potasio durante la fase 3 del potencial de acción.
  - Los pacientes sufren episodios de arritmias ventriculares al hacer ejercicio (natación).
  - Es característico observar en el ECG una onda T de base ancha con una duración prolongada (**Fig. 22-8**).
- **SQTL tipo 2:**
  - Mutación con pérdida de función del gen *KCNH2* (canal responsable de la corriente de salida rápida de potasio IKr), lo que provoca una disminución de la corriente de salida de potasio durante la fase 3 del potencial de acción.
  - Los pacientes sufren episodios de arritmias ventriculares por estrés emocional, estímulos auditivos súbitos (despertador) o durante el sueño y el ejercicio.
  - Los pacientes son susceptibles de arritmias en el período posparto; en cambio, durante la gestación disminuye el riesgo de eventos arrítmicos.
  - El ECG se caracteriza por una onda T de baja amplitud y bífida (**Fig. 22-9**).

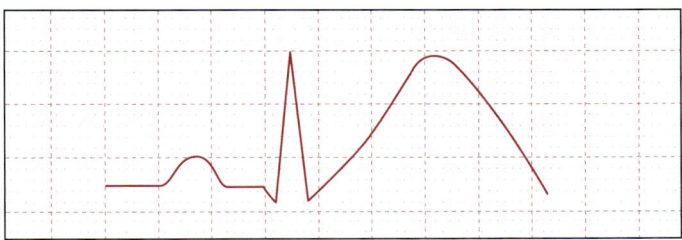

Figura 22-8. Morfología de la onda T característica del síndrome de QT largo tipo 1.

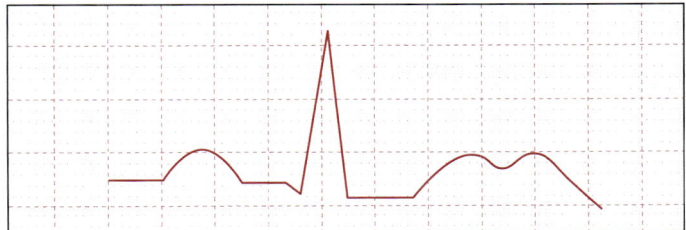

Figura 22-9. Morfología de la onda T característica del síndrome de QT largo tipo 2.

- **SQTL tipo 3:**
  - Mutación con ganancia de función del gen *SCN5A* (canal responsable de la corriente de entrada de sodio INa), lo que produce una entrada sostenida de sodio durante la fase 2 del potencial de acción que prolonga su duración.
  - Los pacientes sufren episodios de arritmias ventriculares durante el reposo o con la bradicardia.
  - El ECG se caracteriza por una onda T acuminada de aparición tardía con alargamiento del ST (**Fig. 22-10**).
  - Los pacientes suelen ser menos sintomáticos que los otros tipos, pero los eventos son característicamente más letales.

Estas tres formas se heredan como trastornos autosómicos dominantes con penetrancia incompleta.

Se han descrito formas raras del síndrome de QT largo con características clínicas adicionales, como el síndrome de Jervell-Lange-Nielsen (con sordera neurosensorial congénita; se trata de una variedad muy grave del SQTL tipo 1 o del SQTL tipo 5), el síndrome de Anderson-Tawil o SQTL tipo 7 (con parálisis periódica y dismorfismos craneofaciales) y el síndrome de Timothy o SQTL tipo 8 (con dismorfismos craneofaciales, inmunodeficiencia, cardiopatía congénita, retraso del desarrollo y sindactilia).

En la prueba de esfuerzo, los pacientes con síndrome de QT largo no suelen alcanzar la frecuencia máxima esperada calculada para la edad. Asimismo, el intervalo QT al esfuerzo puede tener un comportamiento paradójico, alargándose en lugar de acortarse.

El comportamiento electrocardiográfico durante la prueba de esfuerzo será diferente según el tipo de SQTL:

- SQTL tipo 1: los pacientes no suelen alcanzar la frecuencia cardíaca máxima calculada para la edad y con frecuencia tienen alargamiento del intervalo QT.
- SQTL tipo 2: los pacientes sí que suelen alcanzar la frecuencia cardíaca esperada y no suelen tener un intervalo QT prolongado o es poco prolongado.
- SQTL tipo 3: en general, los pacientes tienen una respuesta fisiológica al ejercicio, es decir, un acortamiento normal del intervalo QT.

> 💡 La prueba de esfuerzo también puede ser útil para valorar la respuesta al tratamiento y estratificar el riesgo en los casos asintomáticos o que presentan dudas acerca de los factores precipitantes de las arritmias.

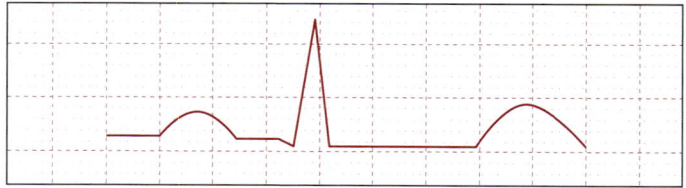

Figura 22-10. Morfología de la onda T característica del síndrome de QT largo tipo 3.

Diagnóstico y estratificación del riesgo

Se debe considerar el diagnóstico en pacientes con paro cardíaco o síncope de causa desconocida, o con antecedentes familiares de estos eventos cuando las personas afectadas no presentan cardiopatía estructural. Asimismo, debe considerarse en personas en quienes se detecta un intervalo QTc largo cuando se realiza un ECG por otras razones.

Sin embargo, dada la multiplicidad de factores que inciden en el QTc, si este es normal no excluye el diagnóstico. No obstante, en el momento de la taquicardia ventricular polimorfa en *torsade de pointes*, el QT siempre está prolongado.

Cuando un paciente tiene una prolongación significativa del intervalo QTc y TV polimorfa en *torsade de pointes* documentada, sin otras causas de intervalo QT prolongado, se establece el diagnóstico de SQTL congénito.

Los pacientes con intervalos QT limítrofes y sospecha de SQTL deben someterse a una ergometría, porque algunas alteraciones solo aparecen durante el ejercicio. La monitorización electrocardiográfica ambulatoria también puede revelar alteraciones transitorias de la repolarización ventricular.

En pacientes con un intervalo QTc normal, las pruebas de provocación con isoproterenol o epinefrina pueden revelar un QTc largo oculto y deben considerarse en pacientes con una probabilidad intermedia de SQTL congénito.

Como no todos los pacientes con un intervalo QT largo tienen SQTL ni todos los pacientes con un SQTL congénito tienen un intervalo QT largo en un ECG obtenido al azar, se ha elaborado la puntuación de Schwartz para estimar la probabilidad de un SQTL congénito. La probabilidad se estima como baja, intermedia o alta basándose en criterios clínicos, electrocardiográficos y de ergometría, siempre que el paciente no esté expuesto en ese momento a alguna causa ambiental de prolongación del intervalo QT.

Se puede utilizar la puntuación para seleccionar a los candidatos a estudio genético: los pacientes con baja probabilidad no necesitan pruebas genéticas, pero sí aquellos en los que la probabilidad sea intermedia o alta. Los pacientes con alta probabilidad sin una anomalía genética detectada podrían formar parte del 20-25 % de los pacientes con una mutación no identificada. Los pacientes con probabilidad intermedia que no presentan una mutación genética deberán ser controlados de forma estrecha con exámenes electrocardiográficos periódicos que incluyen ECG, monitorización cardíaca ambulatoria y ergometría.

La evolución del SQTL es muy variable y está influida por la duración del intervalo QTc, los factores ambientales, la edad, el genotipo y la respuesta al tratamiento.

El consejo genético es importante, pero en términos generales no hay contraindicación para el embarazo en las pacientes portadoras de SQTL, aunque cada caso en particular es diferente y debe evaluarse en su contexto.

Se ha observado que el riesgo de presentar arritmias ventriculares malignas disminuye durante la gestación. Por el contrario, en el posparto (hasta 9 meses después) existe una mayor vulnerabilidad a presentar arritmias malignas, en especial en las pacientes con SQTL tipo 2. Este riesgo disminuye de forma importante con el tratamiento con betabloqueantes.

Las arritmias ventriculares son más frecuentes en los SQTL tipo 1 y tipo 2, pero son más letales en el SQTL tipo 3.

Debe considerarse de alto riesgo el SQTL asociado con cualquiera de las siguientes características:

- Sordera congénita (síndrome de Jervell-Lange-Nielsen).
- Síncope recurrente por taquiarritmias ventriculares malignas.
- Antecedentes familiares de muerte súbita.
- Duración del QTc > 500 ms.
- Bloqueo AV 2:1.
- Alternancia eléctrica en la onda T.
- Genotipo de SQTL tipo 3.

Tratamiento

Los pacientes sintomáticos que no reciben tratamiento tienen una mortalidad del 20 % al año y del 50 % a los 10 años tras una arritmia ventricular. No cabe duda de que se debe tratar a los pacientes sintomáticos, pero no está tan claro cómo se debe actuar con los pacientes asintomáticos.

El tratamiento inicial es con betabloqueantes y debe iniciarse en todo paciente con diagnóstico de SQTL. Los betabloqueantes de elección son los de acción prolongada sin actividad simpaticomimética intrínseca: nadolol o propranolol de liberación lenta, o, en segunda línea, metoprolol o atenolol. Para establecer la dosis adecuada es útil la prueba de esfuerzo. La frecuencia cardíaca máxima no debe superar los 130 lpm en tratamiento.

Los betabloqueantes son eficaces, en particular en el SQTL tipo 1, pero en el SQTL tipo 3 deben ser utilizarlos con cautela, ya que en los pacientes con este tipo los episodios de arritmias ventriculares son más comunes y con frecuencias cardíacas bajas. Para los pacientes con SQTL tipo 3 son de utilidad los bloqueantes de los canales de sodio como la flecainida o la mexiletina.

Los bloqueantes de los canales de sodio no se deben administrar si no hay un diagnóstico genético confirmado.

También se puede complementar el tratamiento mediante suplementos de potasio o fármacos ahorradores de potasio como la espironolactona.

Así mismo, se deberá prestar especial atención a evitar factores desencadenantes como alteraciones electrolíticas o ciertos fármacos que prolongan el QT. También es recomendable la restricción del ejercicio físico, sobre todo en los SQTL tipo 1 y tipo 2.

Está indicado implantar un DAI en los pacientes con riesgo alto.

Los pacientes con episodios frecuentes o prolongados de taquicardia ventricular polimorfa en *torsade de pointes* pueden beneficiarse de un tratamiento destinado a acortar el intervalo QT, a través del aumento de la frecuencia cardíaca utilizando un marcapasos, isoproterenol o ambos. Los pacientes con SQTL tipo 3 son los que más se benefician de este tratamiento.

En casos refractarios de alto riesgo, se puede practicar una simpatectomía izquierda (ganglio estrellado) en los SQTL tipo 1 y 2; en cambio, en el tipo 3 no se ha logrado establecer su efectividad.

SÍNDROME DE QT CORTO

Se trata de una canalopatía hereditaria muy poco frecuente, caracterizada por un intervalo QT corto, que se relaciona con la aparición de arritmias auriculares (fibrilación auricular), ventriculares (taquicardia ventricular polimórfica) y muerte súbita (con frecuencia es la primera manifestación de la enfermedad).

Los síndromes de intervalo QT corto se clasifican en función del gen específico que ha mutado. Los genes anormales incluyen *KCNH2*, *KCNQ1* y *KCNJ2*. Su disfunción produce los cambios opuestos al SQTL: ganancia de función de los canales repolarizantes de potasio o pérdida de función de los canales despolarizantes de sodio o calcio.

El ECG se caracteriza por:

- Intervalo QT corto permanentemente (QTc < 360 ms), sin variaciones con el esfuerzo o la taquicardia, con lo que puede haber ausencia de intervalo ST (**Fig. 22-11**).
- Ondas T picudas y simétricas en precordiales.
- Es frecuente la aparición de fibrilación auricular.

> Se ha propuesto el tratamiento con quinidina (que prolonga el intervalo QT), pero la mayoría de los pacientes sintomáticos recibe un DAI.

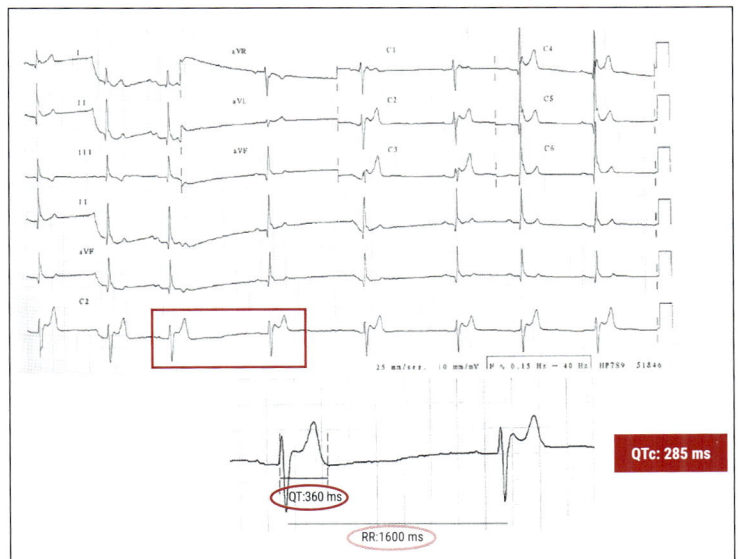

Figura 22-11. Cálculo del QTc en un paciente con QT corto.

TAQUICARDIA VENTRICULAR POLIMORFA CATECOLAMINÉRGICA

Se trata de una canalopatía de origen genético caracterizada por alteraciones en la regulación del calcio intracelular, que favorece la aparición de arritmias ventriculares con riesgo de muerte súbita en corazones estructuralmente normales. Los afectados suelen presentar síncope de esfuerzo y la arritmia más característica es la taquicardia ventricular bidireccional.

Se hereda con patrón autosómico dominante, por mutación del gen que codifica el receptor cardíaco de rianodina (*RyR2*), pero también puede heredarse como una mutación autosómica recesiva del gen de calsecuestrina cardíaca (*CASQ2*). Dicha alteración produce un aumento de la liberación de calcio desde el retículo sarcoplásmico en respuesta a la estimulación adrenérgica.

La taquicardia ventricular más característica es la taquicardia ventricular bidireccional (**Fig. 22-12**), que aparece en el ECG como dos complejos QRS de polaridad opuesta en un patrón alternante. No obstante, también puede provocar taquicardia ventricular polimorfa o fibrilación ventricular.

> Los pacientes son más susceptibles de desarrollar taquicardias ventriculares y muerte súbita cardíaca, en particular durante el aumento de la actividad adrenérgica, típicamente durante el ejercicio.

El ECG en reposo es normal. Para alcanzar el diagnóstico se debe realizar una ergometría, que permitirá confirmar la sospecha diagnóstica si se desencadena una taquicardia ventricular polimorfa, en especial si se trata de una taquicardia

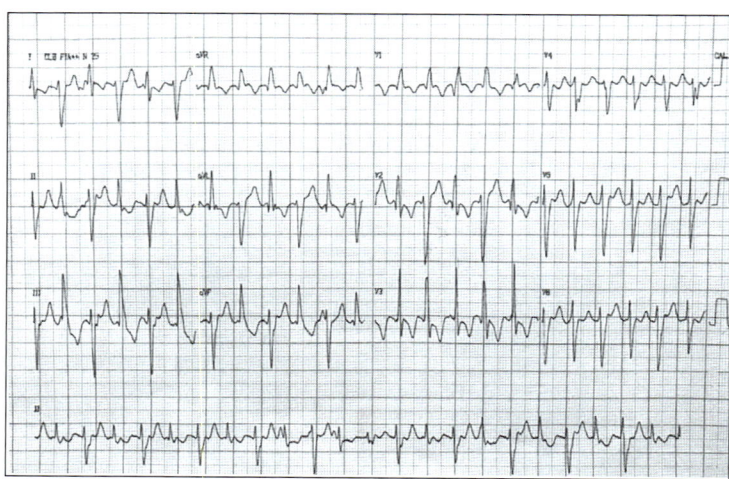

Figura 22-12. Registro electrocardiográfico de un paciente con palpitaciones y síncope que muestra una taquicardia ventricular bidireccional. Obsérvese que la morfología de los complejos QRS cambia alternativamente en el plano frontal y su duración es < 120 ms.

ventricular bidireccional. Posteriormente, se deben realizar estudios genéticos, que tienen un rendimiento del 50 %.

Se recomienda a todos los pacientes evitar el ejercicio extenuante (deportes competitivos). En los pacientes que han presentado síntomas o han desarrollado arritmias ventriculares, el tratamiento primario consiste en dosis altas de un beta-bloqueante de acción prolongada, preferiblemente sin actividad simpaticomimé-tica intrínseca, como el nadolol o el propranolol de liberación prolongada. Si el bloqueo beta-adrenérgico es ineficaz, la flecainida puede ser útil por sus efectos bloqueantes tanto del canal de sodio como del receptor de rianodina.

Está indicado el implante de un DAI en pacientes con muerte súbita recuperada o si presentan taquicardias ventriculares a pesar del tratamiento farmacológico. En los casos refractarios al tratamiento se puede plantear la simpatectomía izquierda o la ablación del sustrato arritmogénico.

En pacientes asintomáticos también hay que recomendar la moderación de su actividad física y recibir tratamiento con betabloqueantes.

PUNTOS CLAVE

- Las canalopatías son un grupo de enfermedades que alteran la función de los canales iónicos de los miocardiocitos, de manera que predisponen a bra-diarritmias o taquiarritmias en ausencia de cardiopatía estructural, pudiendo provocar una muerte súbita cardíaca.
- La primera herramienta diagnóstica ante una canalopatía es el ECG. Por ello hay que conocer las alteraciones típicas que se producen en cada uno de estos trastornos.
- El síndrome de Brugada es una enfermedad hereditaria, con patrón auto-sómico dominante, caracterizada por un patrón electrocardiográfico carac-terístico de elevación persistente del segmento ST en precordiales dere-chas (V1-V2), que predispone a la muerte súbita por arritmias ventriculares (taquicardia ventricular polimorfa o fibrilación ventricular) en ausencia de cardiopatía estructural.
- El SQTL se caracteriza por una grave alteración en la repolarización ventri-cular, traducida en el ECG por un alargamiento en el intervalo QT que predis-pone a arritmias ventriculares malignas (*torsade de pointes*) y muerte súbita.
- El síndrome de QT corto es una canalopatía hereditaria muy poco frecuente, caracterizada por un intervalo QT corto, que se relaciona con la aparición de arritmias auriculares (fibrilación auricular), ventriculares (taquicardia ven-tricular polimórfica) y muerte súbita (con frecuencia es la primera manifes-tación de la enfermedad).

BIBLIOGRAFÍA

Benito B, Brugada J, Brugada R, et al. Síndrome de Brugada. Rev Esp Cardiol. 2009; 62(11):1297-315.

Davis D. Interpretación del ECG. Su dominio rápido y exacto. 4ª ed. Buenos Aires: Editorial Médica Panamericana, 2008.

Ebert H. ECG Fácil. Interpretacion. Diagnóstico diferencial. Barcelona: Thieme J&C; 2005.

Hamm CW, Willems S. El Electrocardiograma. Su interpretación práctica. 3ª ed. Madrid: Editorial Médica Panamericana; 2010.

Park MK. Cardiología Pediátrica. 2ª ed. Madrid: Harcourt Brace; 1999.

Priori SG, Wilde AA, Horie M, et al. HRS/EHRA/APHRS expert consensus statement on the diagnosis and management of patients with inherited primary arrhythmia syndromes: document endorsed by HRS, EHRA, and APHRS in May 2013 and by ACCF, AHA, PACES, and AEPC in June 2013. Heart Rhythm. 2013;10(12):1932-63.

Schwartz PJ, Crotti L. QTc behavior during exercise and genetic testing for the long-QT syndrome. Circulation. 2011;124(20):2181-4.

Displasia arritmogénica del ventrículo derecho 23

OBJETIVOS

- Conocer los hallazgos electrocardiográficos característicos de la displasia arritmogénica.
- Saber las alteraciones arrítmicas de la displasia arritmogénica.
- Aprender cómo se manejan las alteraciones arritmogénicas de la displasia arritmogénica.

INTRODUCCIÓN

La miocardiopatía arritmogénica del ventrículo derecho (MAVD), también llamada *displasia arritmogénica del ventrículo derecho*, es una enfermedad de base genética que afecta principalmente al ventrículo derecho y causa arritmias ventriculares y muerte súbita.

Debido a ciertas mutaciones que afectan a los desmosomas (uniones entre los miocitos cardíacos), se produce una distrofia progresiva del miocardio ventricular y es sustituido por tejido fibroso o fibroadiposo.

Las proteínas desmosómicas que pueden verse afectadas son placofilina, desmoplaquina y desmogleína. Cuando se alteran, estas proteínas tienden a experimentar daño por estrés mecánico, como, por ejemplo, debido a un aumento del esfuerzo cardíaco en caso de ejercicio prolongado. La curación de la lesión induce el reemplazo de miocitos por tejido fibroadiposo, predominantemente en el triángulo formado por el tracto de salida, el tracto de entrada y el ápex del ventrículo derecho, pero a veces también se afecta la región posterolateral del ventrículo izquierdo.

Las manifestaciones de la enfermedad se deben a cambios electrofisiológicos y estructurales, que se manifiestan inicialmente con extrasístoles y taquiarritmias ventriculares, pero que con el tiempo causan anomalías estructurales del ventrículo derecho (dilatación y adelgazamiento), provocando disfunción ventricular. Se cree que el esfuerzo sostenido e intenso (deportes de resistencia) acelera el inicio y la progresión de la enfermedad.

Las mutaciones se heredan con un patrón autosómico dominante con penetrancia variable; sin embargo, algunas mutaciones se heredan con patrón autosómico recesivo (como en la enfermedad de Naxos y el síndrome de Carvajal).

Es una causa importante de muerte súbita en personas jóvenes y en atletas, siendo causante del 10-30 % de las muertes súbitas cardíacas de pacientes menores de 35 años.

MANIFESTACIONES CLÍNICAS

La fase inicial es una fase preclínica conocida como *enfermedad oculta*, la cual se caracteriza por presentar mínima o ninguna alteración estructural con o sin arritmias ventriculares menores.

Es típico que la MAVD se manifieste clínicamente entre la segunda y la tercera década de la vida. Más raramente, los síntomas y los signos pueden aparecer antes de la pubertad o en los ancianos.

 La presentación clínica más frecuente consiste en arritmias ventriculares y síntomas relacionados con ellas, como palpitaciones, episodios sincopales (durante el ejercicio físico) y paradas cardíacas.

La muerte súbita cardíaca puede ser la primera manifestación de la enfermedad, en especial en los jóvenes y en los atletas de competición, sin estar diagnosticados previamente de MAVD.

En ocasiones puede simular una miocarditis aguda, presentando dolor torácico, elevación transitoria del segmento ST y cambios en la onda T. Además, se puede detectar una elevación de los valores de los biomarcadores cardíacos.

Los pacientes con enfermedad de larga duración pueden desarrollar disfunción del ventrículo derecho o disfunción biventricular.

HALLAZGOS ELECTROCARDIOGRÁFICOS

El electrocardiograma (ECG) desempeña un papel clave en la evaluación de estos pacientes, ya que la MAVD es una enfermedad progresiva y su progresión puede evidenciarse en el ECG.

Alteraciones de la repolarización

Las alteraciones de la repolarización son un marcador temprano y sensible de expresión de la enfermedad en la MAVD.

Una de las características clave es la presencia de ondas T negativas en las derivaciones precordiales derechas en pacientes mayores de 14 años de edad, en ausencia de bloqueo de rama derecha (**Fig. 23-1**). La inversión de las ondas T en las derivaciones V1, V2, V3 y en otras derivaciones precordiales en individuos sanos y mayores de 14 años de edad se observa en solo el 4 % de las mujeres sanas y en el 1 % de los hombres sanos. Por lo tanto, se trata de un hallazgo razonablemente específico y es considerado como una alteración diagnóstica mayor en la MAVD.

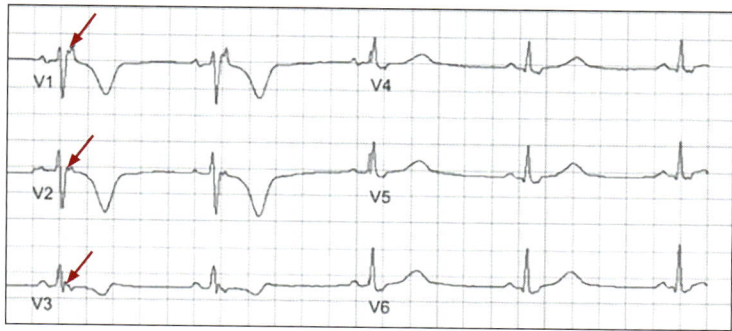

Figura 23-1. Registro electrocardiográfico en el que se pueden observar ondas T negativas profundas en derivaciones precordiales derechas, así como una muesca al final del QRS compatible con onda épsilon (flechas); todo ello es concordante con el diagnóstico de miocardiopatía arritmogénica del ventrículo derecho.

 Las ondas T negativas pueden extenderse a las derivaciones precordiales laterales (V4, V5 o V6) sugiriendo afectación del ventrículo izquierdo.

Alteraciones de la despolarización

Las alteraciones de la despolarización incluyen el bloqueo incompleto de rama derecha (rara vez bloqueo completo), con un complejo QRS prolongado y fragmentado (por un retraso en la parte ascendente de la onda S) (**Fig. 23-2**).

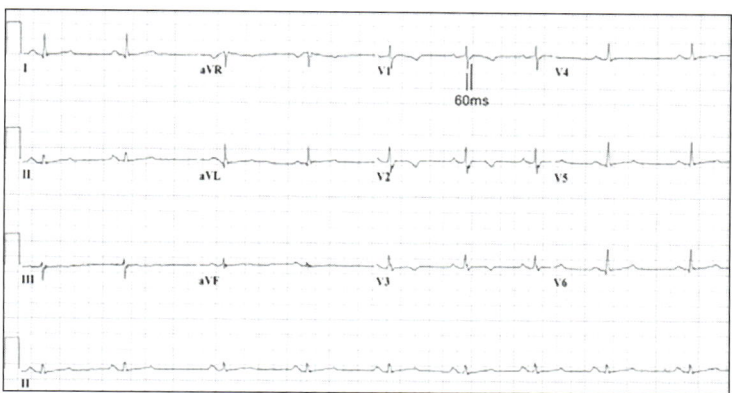

Figura 23-2. ECG en el que se observa una inversión de la onda T de V1 a V4 y retraso en la parte ascendente de la onda S, con prolongación de la duración de la activación terminal de unos 60 ms (≥ 55 ms), medida desde el nadir de la onda S hasta el final del complejo QRS en V1.

Onda épsilon

La onda épsilon es un potencial de pequeña amplitud que aparece al final del complejo QRS y al inicio del segmento ST, que se detecta en las derivaciones precordiales derechas (**Fig. 23-3**).

Se considera que las ondas épsilon en la MAVD representan áreas de activación retardada en el ventrículo derecho como consecuencia de la sustitución del miocardio por tejido fibroso o fibroadiposo; por esta razón las ondas épsilon son consideradas un criterio mayor. Cuando se registran ondas épsilon, habitualmente se trata de casos de enfermad avanzada.

Alteraciones arrítmicas

En la MAVD, como consecuencia de la sustitución del miocardio por tejido fibroadiposo, se produce una alteración en la transmisión del impulso eléctrico que puede desencadenar la aparición de múltiples arritmias ventriculares. Estas van desde extrasístoles ventriculares hasta taquicardias ventriculares, las cuales pueden degenerar en una fibrilación ventricular.

Estos pacientes suelen presentar extrasístoles ventriculares frecuentes, muchas veces monomórficas o de pocas morfologías, las cuales se pueden asociar en formas complejas. Las arritmias ventriculares sostenidas más frecuentes son las taquicardias ventriculares monomórficas que, dado que se originan en el ventrículo derecho, suelen tener morfología de bloqueo de rama izquierda. Es típico, además, que de forma espontánea o durante la realización de un estudio electrofisiológico un mismo paciente presente taquicardias ventriculares de distinta morfología y longitud de ciclo (**Fig. 23-4**).

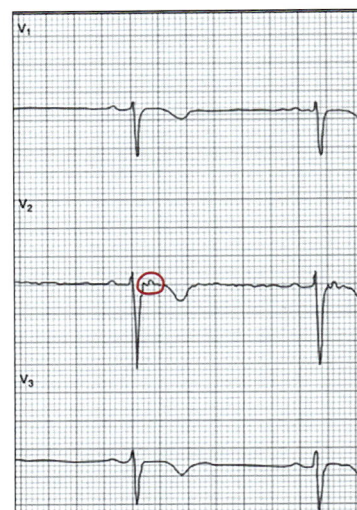

Figura 23-3. Potencial de pequeña amplitud al final del complejo QRS y al inicio del segmento ST compatible con una onda épsilon.

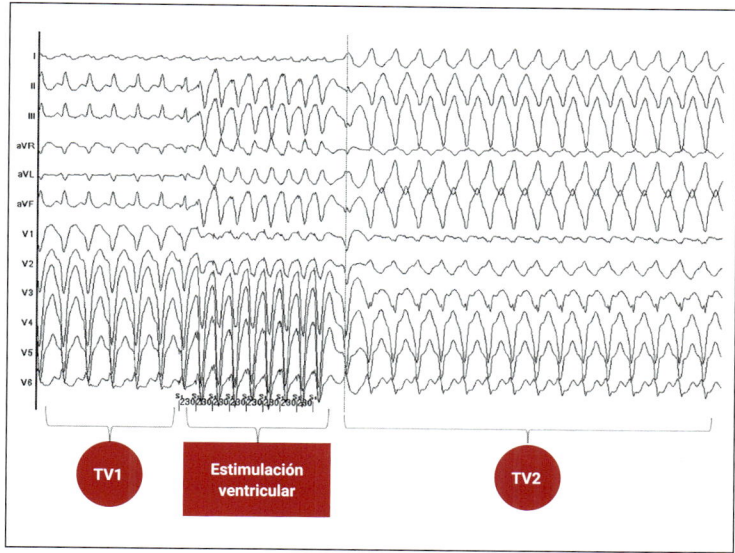

Figura 23-4. ECG recogido durante la realización de un estudio electrofisiológico en un paciente con sospecha de MAVD en el que se inducen dos taquicardias ventriculares distintas (distintas morfología y longitud de ciclo), pero ambas de origen en el ventrículo derecho (morfología de bloqueo completo de rama izquierda en V1).

 Las arritmias ventriculares sostenidas pueden aparecer en aproximadamente un 70 % de los pacientes. Estas arritmias son desencadenadas o agravadas por la estimulación adrenérgica.

La presencia de más de 500 extrasístoles ventriculares en 24 horas es un criterio menor para el diagnóstico de MAVD.

Las taquicardias ventriculares, ya sean sostenidas o no, con imagen de bloqueo de rama izquierda y eje superior (complejos QRS negativos o indeterminados en las derivaciones inferiores y positivos en aVL) son consideradas un criterio mayor. Los otros patrones de taquicardia ventricular son considerados un criterio menor.

DIAGNÓSTICO

El diagnóstico de MAVD es difícil en ausencia de una disfunción sistólica ventricular derecha avanzada. En la actualidad, no existen pruebas consideradas como métodos de referencia ni criterios patognomónicos para realizar el diagnóstico definitivo de la MAVD.

> Se debe sospechar en pacientes jóvenes con palpitaciones, síncope (sobre todo si es durante el ejercicio físico), taquiarritmias ventriculares o muerte súbita recuperada, de causa no reconocida, en ausencia de cardiopatía estructural clínicamente evidente.

A menudo, el diagnóstico de MAVD se sospecha por primera vez ante la detección de arritmias ventriculares de origen ventricular derecho, típicamente con un complejo QRS con imagen de bloqueo de rama izquierda y eje superior (esto último ayuda a diferenciar la MAVD de la taquicardia ventricular del tracto de salida del ventrículo derecho idiopática, que es más benigna y suele tener un eje inferior del QRS).

Como ninguna prueba aislada es suficiente para el diagnóstico, se han establecido unos criterios diagnósticos. Los criterios de la *Task Force* (**Tabla 23-1**) se dividen en mayores (cada uno puntúa dos puntos) y menores (cada uno puntúa un punto) e incluyen seis ámbitos: alteraciones estructurales, hallazgos histopatológicos, alteraciones de la repolarización, alteraciones de la despolarización, arritmias y antecedentes familiares. En resumen, los criterios incluyen:

- Evidencia de patología ventricular derecha en los estudios diagnósticos por imagen (ecocardiograma, resonancia o angiografía).
- Biopsia del ventrículo derecho que muestra el reemplazo de miocitos por tejido fibroso, tejido adiposo o ambos.
- Cambios de la repolarización en el ECG, incluida la inversión de la onda T en las derivaciones precordiales derechas.
- Cambios de la despolarización en el ECG, incluidas ondas épsilon en las derivaciones precordiales derechas.
- ECG de señal promediada que muestra potenciales tardíos.
- Arritmias ventriculares documentadas que se originaron en el ventrículo derecho (sobre todo si tienen imagen de bloqueo de rama izquierda y eje superior).
- Antecedentes familiares de MAVD o de muerte súbita.
- Identificación de una mutación genética asociada con MAVD.

Para realizar el diagnóstico de MAVD se requieren cuatro puntos y una de las siguientes combinaciones:

- Dos criterios mayores.
- Un criterio mayor y dos menores.
- Cuatro criterios menores.

Se habla de que el diagnóstico es limítrofe si se alcanzan los tres puntos (un criterio mayor y un criterio menor o tres criterios menores) o posible si existen dos puntos (un criterio mayor o dos criterios menores).

A pesar de que son los criterios diagnósticos establecidos para la MAVD, existen dificultades para aplicarlos en el cribaje de familiares o para descartar otros posibles diagnósticos como la miocarditis, la sarcoidosis, la miocardiopatía dilatada, el síndrome de Brugada, la anomalía de Uhl, la anomalía de Ebstein, un cortocircuito de izquierda a derecha y la hipertensión pulmonar.

Tabla 23-1. Criterios internacionales de la *Task Force* de la miocardiopatía arritmogénica del ventrículo derecho

Criterios mayores	Criterios menores
Disfunción y alteraciones estructurales generales o regionales	
• En el ecocardiograma bidimensional: acinesia, discinesia o aneurismas regionales del VD y una de las siguientes medidas (en telediástole): – PELP del TSVD ≥ 32 mm (corregido por tamaño corporal [PELP/ASC] ≥ 19 mm/m^2) – PECP del TSVD ≥ 36 mm (corregido por tamaño corporal [PECP/ASC] ≥ 21 mm/m^2) – Cambio del área fraccional ≤ 33 %	• En el ecocardiograma bidimensional: acinesia o discinesia regionales del VD y una de las siguientes medidas (en telediástole): – PELP del TSVD: 29-32 mm (corregido por tamaño corporal [PELP/ASC]: 16-19 mm/m^2) – PECP del TSVD: 32-36 mm (corregido por tamaño corporal [PECP/ASC]: 18-21 mm/m^2) – Cambio del área fraccional: 33-40 %
• En la RM: acinesia o discinesia regional del VD o contracción disincrónica del VD y una de las siguientes medidas: – Cociente del volumen telediastólico del VD respecto al ASC ≥ 110 ml/m^2 (varones) o ≥ 100 ml/m^2 (mujeres) – Fracción de eyección del VD ≤ 40 %	• En la RM: acinesia o discinesia regional del VD o contracción disincrónica del VD y una de las siguientes medidas: – Cociente del volumen telediastólico del VD respecto al ASC: 100-110 ml/m^2 (varones) o 90-100 ml/m^2 (mujeres) – Fracción de eyección del VD: 40-45 %
• En la angiografía del VD: acinesia, discinesia o aneurismas regionales del VD	
Caracterización del tejido	
• Miocitos residuales < 60 % mediante análisis morfométrico (o < 50 % si es una estimación), con sustitución fibrosa del miocardio de la pared libre del VD en al menos una muestra, con o sin sustitución adiposa del tejido en la biopsia endomiocárdica	• Miocitos residuales 60-75 % mediante análisis morfométrico (o 50-65 % si es una estimación), con sustitución fibrosa del miocardio de la pared libre del VD en al menos una muestra, con o sin sustitución adiposa del tejido en la biopsia endomiocárdica
Anomalías de la repolarización	
• Ondas T invertidas en las derivaciones precordiales derechas (V1, V2 y V3) o más allá en individuos mayores de 14 años (en ausencia de BRDH con QRS ≥ 120 ms)	• Ondas T invertidas en las derivaciones V1 y V2 en individuos mayores de 14 años (en ausencia de BRDH completo) o en V4, V5 o V6 • Ondas T invertidas en las derivaciones V1, V2, V3 y V4 en individuos mayores de 14 años en presencia de un BRDH completo

(Continúa)

Tabla 23-1. Criterios internacionales de la *Task Force* de la miocardiopatía arritmogénica del ventrículo derecho (*Cont.*)

Criterios mayores	Criterios menores
Anomalías de la despolarización y de la conducción	

• Onda épsilon (señales de baja amplitud reproducibles entre el final del complejo QRS y el inicio de la onda T) en las derivaciones precordiales derechas (V1 a V3)	• Potenciales tardíos mediante SAECG en al menos uno de tres parámetros, en ausencia de una duración del QRS ≥ 110 ms en el ECG estándar:
	  – Duración del QRS filtrado ≥ 114 ms
	  – Duración del QRS terminal < 40 mV (duración de la señal de baja amplitud) y ≥ 38 ms
	  – Media de la raíz cuadrada de los voltajes de los 40 ms terminales ≤ 20 mV
	• Duración de la activación terminal del QRS ≥ 55 ms medida desde el mínimo de la onda S hasta el final del QRS (incluyendo R') en V1, V2 o V3 y en ausencia de BRDH completo

Arritmias	
• Taquicardia ventricular no sostenida o sostenida con morfología de BRIH y eje superior (QRS negativo o indeterminado en las derivaciones II, III y aVF, y QRS positivo en aVL)	• Taquicardia ventricular no sostenida o sostenida de la configuración del TSVD, con morfología de BRIH y eje inferior (QRS positivo en las derivaciones II, III y aVF, y QRS negativo en aVL) o de eje desconocido • Más de 500 extrasístoles ventriculares en la monitorización con Holter de 24 horas
Historia familiar	
• M/DAVD confirmada en un familiar de primer grado que cumpla los criterios actuales de la *Task Force* • M/DAVD confirmada anatopatológicamente en la autopsia o la intervención quirúrgica de un familiar de primer grado • Identificación de una mutación patogénica clasificada como asociada o probablemente asociada a la M/DAVD en el paciente examinado	• Antecedente de M/DAVD en un familiar de primer grado en el que no es factible determinar si cumple los criterios actuales de la *Task Force* • Muerte súbita prematura (< 35 años) debida a una presunta M/DAVD en un familiar de primer grado • M/DAVD confirmada anatopatológicamente o mediante los criterios actuales de la *Task Force* en un familiar de segundo grado

Adaptada de: Corrado, et al., 2017.
ASC: área de la superficie corporal; aVF: aumento de voltaje en la derivación unipolar del pie izquierdo; aVL: aumento de voltaje en la derivación unipolar del brazo izquierdo; BRDH: bloqueo de rama derecha del haz de His; BRIH: bloqueo de rama izquierda del haz de His; ECG: electrocardiograma; M/DAVD: miocardiopatía/displasia arritmogénica ventricular derecha; PECP: proyección de eje corto paraesternal; PELP: proyección de eje largo paraesternal; RM: resonancia magnética; SAECG: electrocardiograma de promediación de señal; TSVD: tracto de salida del ventrículo derecho; VD: ventrículo derecho.

Los familiares directos de los pacientes tienen un riesgo significativo de enfermedad. A partir de los 10-12 años y cada 1-3 años a partir de entonces, se debe realizar una evaluación clínica, ECG, monitorización electrocardiográfica ambulatoria y ecocardiografía. Si el caso índice tiene una mutación identificada, se realizan estudios genéticos. Los miembros de la familia sin la mutación índice son eximidos de las pruebas de seguimiento.

Los criterios electrocardiográficos para el diagnóstico incluyen alteraciones de la repolarización, alteraciones de la despolarización y arritmias.

Alteraciones de la repolarización

Se consideran un criterio mayor y dos criterios menores:

- **Mayor:** ondas T negativas en precordiales derechas (V1, V2 y V3) o más allá en individuos mayores de 14 años de edad (en ausencia de bloqueo completo de rama derecha con QRS ≥ 120 ms).
- **Menores:**
  - Ondas T negativas en V1 y V2 en individuos mayores de 14 años de edad (en ausencia de bloqueo completo de rama derecha) o en V4, V5 o V6.
  - Ondas T negativas en las derivaciones V1, V2, V3 y V4 en individuos mayores de 14 años de edad en presencia de bloqueo completo de rama derecha.

Alteraciones de la despolarización

Se consideran un criterio mayor y dos criterios menores:

- **Mayor:** ondas épsilon (señal de pequeña amplitud reproducible entre el final del complejo QRS y el inicio de la onda T) en las derivaciones precordiales derechas (de V1 a V3).
- **Menores:**
  - Potenciales tardíos mediante un ECG de señal promediada, en ausencia de una duración del QRS ≥ 110 ms en el ECG estándar.
  - Duración de la activación terminal del complejo QRS ≥ 55 ms, medida desde el nadir de la onda S hasta el final del complejo QRS, incluyendo a R′, en las derivaciones V1, V2 o V3, en ausencia de bloqueo completo de rama derecha.

Arritmias

Se consideran un criterio mayor y dos criterios menores:

- **Mayor:** taquicardias ventriculares no sostenidas o sostenidas de morfología de bloqueo de rama izquierda con eje superior (QRS negativo o indeterminado en las derivaciones II, III y aVF, y positivo en la derivación aVL).

- **Menores:**
  - Taquicardias ventriculares no sostenidas o sostenidas del tracto de salida del ventrículo derecho, con morfología de bloqueo de rama izquierda con eje inferior (QRS positivo en las derivaciones II, III y aVF, y negativo en la derivación aVL) o de eje desconocido.
  - Más de 500 extrasístoles ventriculares en 24 horas (en monitorización con Holter).

TRATAMIENTO

El tratamiento de la MAVD se centra en la prevención de la muerte súbita y de las taquicardias ventriculares sintomáticas.

Las estrategias terapéuticas incluyen cambios en el estilo de vida (siendo fundamental la restricción del ejercicio físico), tratamiento con fármacos antiarrítmicos, implante de un desfibrilador automático implantable (DAI), ablación con catéter y trasplante cardíaco.

Cambios en el estilo de vida

Los pacientes deben evitar los deportes de resistencia porque promueven tanto la progresión de la enfermedad como la aparición de arritmias potencialmente letales. Estos riesgos son mayores en los hombres y en los pacientes con enfermedad más avanzada (como se evidencia por la mayor cantidad de criterios diagnósticos).

Dado que los pacientes con MAVD tienen un riesgo aumentado de muerte súbita durante el esfuerzo, se desaconseja que participen en deportes de competición y se recomienda que eviten el ejercicio intenso, limitando la actividad física a actividades de baja demanda cardiovascular como caminar.

Desfibrilador automático implantable

El implante de un DAI está recomendado en pacientes con riesgo alto de muerte súbita cardíaca, es decir, aquellos que presenten alguno de los siguientes: muerte súbita cardíaca recuperada, taquicardias ventriculares sostenidas o disfunción ventricular grave del ventrículo derecho o izquierdo.

El implante de un DAI también debe ser considerado en pacientes con MAVD y factores de riesgo, tales como síncope inexplicado, taquicardias ventriculares no sostenidas o disfunción moderada de ventrículo derecho o izquierdo.

Actualmente no se recomienda el implante profiláctico de un DAI en pacientes asintomáticos, debido al pronóstico general favorable y al elevado riesgo de complicaciones relacionadas con el dispositivo.

Tratamiento farmacológico

Los betabloqueantes están recomendados en los pacientes con MAVD con arritmias ventriculares. El objetivo es mejorar la calidad de vida mediante la prevención de arritmias ventriculares sintomáticas (típicamente producidas durante el ejercicio físico) y descargas del DAI.

El tratamiento con fármacos antiarrítmicos de clase III, en particular sotalol o amiodarona, puede reducir las arritmias ventriculares sintomáticas, pero no reemplaza a un DAI. Sin embargo, estos fármacos pueden beneficiar a los pacientes que tienen descargas frecuentes y apropiadas del DAI pese al tratamiento adecuado con betabloqueantes.

Ablación por catéter

La ablación por catéter (tanto endocárdica como epicárdica) de las taquicardias ventriculares puede ser beneficiosa en pacientes con MAVD y taquicardias ventriculares sintomáticas y recurrentes en los cuales el tratamiento con betabloqueantes es inefectivo o no es tolerado.

El procedimiento tiene una tasa de éxito del 60-90 %, pero las recidivas son frecuentes debido a la naturaleza progresiva de la enfermedad, con una tasa de taquicardia ventricular recurrente hasta del 90 % a los 3 años, normalmente por un nuevo foco.

 Es importante reconocer que este procedimiento no es curativo, ni es una alternativa al implante de un DAI, sino que mejora la calidad de vida por la disminución de la frecuencia de episodios de taquicardia ventricular.

Trasplante cardíaco

El trasplante cardíaco está recomendado como la opción terapéutica final en pacientes con MAVD con insuficiencia cardíaca refractaria o ante episodios recurrentes de taquicardia o fibrilación ventricular refractarias a la ablación con catéter en centros experimentados o a la terapia de un DAI.

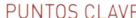

PUNTOS CLAVE

- El ECG basal, especialmente en los estadios iniciales, puede ser muy anodino; sin embargo, es preciso un seguimiento continuo, pues habitualmente acaban mostrando alteraciones típicas en el seguimiento.
- Se debe pensar en esta entidad sobre todo en pacientes que presenten taquicardias ventriculares (especialmente si son de morfología de bloqueo de rama izquierda y eje superior) en ausencia de cardiopatía estructural aparente y, especialmente, si conllevan síncope o muerte súbita cardíaca durante el ejercicio físico.

(Continúa)

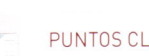

PUNTOS CLAVE (*Cont.*)

- El diagnóstico se basa en criterios de consenso que consideran factores clínicos y electrocardiográficos, estudios diagnósticos por imagen y pruebas genéticas.
- El trastorno progresa más rápidamente en pacientes que practican ejercicios de resistencia.

BIBLIOGRAFÍA

Al-Khatib SM, Stevenson WG, Ackerman MJ, et al. 2017 AHA/ACC/HRS Guideline for Management of Patients With Ventricular Arrhythmias and the Prevention of Sudden Cardiac Death. A Report of the American College of Cardiology/American Heart Association Task Force on Clinical Practice Guidelines and the Heart Rhythm Society. Circulation. 2018;138:e272-e391.

Corrado D, Basso C, Judge DP. Arrhythmogenic Cardiomyopathy. Circ Res. 2017;121(7):784-802.

Corrado D, Link MS, Calkins H. Arrhythmogenic Right Ventricular Cardiomyopathy. N Engl J Med. 2017;376(1):61-72.

Ebert H. ECG Fácil. Interpretacion. Diagnóstico diferencial. Barcelona: Thieme J&C; 2005.

Park MK. Cardiología Pediátrica. 2ª ed. Madrid: Harcourt Brace; 1999.

Pilichou K, Thiene G, Bauce B, et al. Arrhythmogenic cardiomyopathy. Orphanet J Rare Dis. 2016;11:33.

Quarta G, Elliott PM. Diagnostic criteria for arrhythmogenic right ventricular cardiomyopathy. Rev Esp Cardiol. 2012;65(7):599-605.

Alteraciones iónicas

24

HIPERPOTASEMIA

Existe hiperpotasemia cuando las concentraciones plasmáticas de potasio son superiores a 5,5 mEq/L.

Normalmente va acompañada de cambios característicos en el electrocardiograma (ECG), por lo que este se convierte en una herramienta crucial para un diagnóstico rápido y la valoración de la gravedad. La hiperpotasemia grave puede comprometer la vida del paciente, por lo que es importante reconocer sus manifestaciones electrocardiográficas.

La elevación del potasio sérico produce distintas alteraciones del sistema de conducción cardíaco, provocando trastornos en la generación del impulso eléctrico y en su transmisión. La hiperpotasemia reduce el potencial de membrana en reposo del músculo cardíaco, despolarizándolo parcialmente. Esto provoca una disminución de la contractilidad cardíaca y favorece la aparición de arritmias ventriculares.

Las causas más frecuentes de hiperpotasemia son la insuficiencia renal y el uso de determinados fármacos (nhibidores de la enzima convertidora de la angiotensina [IECA], antagonistas de los receptores de la angiotensina II [ARA II] o diuréticos ahorradores de potasio, entre otros). También puede ser ocasionada por otras patologías como la acidosis, la enfermedad de Addison o el aumento del catabolismo tisular (quemaduras, traumatismo, etc.).

Los valores normales del potasio sérico son de entre 3,5 y 5,0 mEq/L. Se considera hiperpotasemia una concentración de potasio por encima de 5,5 mEq/L.

- Hiperpotasemia leve: potasio sérico entre 5,5 y 6,5 mEq/L.
- Hiperpotasemia moderada: potasio sérico entre 6,5 y 8,0 mEq/L.
- Hiperpotasemia grave: potasio sérico mayor de 8,0 mEq/L.

Ante la sospecha o presencia de datos analíticos de hiperpotasemia se deberá realizar un ECG para valorar la gravedad de la misma.

> La cardiotoxicidad o, lo que es lo mismo, los hallazgos del ECG son un criterio determinante de **gravedad** en la hiperpotasemia.

Los cambios en el ECG a menudo se correlacionan con los niveles de potasio en sangre, pero hay que tener presente que las alteraciones del ECG no siempre van asociadas al nivel de hiperpotasemia, ya que la **velocidad de instauración** de la hiperpotasemia influye, y se pueden observar datos electrocardiográficos de gravedad con niveles de potasio menores de 7,0 mEq/L si se ha instaurado rápidamente o ECG con mínimas alteraciones en hiperpotasemias graves de lenta aparición.

> Las arritmias ventriculares y la asistolia pueden aparecer con niveles de hiper- potasemia más bajos y con ECG con pocas alteraciones.

Hiperpotasemia leve

Los niveles de potasio de entre 5,5 y 6,5 mEq/L se asocian a alteraciones de la repolarización.

La alteración inicial es el incremento de la amplitud de la onda T, que se vuelve picuda y simétrica, denominada *onda T «en tienda de campaña»* (**Fig. 24-1**). Estas ondas pueden confundirse con las ondas T altas que aparecen en la isquemia miocárdica precoz (isquemia subendocárdica). Sin embargo, estas últimas se asocian a un intervalo QT prolongado o normal.

El intervalo QT en la hiperpotasemia puede ser normal o estar acortado, el acortamiento del QT refleja una repolarización anormalmente rápida.

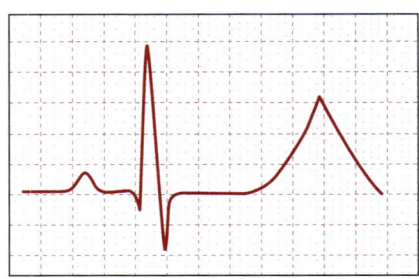

Figura 24-1. Hiperpotasemia leve: ondas T picudas, simétricas y estrechas.

Hiperpotasemia moderada

Cuando los niveles de potasio son mayores de 6,5 mEq/L se acentúan las alteraciones en el ECG, reflejando una despolarización retrasada. Aparecen trastornos en todo el sistema de conducción: aurículas, nodo auriculoventricular (AV) y ramas ventriculares.

La onda P se aplana y se ensancha (pudiendo llegar a desaparecer), se prolonga el intervalo PR, el complejo QRS se ensancha con morfologías no habituales y la onda T suele continuar siendo picuda, aunque más ancha (**Fig. 24-2**).

El segmento ST puede mostrar un supradesnivel en V1 y V2 (**Fig. 24-3**), que simula un infarto agudo de miocardio de localización septal. Esta imagen de seudoinfarto agudo de miocardio, además de estar acompañada por las manifestaciones electrocardiográficas ya descritas en la hiperpotasemia (ondas T picudas,

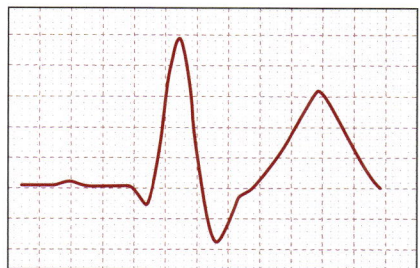

Figura 24-2. Hiperpotasemia moderada: aplanamiento de la onda P, prolongación del intervalo PR, QRS ancho y ondas T picudas.

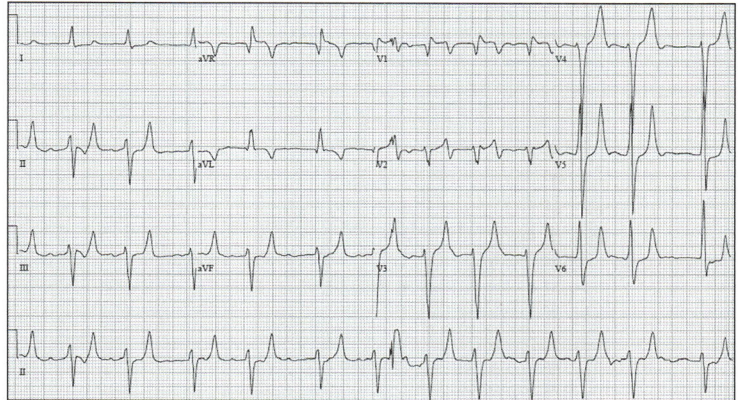

Figura 24-3. Hiperpotasemia moderada: en V1 y V2 se observa un supradesnivel que simula un infarto agudo de miocardio de localización septal. Se ven la característica pendiente descendente en el supradesnivel del segmento ST y la presencia de ondas T picudas en V3 y II, que corresponden a hiperpotasemia.

QRS ancho, etc.), presenta el segmento ST supradesnivelado con una pendiente descendente, que refleja el gradiente eléctrico producido por la despolarización no homogénea de diferentes porciones del miocardio (v. **Fig. 24-3**).

También pueden aparecer otros trastornos del sistema de conducción, como bloqueos AV de grado alto, alteraciones del nodo sinusal o ritmos de la unión.

Hiperpotasemia grave

En los niveles máximos de potasio, cuando son mayores de 8,0 mEq/L, la onda P desaparece, el QRS se vuelve más ancho, disminuye de amplitud y puede continuarse con la onda T, desapareciendo el segmento ST y formando una onda ancha sinusoidal (**Fig. 24-4**).

Este ritmo, característico de la hiperpotasemia grave, es un signo crítico porque puede ser el preludio de la aparición de asistolia o de fibrilación ventricular si no recibe tratamiento urgente.

Tratamiento de la hiperpotasemia

El tratamiento de la hiperpotasemia dependerá de la gravedad del cuadro clínico:

- Hiperpotasemia leve: disminuir la ingesta de potasio (zumos y frutas) y administrar resinas de intercambio iónico (Resincalcio®).
- Hiperpotasemia moderada: administrar insulina rápida (10 UI) intravenosa acompañada de 25-50 g de glucosa. Además, también se puede administrar bicarbonato sódico 1 M (si hay acidosis metabólica concomitante), 10-20 mg de salbutamol nebulizado o 0,5 mg intravenoso y furosemida intravenosa.
- Hiperpotasemia grave: se deberá iniciar el tratamiento inmediatamente si hay signos de gravedad en el ECG o alteraciones neuromusculares, independientemente de los niveles de potasio. Además de las medidas para la hiperpotasemia moderada se administrará gluconato cálcico al 10 % intravenoso.

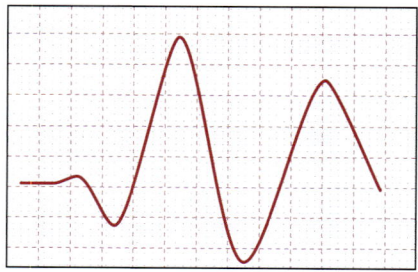

Figura 24-4. Hiperpotasemia grave: ausencia de onda P y QRS ancho con morfología sinusoidal.

En caso de insuficiencia renal avanzada, será necesario realizar hemodiálisis.

 Ante un paciente con sospecha o diagnóstico de hiperpotasemia hay que tener un acceso intravenoso y un monitor cardíaco en todo momento.

En la **figura 24-5** se puede observar el ECG de un paciente con hiperpotasemia antes y después del tratamiento de la misma.

HIPOPOTASEMIA

La hipopotasemia se define como la disminución plasmática de potasio por debajo de 3,5 mEq/L. Provoca alteraciones en el ECG, sobre todo durante la repolarización, y puede favorecer la aparición de arritmias cardíacas.

Los hallazgos en el ECG de la hipopotasemia no son tan llamativos ni son criterios de gravedad como en la hiperpotasemia. Sin embargo, en todo paciente con diagnóstico de hipopotasemia es obligatorio realizar un ECG.

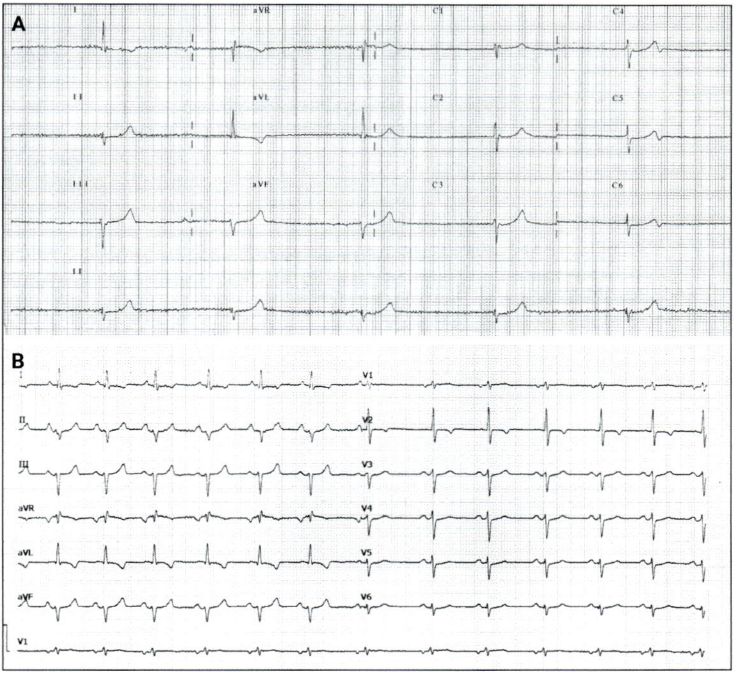

Figura 24-5. Hiperpotasemia moderada. **A)** Obsérvese la inexistencia de actividad eléctrica auricular, con ritmo nodal de escape. Es característica la presencia de ondas P picudas o acuminadas. **B)** Mismo paciente, una vez corregidos los niveles de potasio.

Existen cuatro mecanismos que pueden provocar hipopotasemia:

- Disminución de la ingesta: la ingesta de potasio normalmente es de 40 a 120 mEq por día, la mayoría del cual es excretado por la orina; es por ello que solo la ingesta disminuida de potasio raramente causa hipopotasemia.
- Desplazamiento del potasio hacia el espacio intracelular: secundario a alcalosis metabólica, tratamiento con insulina o agonistas adrenérgicos β_2 (salbutamol), entre otros fármacos.
- Pérdidas extrarrenales: las causas extrarrenales más frecuentes son las causas digestivas, producidas por diarreas, laxantes o fístulas, aunque también las quemaduras extensas y las sudoraciones profusas pueden ser causas de hipopotasemia.
- Pérdidas renales: debido al tratamiento con diuréticos, al aumento primario de la actividad mineralocorticoide o a trastornos tubulares.

Los valores normales del potasio sérico están entre 3,5 y 5,0 mEq/L. Se considera que hay hipopotasemia cuando los valores son inferiores a 3,5 mEq/L.

- Hipopotasemia leve: potasio sérico entre 3,0 y 3,5 mEq/L.
- Hipopotasemia moderada: potasio sérico entre 2,5 y 3,0 mEq/L.
- Hipopotasemia grave: potasio sérico menor de 2,5 mEq/L.

Los síntomas asociados a la hipopotasemia no solo se correlacionan con los niveles de potasio sérico, sino también con la velocidad de instauración de la misma. La disminución del potasio plasmático produce una hiperpolarización de la membrana celular, lo que ocasiona las manifestaciones clínicas.

La hipopotasemia leve raramente causa síntomas, mientras que niveles de potasio por debajo de 3 mEq/L generalmente provocan debilidad muscular, mialgias, parestesias, vómitos y trastornos digestivos.

Con niveles de potasio por debajo de los 2,5 mEq/L hay un empeoramiento de las parestesias y de la debilidad muscular, primero en las extremidades inferiores, después en el tronco y los miembros superiores. Raramente, en los casos muy graves, puede aparecer parálisis y fallo respiratorio. También es frecuente la aparición de rabdomiólisis en la hipopotasemia grave. A nivel cardiológico, además de las alteraciones que produce en el ECG, también favorece la aparición de arritmias supraventriculares y ventriculares.

 A todo paciente con hipopotasemia se le debe realizar un ECG.

Las principales alteraciones de la hipopotasemia en el ECG son en segmento ST, la onda T y la onda U. Los cambios en el ECG varían según la gravedad de la misma, aunque no tienen una relación directa con los valores de potasio plasmáticos.

Hipopotasemia leve

La hipopotasemia leve (entre 3 y 3,5 mEq/L) no suele producir cambios significativos en el ECG.

Hipopotasemia moderada

Con cifras de potasio sérico menor de 3 mEq/L se produce un descenso del segmento ST con aplanamiento de la onda T y un aumento de amplitud de la onda U.

Hipopotasemia grave

En la hipopotasemia grave los cambios anteriores son más pronunciados: existe mayor descenso del ST, la onda T se vuelve negativa y la onda U se vuelve más prominente (**Fig. 24-6**).

Las alteraciones del segmento ST y de la onda T pueden simular un síndrome coronario agudo sin elevación del ST o una intoxicación digitálica (cubeta digitálica).

Prolongación del intervalo QT en la hipopotasemia

Los pacientes con niveles bajos de potasio pueden ser diagnosticados erróneamente de síndrome de QT largo.

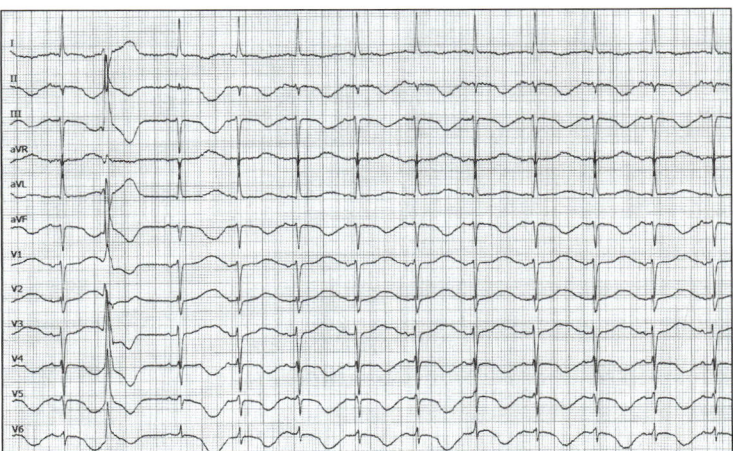

Figura 24-6. ECG de un paciente con hipopotasemia grave, atendido por pérdida de conocimiento y traumatismo. Obsérvese la presencia de QT muy prolongado e inversión de ondas T en el área inferolateral. En V3 puede observarse la existencia de una onda U prominente, de mayor voltaje que la onda T.

Esto es debido a que la onda T se puede continuar con la onda U, simulando una misma onda (la onda T es de menor amplitud y la onda U es más alta), por lo que erróneamente se mide el intervalo QT hasta el final de la onda U.

Un método para evitar este error consiste en medir el intervalo QT en la derivación aVL, donde la onda U suele ser menos prominente.

Arritmias secundarias a hipopotasemia

Las arritmias que aparecen con la hipopotasemia grave son del mismo tipo que las presentes en la intoxicación digitálica. Estas arritmias son atribuibles a la combinación del aumento del automatismo de marcapasos ectópicos con algún grado de alteración de la conducción AV. Al igual que la digoxina, la hipopotasemia aumenta la sensibilidad a la estimulación vagal.

La hipopotasemia provoca la aparición de extrasístoles auriculares y ventriculares, así como taquicardias auriculares ectópicas y distintos grados de bloqueos AV.

El riesgo de presentar arritmias cardíacas graves (*torsade de pointes* y fibrilación ventricular) aumenta en pacientes con enfermedad cardíaca de base o en tratamiento con digoxina.

Tratamiento de la hipopotasemia

La urgencia del tratamiento dependerá de la gravedad de la hipopotasemia, de las comorbilidades asociadas y de la velocidad de la disminución de los valores séricos de potasio.

El cloruro de potasio oral se prefiere en pacientes con hipopotasemia leve o moderada, porque la corrección de la concentración de potasio es generalmente más rápida que con otras sales.

Cuando la hipopotasemia es grave o se produce en pacientes incapaces de usar la vía oral, se puede administrar cloruro de potasio por vía intravenosa.

La tasa de corrección del potasio con el cloruro de potasio no debe exceder los 20 mEq por hora. El control estrecho de los niveles de potasio sérico es vital para reducir el riesgo de hiperpotasemia inadvertida durante el tratamiento de restitución.

ALTERACIONES DEL MAGNESIO

El magnesio es importante para mantener la concentración de potasio intracelular y la estabilidad eléctrica de los miocardiocitos.

La hipomagnesemia habitualmente acompaña a la hipopotasemia y no produce cambios específicos en el ECG.

La hipermagnesemia aislada tampoco es una alteración frecuente, puede presentarse en pacientes con insuficiencia renal que también presenten otras alteraciones electrolíticas. Las alteraciones electrocardiográficas derivadas de ambas posibilidades son similares a las producidas por el potasio, tanto por exceso como por defecto.

HIPERCALCEMIA

La hipercalcemia se define como un incremento en los niveles de calcio en el plasma mayor de 10,4 mg/dL.

Puede provocar cambios en el ECG, sobre todo en la duración del segmento ST y del intervalo QT, debido a alteraciones en la duración del *plateau* del potencial de acción.

La duración del *plateau* (fase 2 del potencial de acción) aumenta con concentraciones bajas de calcio y se acorta con concentraciones elevadas. Como la duración del *plateau* determina la duración del segmento ST, los cambios en la concentración de calcio afectan sobre todo a la duración del segmento ST y, por tanto, a la duración del intervalo QT.

Existen múltiples causas de hipercalcemia como el hiperparatiroidismo, el cáncer, el síndrome de Williams, las enfermedades granulomatosas (sarcoidosis, tuberculosis, lepra) o el síndrome de leche y alcalinos por ingesta de cantidades excesivas de calcio y alcalinos absorbibles (automedicación con carbonato de calcio).

Los niveles séricos normales de calcio son de entre 8,8 y 10,4 mg/dL. Niveles por encima de 10,4 mg/dL indican hipercalcemia.

- Hipercalcemia leve: niveles séricos de calcio entre 10,4 y 11,5 mg/dL.
- Hipercalcemia moderada: niveles de calcio entre 11,5 y 18 mg/dL.
- Hipercalcemia grave: calcio sérico mayor de 18 mg/dL.

En la hipercalcemia, tanto el segmento ST como el intervalo QT están acortados (**Fig. 24-7**). El intervalo QTc es inversamente proporcional a los niveles séricos de calcio hasta valores de 16 mg/dL.

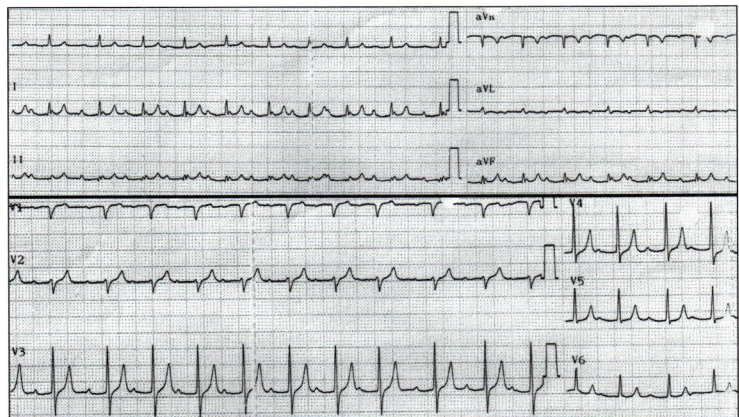

Figura 24-7. Paciente que combina hipercalcemia e hiperpotasemia. Obsérvese que presenta un intervalo QT relativamente corto, junto con ondas T picudas. Por otra parte, también presenta un llamativo bloqueo AV de primer grado.

Con una hipercalcemia marcada, la onda T parece que nace justo del final del complejo QRS, y por ello la hipercalcemia grave puede simular un infarto agudo de miocardio con elevación del ST. Además, ante hipercalcemias graves se pueden observar ondas J de Osborn, al igual que sucede en casos de hipotermia.

En presencia de hipercalcemia asociada a hipopotasemia, se observa un patrón distintivo con un intervalo QT corto con ondas U con amplitud aumentada, que es frecuente observar en pacientes con mieloma múltiple.

Las arritmias cardíacas son poco frecuentes en los pacientes con hipercalcemia. Sin embargo, las muertes súbitas durante las crisis de hiperparatiroidismo o en otras enfermedades con hipercalcemia grave pueden estar causadas por episodios de fibrilación ventricular.

También se han reportado bloqueos AV de segundo y de tercer grado en pacientes con hipercalcemia grave.

El tratamiento de la hipercalcemia dependerá de la gravedad de los síntomas y de la causa subyacente. Los pacientes asintomáticos o con síntomas leves, con hipercalcemia leve o crónica moderada, no suelen necesitar tratamiento.

Los pacientes con la hipercalcemia de las enfermedades malignas suelen tener síntomas y presentar unos niveles de calcio elevados. Estos pacientes generalmente necesitarán ser tratados urgentemente. Habitualmente estas hipercalcemias representan una urgencia oncológica.

HIPOCALCEMIA

La hipocalcemia se define como niveles de calcio en plasma inferiores a 8,8 mg/dL. La hipocalcemia aguda puede ser mortal, ya que los pacientes pueden presentar tetania, convulsiones o arritmias cardíacas.

En el ECG, la hipocalcemia puede causar prolongación del segmento ST y del intervalo QT debido a un aumento en la duración del *plateau* del potencial de acción.

Existen múltiples causas de hipocalcemia como el hipoparatiroidismo, el déficit de vitamina D, la insuficiencia renal o hepática en fase terminal, la quimioterapia o estados críticos de shock, entre otros.

Normalmente el alargamiento del segmento ST y el del intervalo QT son las únicas alteraciones del ECG en la hipocalcemia. La duración del segmento ST es inversamente proporcional a la concentración de calcio en plasma.

La hipocalcemia normalmente se puede reconocer en el ECG porque, con la excepción de la hipotermia, no existe ningún otro agente o alteración metabólica que prolongue la duración del segmento ST sin modificar la duración de la onda T.

En pacientes con intervalo QT prolongado secundario a hipocalcemia, la onda U normalmente está ausente o no es reconocible.

El tratamiento de la hipocalcemia depende de la gravedad de los síntomas, de la causa subyacente y de la velocidad de instauración de la hipocalcemia, pero todos los tratamientos requieren una monitorización estrecha.

La hipocalcemia aguda puede ser mortal, por lo que el calcio se debe reponer de forma inmediata por vía intravenosa, pero con precaución, ya que una administración rápida puede provocar arritmias.

Además, es esencial determinar el magnesio sérico en todos los pacientes con hipocalcemia, ya que, en caso de presentar hipomagnesemia concomitante, esta debe ser corregida.

ALTERACIONES DEL SODIO

La hiponatremia y la hipernatremia aislada no tienen efectos sobre el ECG, aunque en en pacientes con trastornos de la conducción intraventricular causados por hiperpotasemia la hiponatremia puede prolongar la duración del complejo QRS, mientras que la hipernatremia puede acortar la duración del QRS.

ALTERACIONES EN EL ELECTROCARDIOGRAMA PRODUCIDAS POR FÁRMACOS

Un gran número de fármacos pueden provocar alteraciones en el ECG, sobre todo produciendo QT largo (síndrome de QT largo adquirido), como sucede, por ejemplo, con la hidroxicloroquina.

En presencia de QT largo pueden aparecer arritmias ventriculares, como las taquicardias ventriculares polimórficas de tipo *torsade de pointes*, potencialmente letales.

Por otro lado, la administración de digoxina produce característicamente cambios en la repolarización (segmento ST y onda T). Los márgenes terapéuticos de la digoxina son estrechos y es frecuente la intoxicación; por eso es fundamental distinguir entre los signos electrocardiográficos de pacientes en tratamiento con digoxina no intoxicados (impregnación digitálica) y el concepto de intoxicación digitálica.

La digoxina puede causar arritmias ventriculares y auriculares, especialmente en el contexto de la hipopotasemia, por lo que es obligatorio realizar una monitorización seriada de los electrolitos séricos y de la función renal.

Impregnación digitálica

El término *impregnación digitálica* significa «niveles terapéuticos» y debe diferenciarse de la intoxicación por digoxina. La concentración sérica óptima de la digoxina es de 0,5 a 1,0 ng/ml. Dado el margen terapéutico tan estrecho, se deben controlar de forma periódica sus niveles.

El tratamiento con digoxina puede generar cambios en el ECG debido a sus efectos en las células miocárdicas y sobre el sistema de conducción cardíaco. El signo electrocardiográfico clásico de la impregnación digitálica es la llamada *cubeta digitálica*, que no es más que un descenso del segmento ST de forma cóncava (**Fig. 24-8**).

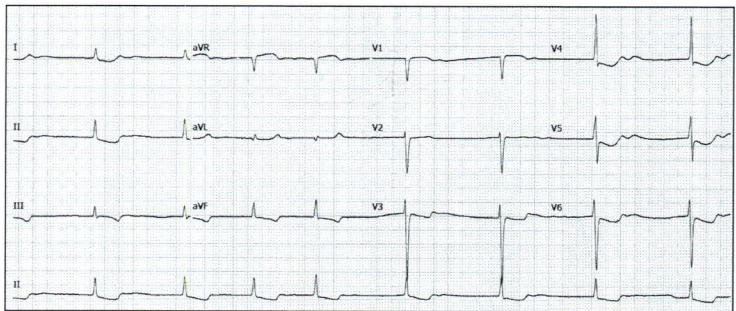

Figura 24-8. Fibrilación auricular con respuesta ventricular lenta en tratamiento con digital. Obsérvese la presencia de cubetas digitálicas en todas las derivaciones, caracterizadas por la depresión descendente de segmento ST con aspecto de cubeta.

Pero también se pueden producir otros cambios eléctricos como ondas T aplanadas, negativas o isobifásicas, acortamiento del intervalo QT o alargamiento del intervalo PR (secundario al aumento del tono vagal).

Intoxicación digitálica

La digoxina tiene un margen terapéutico estrecho, por lo que la intoxicación digitálica es un problema frecuente, además de grave y potencialmente letal.

Las manifestaciones clínicas de la intoxicación digitálica suelen aparecer con concentraciones séricas por encima de **2,0 ng/ml**. Los síntomas suelen ser náuseas, vómitos, diarrea, trastornos visuales o confusión.

No da un patrón electrocardiográfico típico, pero puede producir una gran cantidad de arritmias, siendo las más frecuentes las extrasístoles ventriculares y la fibrilación auricular con respuesta ventricular excesivamente lenta.

Pero también pueden aparecer bloqueos sinoatriales o AV, así como arritmias ventriculares como taquicardia ventricular bidireccional o fibrilación ventricular.

PUNTOS CLAVE

- Las alteraciones electrocardiográficas por causas iónicas suelen ser difusas o generalizadas, afectando a los voltajes e intervalos de las diferentes ondas.
- Las alteraciones del ECG son un criterio determinante de la gravedad de un paciente con hiperpotasemia.
- Los cambios en el ECG son llamativos y suelen corresponderse con los niveles de potasio en sangre, pero pueden ocurrir arritmias mortales con un ECG normal. La onda T picuda y estrecha es el primer signo de hiperpotasemia.

(Continúa)

PUNTOS CLAVE (*Cont.*)

- Las alteraciones del ECG en la hipopotasemia no son tan llamativas ni tie- nen el significado clínico de la hiperpotasemia. Las principales alteracio- nes son: descenso del segmento ST, onda T aplanada o negativa y onda U prominente. Estas alteraciones no guardan una relación estrecha con los niveles de potasio sérico.
- Los pacientes con hipercalcemia frecuentemente tienen acortamientos del segmento ST y del intervalo QT en el ECG.
- Los pacientes con hipocalcemia aguda pueden presentar tetania, convulsio- nes o arritmias cardíacas. En presencia de hipocalcemia, el segmento ST y el intervalo QT se prolongan. La duración del segmento ST es inversamente proporcional a la concentración plasmática de calcio.
- Las alteraciones electrocardiográficas producidas por fármacos suelen ser difusas y alterar el voltaje o la duración de los períodos o intervalos, aun- que en ocasiones también pueden inducir arritmias.
- La digoxina genera variaciones en el ECG a dosis terapéuticas, siendo la más conocida la cubeta digitálica, aunque también provoca alteraciones de la onda T, acortamiento del intervalo QT y alargamiento del intervalo PR.
- El margen terapéutico de la digoxina es muy estrecho, por lo que la intoxica- ción digitálica es una complicación frecuente y potencialmente letal, y puede dar lugar tanto a bradiarritmias graves como a taquicardias ventriculares.

BIBLIOGRAFÍA

Davis D. Interpretación del ECG. 4ª ed. Buenos Aires: Editorial Médica Panamericana; 2008.

Ebert H. ECG Fácil. Interpretacion. Diagnóstico diferencial. Barcelona: Thieme J&C; 2005.

Hall JE. Guyton & Hall. Tratado de fisiología médica. 12ª ed. Barcelona: Elsevier; 2011.

Hamm CW, Willems S. El Electrocardiograma. Su interpretación práctica. 3ª ed. Madrid: Editorial Médica Panamericana; 2010.

Mann D, Zipes DP, Libby P, et al. Braunwald Tratado de Cardiología: Texto de Medicina Cardiovascular. 10ª ed. Madrid: Elservier; 2014.

Mount DB. Clinical manifestations and treatment of hypokalemia in adults. UptoDate 2016.

Park MK. Cardiología Pediátrica. 2ª ed. Madrid: Harcourt Brace; 1999.

Caso clínico VI.1

Observar e interpretar el siguiente ECG:

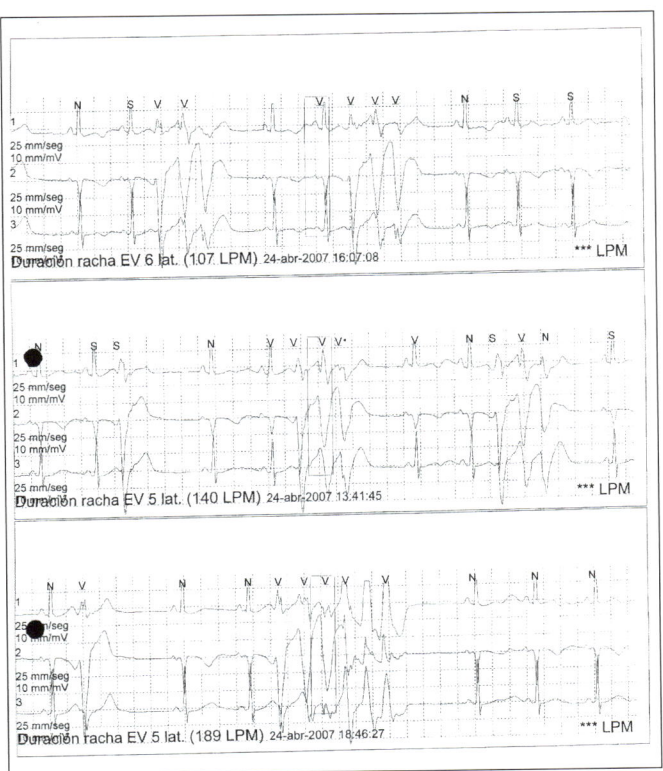

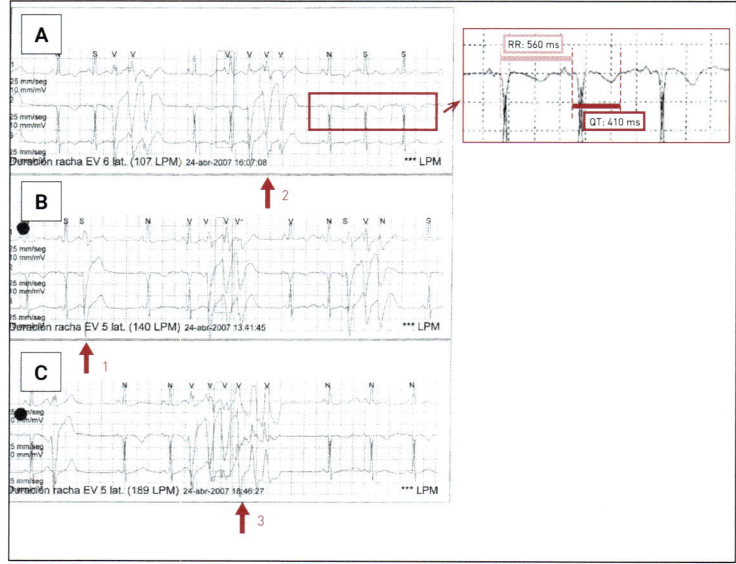

Hallazgos

Registro de Holter de 24 horas que muestra:

- Intervalo QT largo:

    - QT: 410 ms.
    - RR: 560 ms.
    - QTc: 548 ms.

- Extrasistolia ventricular con acoplamiento relativamente corto, de forma:

    - Aislada (1).
    - Tripletes (2).
    - *Torsade de pointes* (3).

Conclusiones

Registro compatible con síndrome de QT largo.

Caso clínico VI.2

Observar e interpretar el siguiente ECG:

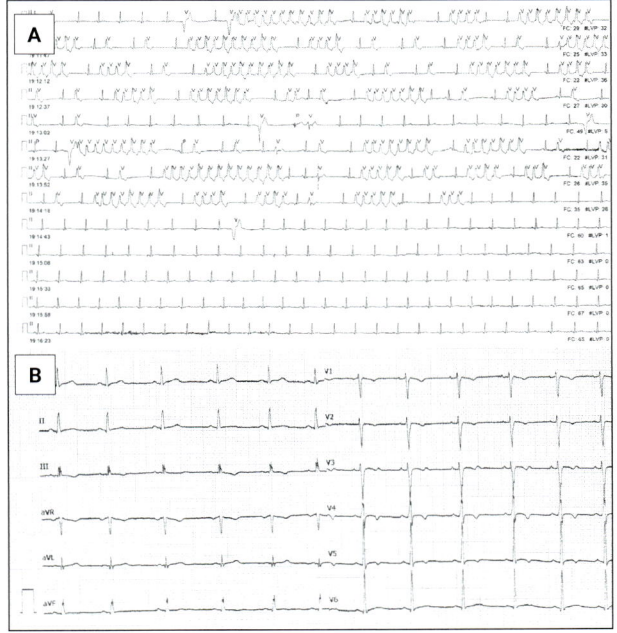

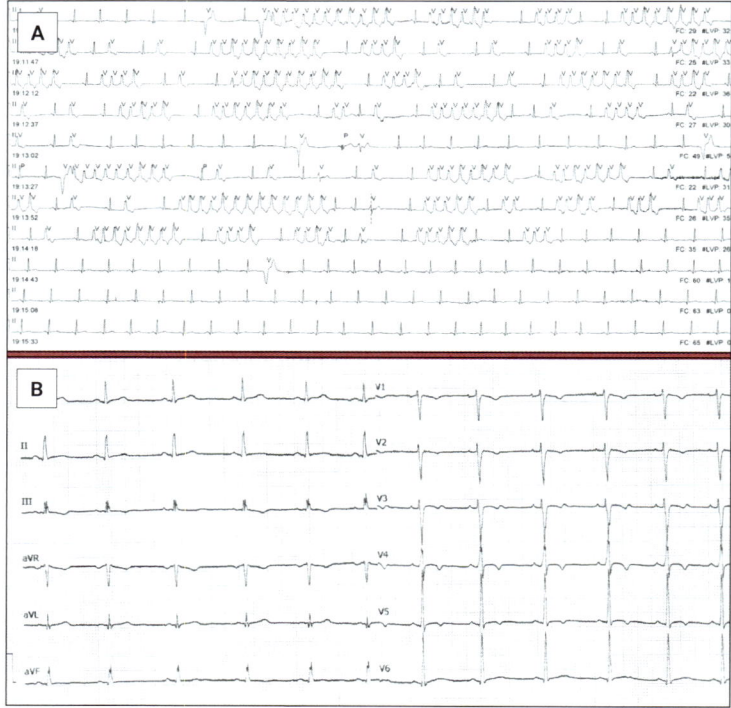

Hallazgos

A. Monitorización intrahospitalaria que muestra extrasístoles ventriculares, la mayoría de ellas con la misma morfología, aunque se pueden recoger dos tipos distintos, así como múltiples episodios de taquicardias ventriculares monomórficas no sostenidas.

B. ECG basal del mismo paciente que muestra:
- Bloqueo incompleto de la rama derecha.
- Inversión de la onda T de V1 a V5.
- Muesca al final del QRS en derivaciones derechas que podría corresponder a onda épsilon.

Conclusiones

Registro compatible con arritmias ventriculares no sostenidas en un paciente con displasia arritmogénica del ventrículo derecho.

Caso clínico VI.3

Observar e interpretar el siguiente ECG:

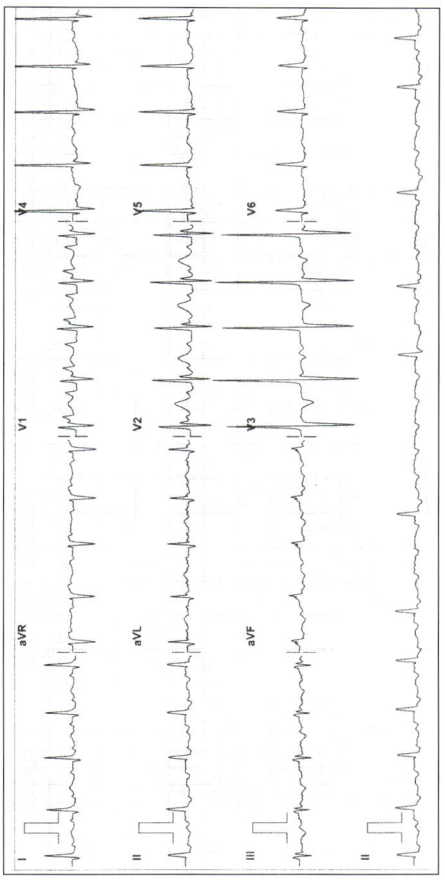

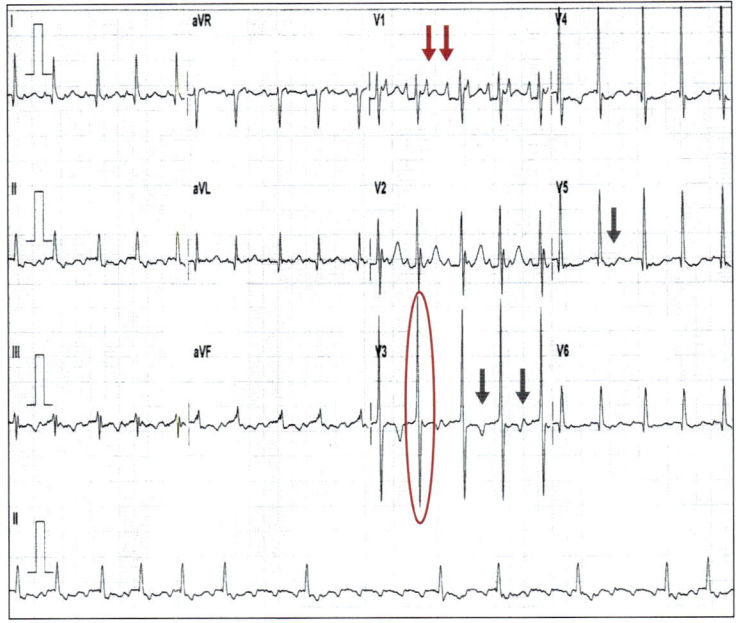

Hallazgos

ECG convencional que muestra:
- Alteraciones de la repolarización con inversión o aplanamiento de ondas T (flechas granates).
- Signos de crecimiento ventricular izquierdo (óvalo).
- Arritmia supraventricular (las flechas negras señalan ondas F de *flutter* auricular).

Conclusiones

Registro compatible con miocardiopatía hipertrófica en *flutter* auricular como ritmo basal.

Caso clínico VI.4

Observar e interpretar el siguiente ECG:

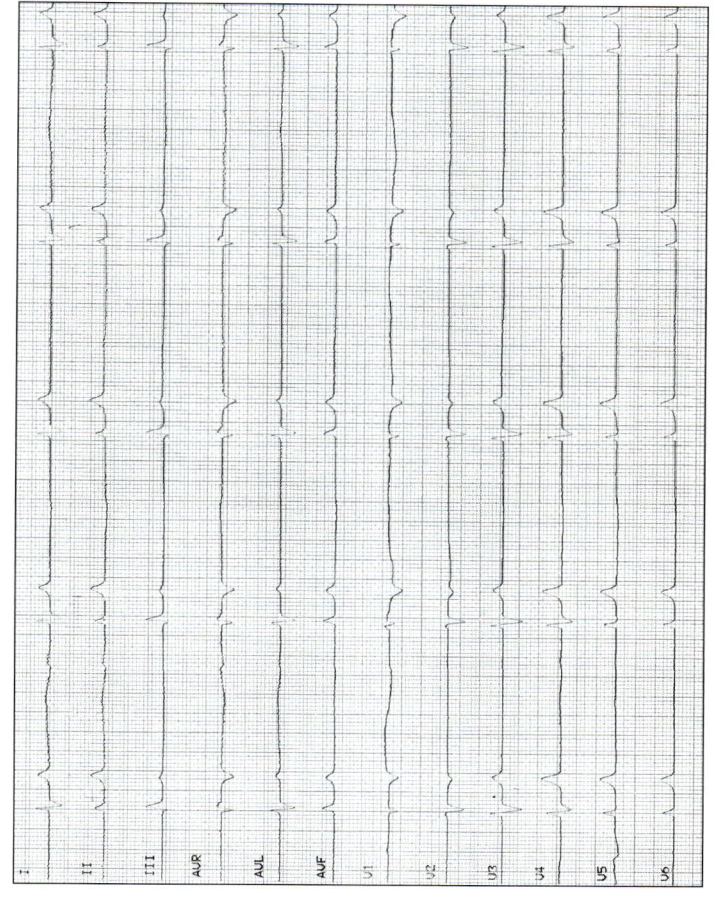

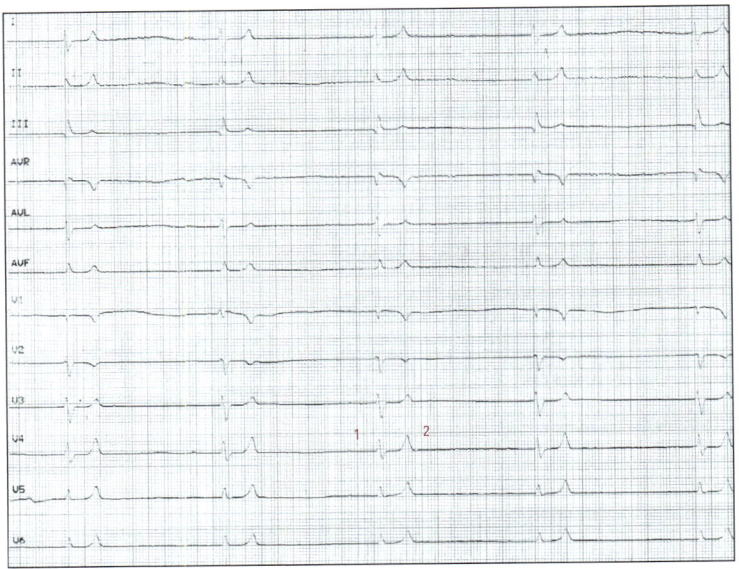

Hallazgos

- Ritmo de la unión auriculoventricular (1), con ausencia de ondas P.
- Alteración de la repolarización, ondas T picudas (2).

Conclusiones

Ritmo de la unión en un paciente con hiperpotasemia (potasio: 8,5 mEq/mL), con las alteraciones de la repolarización características.

Caso clínico VI.5

Observar e interpretar el siguiente ECG:

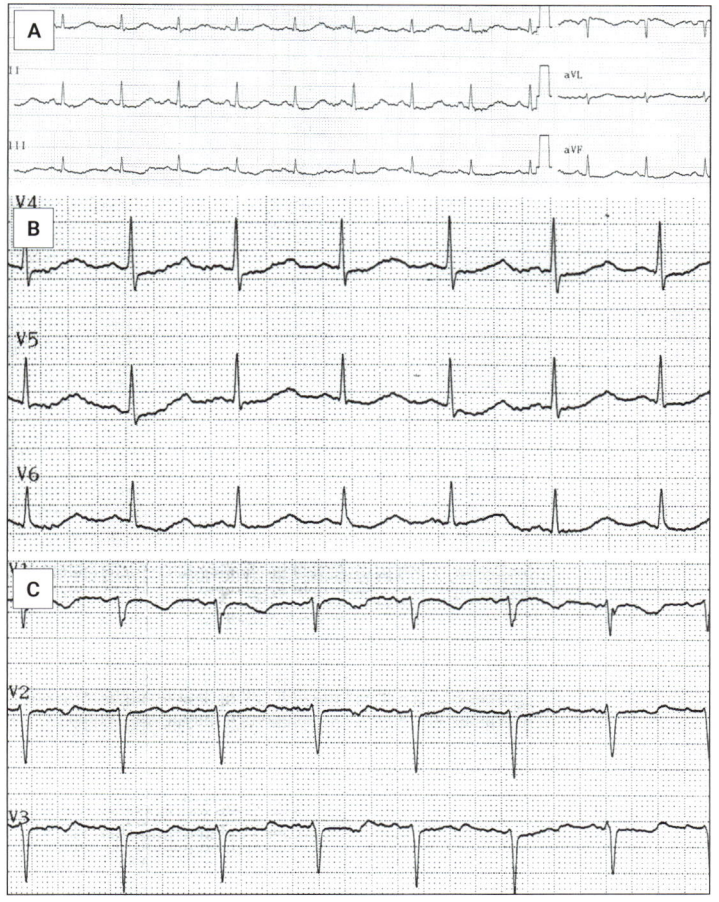

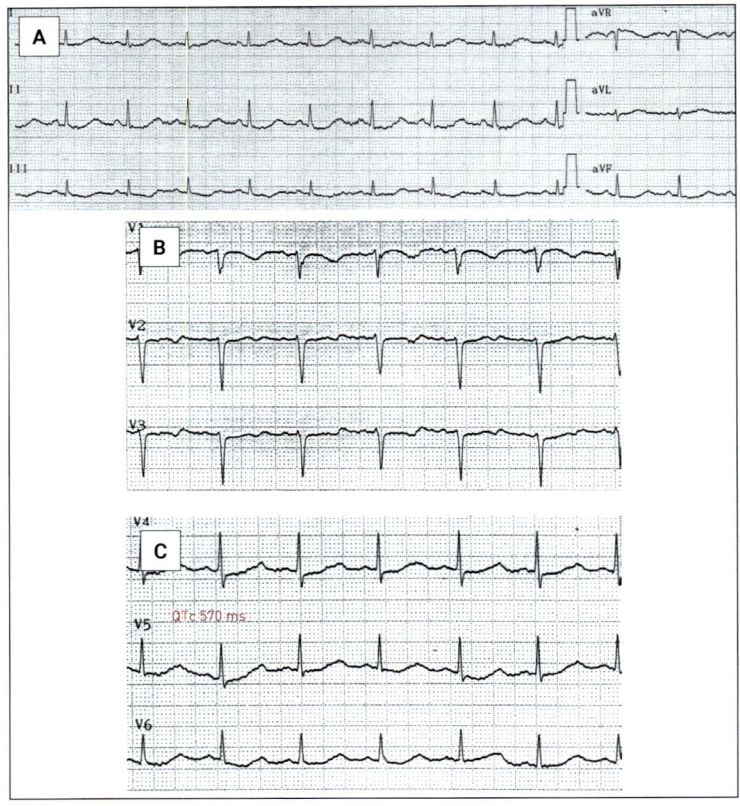

Hallazgos

• Intervalo QT prolongado.

Conclusiones

Intervalo QT prolongado en un paciente con hipopotasemia grave (potasio: 1,7 mEq/L) por pérdidas digestivas.

Índice analítico

Los números de página seguidos de la letra f indican figura; los seguidos de t, tabla.